보건복지부 요양보호사
양성 표준교재에 따른 적중 핵심 문제!!

요양 보호사

필기·실기문제

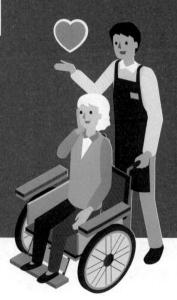

대한민국
국가대표
브 랜 드

국가자격
시험문제
전문출판

에듀크라운
국가자격시험문제 전문출판

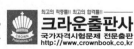
크라운출판사
국가자격시험문제 전문출판
http://www.crownbook.co.kr

요양보호사의 전문 직업을 꿈꾸고 도전하시는 여러분!!

합격을 진심으로 기원합니다.

건강에 대한 국민들의 인식이 강화되고

평균 수명 증가와 노령화가 급속하게 진행됨에 따라

장기 요양이 필요한 노인도 급증하고 있습니다.

요양 보호 업무는 전문성을 요구하는 돌봄 업무이며,

대상자의 요구도 점점 더 까다로워지고 있습니다.

그러므로 국가자격증으로서의 요양보호사의 책임감 또한 많이 크다고 봅니다.

이 책은 요양보호사 자격시험에 꼭 합격할 수 있도록

많은 심혈을 기울여 출간하였습니다.

이 책 한 권으로 요양보호사를 꿈꾸는 수험생분들께

도움이 되어 합격의 기쁨을 맛보시길

기원합니다.

저자 권향숙

개요

요양보호사를 양성하는 교육 기관에서 소정의 교육 과정을 이수하고 국가시험에 합격한 후 국가가 부여한 요양보호사 자격을 취득한 자로서 주로 생활 복지 시설 또는 재가 서비스를 통해 방문한 가정에서 고령이나 노인성 질환 등을 사유로 일상생활을 혼자서 수행하기 어려운 성인에게 신체 활동 및 일상생활을 지원하는 자를 말한다.

수행직무

· 요양보호사는 노인 등의 신체 활동 또는 가사 활동 지원 등의 업무를 전문적으로 수행한다.
· 의사, 간호사 및 가족들로부터 대상자에 대한 정보를 수집하여 요양 보호 서비스 계획을 세우고 대상자의 청결 유지, 식사와 복약 보조, 배설, 운동, 정서적 지원, 환경 관리 및 일상생활 지원 업무를 수행한다.
· 또한 요양 보호 서비스를 필요로 하는 대상자의 신변을 돌보는 일만 하는 것이 아니라 언제나 대상자와 함께 하는 자세를 유지하고 청소, 세탁, 조리 등의 생활 지원이나 배설, 입욕, 식사 등의 신체 보조 혹은 일상생활 중의 어려움 등에 대해서도 구체적인 조언을 구한다.

응시자격

노인복지법 시행규칙 제29조의2에 따라 시 · 도지사로부터 지정받은 요양보호사 교육 기관에서 표준 교육 과정은 320시간, 국가자격(면허)소지자(간호사, 간호조무사, 물리치료사, 사회복지사, 작업치료사)는 40~50시간, 경력자(경력 인정 기관에 따라 이수 시간 다름)의 교육 과정을 이수하면 요양보호사 자격시험에 응시할 수 있다.

결격사유

· 정신 건강 증진 및 정신 질환자 복지 서비스 지원에 관한 법률(약칭 : 정신건강복지법) 제3조제1호에 따른 정신 질환자. 다만, 전문의가 요양보호사로서 적합하다고 인정하는 사람은 그러하지 아니 하다.
· 마약 · 대마 또는 향정신성의약품 중독자
· 피성년후견인
· 금고 이상의 형을 선고받고 그 형의 집행이 종료되지 아니 하였거나 그 집행을 받지 아니 하기로 확정되지 아니 한 사람

- 법원의 판결에 따라 자격이 정지 또는 상실된 사람
- 요양보호사로서 자격이 취소된 날부터 1년이 경과되지 아니 한 사람

시험과목

구분	시험 과목	시험 문제 수	배점	비고
1교시	1. 요양보호론(필기시험) (요양보호와 인권, 노화와 건강증진, 요양보호와 생활지원 및 상황별 요양보호기술)	35문제	1점/ 1문제	객관식 (5지 선다형)
	2. 실기시험	45문제		

시험 시간표

- 컴퓨터 시험(CBT)

구분	입장 시작	입장 완료	시험 시작	중도 퇴실	시험 시간
오전 시험 (1 사이클)	09:20~	~09:40	10:00~	11:00~	10:00~11:30 (90분)
오후 시험 (2 사이클)	12:50~	~13:10	13:30~	14:30~	13:30~15:00 (90분)

※ 시험 센터에 따라 시험일과 시험 시간(오전/오후)이 다르게 운영될 수 있으므로, 해당 내용은 구간별 시험 일정 공개일에 다시 한번 확인 바람
※ 시험은 주 5일(월요일~금요일), 하루 2번(오전, 오후) 시행
  단, 월1회에 한하여 토요일에도 시행
※ 월요일에는 오전 시험이 없으며, 오후 시험만 운영됨(센터 상황에 따라 운영될 수도 있음)
※ 지필시험은 CBT로 전환되었습니다.
※ 한국보건의료인국가시험원 홈페이지 http://www.kuksiwon.or.kr/

CONTENT

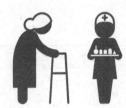

제 1부
요양 보호와
인권

표준교재 핵심정리

1장. 요양보호 대상자 이해   010

2장. 노인복지와 장기요양제도   011

3장. 인권과 직업윤리   013

4장. 요양보호사의 인권보호와 자기계발   014

제 2부
노화와
건강증진

표준교재 핵심정리

5장. 노화에 따른 변화와 질환   046

6장. 치매, 뇌졸중, 파킨슨 질환   052

7장. 노인의 건강증진 및 질병예방   053

제 3부
요양 보호와
생활지원

표준교재 핵심정리

8장. 의사소통과 정서지원   094

9장. 요양보호 기록과 업무보고   096

10장. 신체활동 지원   098

11장. 가사 및 일상생활지원   102

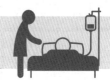

제 4부
상황별 요양 보호 기술

표준교재 핵심정리

12장. 치매 요양 보호	176
13장. 임종 요양 보호	182
14장. 응급상황대처 및 감염관리	183

부록
실전 체크테스트

실전 체크테스트 1회	222
실전 체크테스트 2회	240
실전 체크테스트 3회	258
실전 체크테스트 4회	277

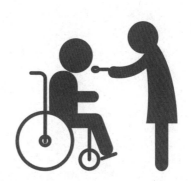

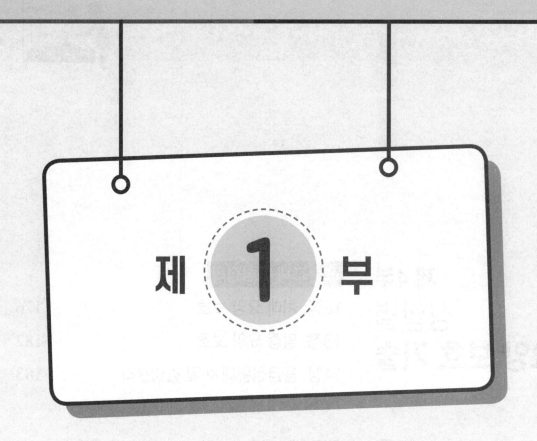

제 **1** 부

요양보호와 인권

표준교재 핵심정리

1장. 요양 보호 대상자 이해

2장. 노인복지와 장기요양제도

3장. 인권과 직업 윤리

4장. 요양보호사의 인권보호와 자기계발

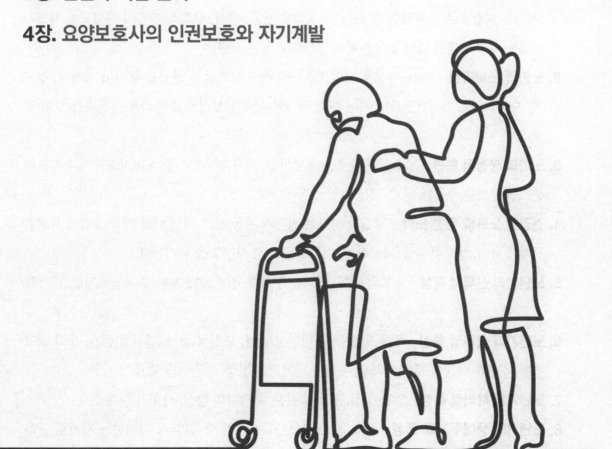

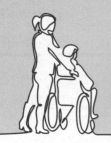

제 1 부
요양보호와 인권 핵심정리

1장. 요양보호 대상자 이해

1. 노인의 의미 - 생리적·행동적·심리적·사회적으로 노화과정의 변화가 복합적으로 작용하는 사람으로 노화의 과정 또는 그 결과로 생물, 심리, 사회적 기능이 약화되어 자립적 생활능력과 환경에 대한 적응능력이 약화되고 있는 사람

2. 노인과 노화과정 - 65세 이상을 노인으로 구분하며 노인들은 일생을 통하여 경제적, 정치적, 사회적으로 기여하였으며 이에 대해 국가와 사회는 보상하고 문화유산 전수를 노력 하고 있다.

3. 노화의 긍정적 측면 - 일상적인 균형을 유지하고, 의사결정이 신중하고 사고력이 유지되며 중요한 정보를 추출해 낼 수 있는 능력이 뛰어나다.

4. 건강한 노화를 위한 노력 - 적절한 영양분 섭취와 운동, 지속적인 뇌의 자극 그리고 사회적 관계를 유지, 생산적 활동(자원봉사, 여가활동)으로 자신감을 유지한다.

5. 노년기의 신체적 특성 - 세포의 노화, 면역능력 저하, 잔존능력 저하, 회복능력저하, 비가역적 진행

6. 노년기의 심리적 특성 - 우울경향 증가, 내향성 증가, 조심성 증가, 경직성 증가, 생의 회고 경향, 친근한 사물에 대한 애착심, 유산을 남기려는 경향, 의존성의 증가

7. 노년기의 사회적 특성 - 역할 상실, 경제적 빈곤, 유대감의 상실, 사회적 관계 위축

8. 노년기의 생애주기와 특성 - 생애주기로 노년기는 '통합 대 절망'을 경험하는 시기로 알려져 있다.

9. 노인부양문제 - 노인4고(빈곤, 질병, 고독, 무위) 해결

10. 대상자중심요양보호 - 요양보호실천의 4가지 원칙

① 대면하기 : 눈맞추고 2초 이내에 인사하거나 말을 건넨다.

② 말하기 : 천천히 또박또박 긍정적으로 지속적으로 말한다.

③ 접촉하기 : 대상자의 피부와 넓은 면적이 닿게 만져야 한다.

④ 일어서게 하기 : 느리더라고 부축하지 말고 가급적 혼자 움직이게 한다.

2장. 노인복지와 장기요양제도

1. 사회복지 - 인간이 살아가면서 겪게 되는 여러 가지 욕구, 사회문제, 위험들을 해결하여 더 높은 삶의 질을 도모하려는 전문적인 노력과 관련된 사회제도로 공적부조, 사회보험, 사회 서비스로 구분된다.

2. 노인복지 - 노인이 인간다운 생활을 영위하면서 자기가 속한 가족과 사회에 적응하고 통합될 수 있도록 인적, 물적 자원을 지원하는 제도

3. 노인복지 5가지 원칙 - 독립의 원칙, 참여의 원칙, 보호의 원칙, 자아실현의 원칙, 존엄의 원칙

4. 노인복지사업 유형 - 치매 사업 및 건강보장 사업, 노인 사회활동 및 여가활동 지원(노인 일자리 및 사회활동사업, 노인자원봉사, 경로당, 노인복지관, 노인교실), 노인돌봄 및 지원서비스

5. 노인복지시설

① 노인주거복지설(양로시설, 노인공동생활가정, 노인복지주택)

② 노인의료복지시설(노인요양시설, 노인요양공동생활가정)

③ 노인여가복지시설(노인복지관, 경로당, 노인교실)

④ 재가노인복지시설(방문요양, 주·야간보호, 단기보호, 방문목욕, 그 밖의 서비스)

　** 그밖의 서비스는 재가노인지원서비스/방문간호서비스/복지용구서비스를 포함한다.

⑤ 노인보호전문기관(중앙노인보호전문기관/지역노인보호전문기관)

⑥ 노인일자리지원기관(노인인력개발기관, 노인일자리지원기관, 노인취업알선기관)

⑦ 학대피해노인 전용쉼터

6. 노인장기요양보험

2008년 7월부터 시행. 65세 이상 노인이나 노인성 질환(치매, 파킨슨, 뇌혈관 질환)을 앓는 국민에게 적정 서비스를 제공하기 위한 5번째의 사회보험

7. 노인장기요양급여 대상자

65세 이상인 자 또는 65세 미만이지만 노인성 질병을 가진 자로 거동이 불편하거나 치매 등으로 인지가 저하되어 6개월 이상의 기간 동안 혼자서 일상생활을 수행하기 어려운 사람

8. 노인장기요양인정 신청 및 판정 절차

신청 → 방문조사 → 인정점수 산정 → 의사소견서 제출 → 등급판정위원회개최 → 등급판정 등급판정은 신청인이 신청서를 제출날로부터 30일 이내에 완료한다.

9. 장기요양등급 - 장기요양인정점수를 기준으로 6개 등급으로 판정한다.

① 1등급(전적으로 도움, 95점 이상)

② 2등급(상당부분 도움, 75점 이상 95점 미만)

③ 3등급(부분적으로 도움, 60점 이상 75점 미만)

④ 4등급(일정부분 도움, 51점 이상 60점 미만)

⑤ 5등급(치매 대상자, 45점 이상 51점 미만)

⑥ 인지지원등급(치매 대상자, 45점미만)

10. 장기요양인정의 유효기간은 갱신결과 심신상태 등에 따라 최소 1년 이상~최대 4년 6개월까지 산정된다.

① 유효기간을 갱신할 때 갱신직전의 등급과 같은 등급으로 판정받을 경우 : 1등급의 경우 4년, 2~4등급의 경우 3년, 5등급과 인지지원등급의 경우 : 2년

② 등급판정위원회는 장기요양 신청인의 심신상태를 고려하여 장기요양인정 유효기간을 6개월의 범위에서 늘리거나 줄일 수 있다.

11. 장기요양급여의 내용

① 재가급여 : 가정에서 생활하며 방문요양, 방문목욕, 방문간호, 주·야간보호, 단기보호, 기타 재가급여 등 신체 활동 및 심신기능의 유지, 향상을 위한 교육훈련을 제공 받음

② 시설급여 : 노인요양시설, 노인요양공동생활가정 등에 입소하여 신체활동 지원 및 심신기능의 유지, 향상을 위한 서비스를 제공받음

③ 특별현금급여 : 가족요양비, 특례요양비, 요양병원 간병비가 있다.

12. 요양보호사의 업무 - 장기요양보험 표준서비스에서 제시하고 있다.

① 신체활동지원서비스 : 세면도움, 구강청결 도움, 머리감기 도움, 몸단장, 옷갈아입기 도움, 몸씻기 도움, 식사 도움. 체위변경, 이동 도움, 신체기능의 유지·증진, 화장실 이용하기 돕기 등

② 가사 및 일상생활지원 :

　　㉠ 일상생활지원은 식사준비 및 청소 및 주변정돈, 세탁 등

　　㉡ 개인활동지원은 외출 시 동행, 은행, 관공서, 산책, 은행, 관공서, 병원 등의 방문 시 부축 또는 동행(차량이용포함)하고 책임귀가 등

③ 정서지원 및 의사소통도움 : 말벗, 격려, 위로, 생활상담, 의사소통 도움

④ 인지지원서비스 : 인지관리 지원, 인지활동형 프로그램 제공 등의 서비스를 포함

⑤ 방문목욕서비스 : 목욕 설비를 갖춘 장비를 이용하여 수급자 가정을 방문하여 요양보호사 2인 이상이 목욕을 제공하는 서비스

13. 요양보호사의 업무가 아닌 것

맥박, 호흡, 체온, 혈압측정, 흡인, 비위관 삽입, 관장, 도뇨, 욕창관리, 투약 등의 모든 의료행위

14. 요양보호사의 역할 - 숙련된 수발자, 정보 전달자, 관찰자, 말벗과 상담자, 동기 유발자, 옹호자

3장. 인권과 직업윤리

1. 노인의 인권보호 - 존엄을 가진 인간으로서 누구나 가지는 기본적 권리

2. 시설 생활노인의 권리선언

① 시설운영 및 생활관련 정보를 제공받고 입소를 선택할 수 있는 권리

② 개인적 욕구에 상응하는 서비스를 제공받고 선택할 수 있는 권리

③ 안락한 가정과 같은 환경과 안전한 주거환경에서 생활할 권리

④ 사생활과 비밀을 보장받을 권리

⑤ 존경과 존엄한 존재로 대우받고 차별 및 노인학대를 받지 않을 권리

⑥ 부당한 신체구속을 받지 않을 권리

⑦ 건강한 생활을 위한 서비스를 제공받을 권리

⑧ 시설 내외부 활동 및 사회적 활동에 참여할 권리

⑨ 개인 소유의 재산과 소유물을 스스로 관리할 권리

3. **노인학대** - 노인에 대하여 신체적, 정신적, 성적 폭력 및 경제적 착취 또는 가혹행위를 하거나 유기 또는 방임을 하는 것을 말함.

4. **경제적 학대** - 노인의 자산을 당사자의 동의 없이 사용하거나 부당하게 착취하여 이용하는 행위 및 노동에 대해 합당한 보상을 하지 않는 행위

5. **방임** - 부양 의무자로서 책임이나 의무를 의도적 혹은 비의도적으로 거부, 불이행하거나 포기하여 노인에게 의식주 및 의료를 적절하게 제공하지 않는 경우

6. **자기방임** - 노인 스스로 의식주 제공 및 의료 처치 등의 최소한의 자기보호관련 행위를 의도적으로 포기 혹은 비의도적으로 관리하지 않아 심신이 위험한 상황 또는 사망에 이르는 경우

7. **유기** - 스스로 독립할 수 없는 노인을 격리하거나 방치하는 행위

8. **노인보호전문기관** - 노인학대 사례의 신고접수, 신고된 시설학대 사례에 대한 개입, 시설의 학대사례 판정에 대한 자문, 학대사례에 대한 사례관리 절차를 지원하는 기관.

4장. 요양보호사의 인권 보호와 자기계발

1. 산업재해보상보험법

근로자의 업무상 재해를 신속하고 공정하게 보상하며, 재해근로자의 복지를 증진하기 위하여 제정되었다. 요양보호사도 업무상 부상이나 질병상해가 발생하면 산업재해보상보험법에 따라 보상받을 수 있다.

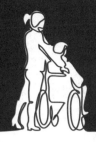

제 1 부
요양보호와 인권

01 노인은 일생을 통해 경제적, 사회적, 정치적으로 사회와 국가 발전에 많은 기여를 하였다. 이에 대해 국가와 사회가 보상하고자 하는 노력에 해당되지 않는 것은?

① 경제적 보상
② 제도적 보상
③ 정치적 보상
④ 개인적 보상
⑤ 지적, 정신적 문화유산의 전수

> **해설** 국가와 사회는 노인에게 경제적, 제도적, 정치적 보상 및 지적, 정신적 문화유산의 전수를 지원하고 있다.

02 노화의 긍정적 측면을 설명한 것은?

① 삶의 균형 유지   ② 경직성 증가
③ 무위   ④ 질병
⑤ 고독

> **해설** 노화의 긍정적 측면으로 일상적인 균형을 유지하고, 의사결정이 신중하고, 사고력이 유지되며, 중요한 정보를 추출해 낼 수 있는 능력이 뛰어나다.

03 노인의 건강한 노화를 위한 노력으로 옳지 않은 것은?

① 적절한 영양 섭취
② 지속적인 운동
③ 지속적인 인지 자극
④ 자녀에 의존
⑤ 생산적 사회 활동 참여

> **해설** 건강한 노화를 위한 노력으로 적절한 영양분 섭취, 운동, 지속적인 뇌의 자극, 사회적 관계 유지, 생산적 활동(자원봉사, 여가 활동)으로 자신감 유지를 들 수 있다.

04 다음 중 노인의 신체적 변화로 옳은 것은?

① 비가역적 진행
② 방어능력의 증가
③ 예비능력의 증가
④ 회복능력의 증가
⑤ 피하지방의 증가

> **해설** 노인의 신체적 변화 : 세포의 노화, 면역능력의 저하, 잔존능력의 저하, 회복능력의 저하, 비가역적 진행의 특성이 있다.

05 다음 중 노인의 심리적 특성에 대한 설명으로 옳은 것은?

① 새로운 일에 적응이 빠르다.

② 변화에 적응이 빠르다.

③ 결단력이 빠르다.

④ 자신감과 자립심이 강해진다.

⑤ 자신이 세상에 다녀갔다는 흔적을 남기려 한다.

해설 노인의 심리적 특성 : 우울 경향의 증가, 내향성의 증가, 조심성의 증가, 경직성의 증가, 생에 대한 회고경향, 친근한 사물에 대한 애착심, 유산을 남기려는 경향, 의존성의 증가를 보인다.

06 다음에서 설명하는 노인의 심리적 특성은?

> 불면증, 식욕 부진, 체중 감소, 기억력 저하, 흥미와 의욕 상실, 타인을 비난하는 행동

① 내향성 증가　　② 경직성 증가

③ 우울 경향 증가　④ 조심성 증가

⑤ 의존성 증가

해설 5번 해설 참조

07 사회적 활동이 감소하고 타인과 만나는 것을 기피하는 등 내향적인 성격이 나타나는 노인의 심리적 특성은?

① 내향성 증가　　② 조심성 증가

③ 경직성 증가　　④ 우울 경향 증가

⑤ 의존성 증가

해설 5번 해설 참조

08 자신에게 익숙하고 습관적인 태도나 방법을 고수하려는 노인의 심리적 특성에 대한 설명으로 옳은 것은?

① 내향성 증가　　② 경직성 증가

③ 우울 경향 증가　④ 조심성 증가

⑤ 의존성 증가

해설 5번 해설 참조

09 일에 대한 결과의 질을 중시하고 중립을 지키는 등 매사에 신중해지는 노인의 심리적 특성에 대한 설명으로 옳은 것은?

① 내향성 증가　　② 경직성 증가

③ 우울 경향 증가　④ 조심성 증가

⑤ 의존성 증가

해설 5번 해설 참조

10 응어리졌던 감정을 해소해 주고, 실패와 좌절에 담담해지며 죽음을 평온한 마음으로 맞게 해 주는 노인의 심리적 특성에 대한 설명으로 옳은 것은?

① 내향성 증가

② 경직성 증가

③ 생에 대한 회고의 경향

④ 조심성 증가

⑤ 의존성 증가

해설 5번 해설 참조

11 세월의 흐름 속에서 자아정체감을 유지하려는 성향으로 나타나는 노인의 심리적 특성에 대한 설명으로 옳은 것은?

① 시간 전망의 변화
② 친근한 사물에 대한 애착심
③ 유산을 남기려는 경향
④ 조심성 증가
⑤ 의존성 증가

해설 5번 해설 참조

12 노인은 살아온 세월보다 남는 여생을 계산하는 경향이 있다. 이러한 노인의 심리적 특성에 대한 설명으로 옳은 것은?

① 유산을 남기려는 경향
② 경직성 증가
③ 생에 대한 회고의 경향
④ 조심성 증가
⑤ 시간 전망의 변화

해설 5번 해설 참조

13 노년기에 긍정적인 부부 관계를 유지하기 위한 방법으로 옳은 것은?

① 적극적인 대화와 취미 생활
② 장시간 별거생활
③ 부부외출 삼가
④ 권위적인 부부 관계
⑤ 일방적 화제의 대화

해설 노부부가 역할과 취미를 공유하면서 적절한 상호 작용 방식을 재수립하면 결혼 생활 만족도를 높일 수 있다.

14 노인부모가 자녀와 근거리에 살면서 부양을 받는 가족형태는?

① 핵가족
② 수정 확대 가족
③ 수정 축소 가족
④ 노인가족
⑤ 근거리 가족

해설 부모와 따로 살지만 자주 상호 작용 하면서 각자의 사생활을 지킬 수 있다는 장점이 있다.

15 배우자의 사별에 대한 적응단계 중 처음으로 경험하는 정서적 반응은?

① 소외감
② 고독감
③ 상실감
④ 정체감
⑤ 개척자의 시기

해설 1단계 : 상실감
2단계 : 정체감
3단계 : 혼자 사는 삶을 개척

16 현대사회에서 나타나는 노년기의 가족관계 변화를 옳게 설명한 것은?

① 혼자 살거나 노부부끼리만 사는 세대가 증가한다.
② 성 역할의 구분이 명확해지고 있다.
③ 노년기 부부 관계의 중요성이 감소하고 있다.
④ 자녀가 생활비를 제공하는 비율이 증가한다.
⑤ 부모 자녀간의 유대감이 강화되고 있다.

해설 ② 성 역할의 차이가 점차 줄어들고 있다.
③ 노년기 부부 관계가 중요해지고 있다.

17 노인이 되면 나타내는 대표적인 4가지 고통 중 옳은 것은?

① 무병장수　　② 직업
③ 무위　　　　④ 여유
⑤ 저임금

해설 노인의 4가지 고통 : 빈곤, 질병, 고독, 무위

18 다음 중 노인 부양 문제의 해결 방안에 대한 설명으로 옳은 것은?

① 형편 되는대로 한다.
② 노인 스스로 모두 책임져야 한다.
③ 공적부양으로 모두 책임져야 한다.
④ 사적부양으로 해결해야 한다.
⑤ 공적부양과 사적부양을 협력적으로 병행해야 한다.

해설 국가 및 사회보험의 공적 부양 서비스가 보완적으로 필요하며, 가족의 협력이 필요하다.

19 요양보호사가 대상자를 대하는 원칙 중 옳지 않은 것은?

① 억제대는 하지 않는다.
② 겨드랑이는 잡아 올리지 않는다
③ 무엇이든 강제로 하지 않는다.
④ 안전을 위해 이동 시 휠체어를 사용한다.
⑤ 아무 말도 안 하는 대상자에게도 말을 건다.

해설 거동이 가능한 대상자에게 휠체어를 안전을 위해 사용하지 않는다.

20 요양보호사가 대상자를 대할 때 올바른 것은?

① 아무 말도 안 하는 대상자에게는 서비스만 제공한다.
② 말을 이해하지 못하면 설명하지 않는다.
③ 대상자를 만질 때는 피부와 넓은 면적이 닿도록 만진다.
④ 낙상 예방을 위해 가급적 휠체어로 이동한다.
⑤ 부축하거나 도움을 주어 혼자 움직이지 않게 한다.

해설 아무 말도 안 하는 대상자에게도 말을 건다. 거동이 가능한 대상자에게 휠체어를 안전을 위해 사용하지 않는다. 느리더라도 부축하지 말고 가급적 혼자 움직이게 한다.

2장
노인복지와 장기요양제도

01 사람들이 일생을 살아가는 동안 필요로 하는 다양한 사회적 욕구와 사회문제를 해결하기 위한 정책은?

① 국민연금 　　② 사회 복지
③ 고용보험 　　④ 국민건강보험
⑤ 생명보험

> **해설** 사회 복지의 범위는 사회적 약자의 보호를 기본적으로 하면서 일반국민과 지역 사회의 보편적 욕구 충족과 필요한 복지 서비스 제공으로 확대되어 왔다.

02 다음 중 사회 복지가 추구하는 목적은?

① 자립성 감소
② 부채의 탕감
③ 문화적 평등
④ 인간다운 생활보장
⑤ 사회적 의존성 추구

> **해설** 사회 복지의 목적은 인간다운 삶의 보장, 빈곤의 경감, 사회적 평등, 자립성의 증진, 사회통합이다.

03 생활유지능력이 없거나, 생활이 어려운 국민의 최저 생활을 보장하고 자립을 지원하는 제도는?

① 공적부조 　　② 산업재해보험
③ 사회 서비스 　④ 사회보험
⑤ 생명보험

> **해설** 사회 복지 분야는 공적부조, 사회보험, 사회 서비스로 구분된다.

04 사회보험인 우리나라 5대 보험에 속하는 것끼리 묶인 것은?

① 국민연금보험, 산업재해보상보험, 국민건강보험, 생명보험, 고용보험
② 국민연금보험, 산업재해보상보험, 국민건강보험, 고용보험, 노인장기요양보험
③ 고용보험, 국민연금보험, 산업재해보상보험, 사회보험, 생명보험
④ 국민건강보험, 국민연금보험, 생명보험, 고용보험, 노인장기요양보험
⑤ 생명보험, 노인장기요양보험, 국민건강보험, 국민연금보험, 고용보험

> **해설** 사회 복지 분야의 하나인 사회보험 제도에는 우리나라 5대 사회보험제도가 있다.

05 상담, 재활, 돌봄, 정보, 관련 시설 이용, 역량 개발, 사회참여지원 등의 개별 서비스를 제공하여 정상생활이 가능하도록 지원하는 서비스는?

① 공적부조 　　② 산업재해보험
③ 사회 서비스 　④ 사회보험
⑤ 생명보험

> **해설** 사회 복지 분야는 공적부조, 사회보험, 사회 서비스로 구분된다.

06 국민의 노령, 장애, 또는 사망에 대하여 연금 급여를 함으로써 국민의 생활안정과 복지증진에 기여하는 사회보험제도는?

① 국민건강보험　　② 산업재해보험
③ 국민연금보험　　④ 고용보험
⑤ 생명보험

> **해설** 사회복지분야의 하나인 사회보험 제도에는 우리나라 5대 사회보험제도가 있다.

07 노인이 인간다운 생활을 영위하면서 적응하고 통합될 수 있도록 지원하는 정책은?

① 노인복지　　　　② 산업재해보험
③ 고용보험　　　　④ 국민건강보험
⑤ 생명보험

> **해설** 노인이 국민기초생활보장 제도의 도움을 받거나 우리나라 5대 사회보험 혜택을 받은 경우 그리고 일반 사회 복지 서비스를 제공받은 경우가 노인복지에 해당된다.

08 노인을 위한 유엔의 원칙 5가지 중 일할 수 있는 기회를 갖거나 다른 소득을 얻을 수 있어야 한다는 원칙은?

① 참여의 원칙　　② 독립의 원칙
③ 보호의 원칙　　④ 자아실현의 원칙
⑤ 존엄의 원칙

> **해설** 노인복지 5가지 원칙인 독립의 원칙, 참여의 원칙, 보호의 원칙, 자아실현의 원칙, 존엄의 원칙 있다.

09 노인을 위한 유엔의 원칙 5가지 중 지식과 기술을 젊은 세대와 공유하여야 한다는 원칙은?

① 독립의 원칙　　② 참여의 원칙
③ 보호의 원칙　　④ 자아실현의 원칙
⑤ 존엄의 원칙

> **해설** 노인은 사회에 통합되어야 하고, 노인 복지 정책의 형성과 시행에 적극적으로 참여하여야 한다.

10 독거노인에 대한 종합적인 사회안전망을 구축하는 것을 목적으로 하는 노인복지사업 유형은?

① 독거노인 보호사업
② 독거노인 공동생활홈 서비스
③ 노인돌봄 종합 서비스
④ 노인보호전문기관
⑤ 학대피해노인 전용쉼터

> **해설** 독거노인의 생활 실태 및 사회 복지 욕구 파악, 정기적인 안전 확인, 보건 복지 서비스 연계 및 조정, 생활 교육 등을 통해 노인돌봄 기본 서비스, 독거노인 사랑 잇기, 무연고 독거노인 장례지원 서비스를 한다.

11 일상생활을 혼자 영위하기 어려운 노인에게 가사 활동 지원 또는 주간보호 서비스를 제공하여 신체인지기능이 약화됨을 방지하여 안정된 노후생활을 목적으로 하는 노인복지사업유형은?

① 독거노인 보호사업
② 독거노인 공동생활홈 서비스
③ 노인 돌봄 종합 서비스

④ 노인보호전문기관
⑤ 노인건강진단

> **해설** 방문 서비스, 주간보호 서비스, 치매가족지원 서비스, 단기가사 서비스 등이 주된 서비스인 노인복지사업유형이다.

12 질병의 조기 발견 및 치료로 건강의 유지, 증진을 위한 노인복지사업 유형은?

① 독거노인 보호사업
② 독거노인 공동생활홈 서비스
③ 노인 돌봄 종합 서비스
④ 노인보호전문기관
⑤ 노인건강진단

> **해설** 시군구가 지정한 의료 기관에서 국민건강보험의 일반 건강검진, 국가조기암검진을 한다.

13 노인 학대에 대해 노인의 권익을 보호하고 노인 학대 예방 및 노인인식 개선 등을 지원하는 기관은?

① 노인일자리 전담기관
② 노인복지관
③ 노인주거복지시설
④ 노인요양시설
⑤ 노인보호전문기관

> **해설** 이 기관에서 노인인권보호사업과 노인 학대 예방사업, 노인 인식개선사업, 노인 자살 예방교육을 한다.

14 다음 중 노인복지 시설 유형이 올바르게 연결된 것은?

① 노인주거복지시설 – 단기 보호 서비스
② 노인의료복지시설 – 양로시설
③ 노인여가복지시설 – 노인복지관
④ 재가 노인복지시설 – 노인요양공동생활가정
⑤ 노인보호전문기관 – 노인복지주택

> **해설**
> • 노인주거복지시설(양로시설, 노인공동생활가정, 노인복지주택)
> • 노인의료복지시설(노인요양시설, 노인요양공동생활가정)
> • 노인여가복지시설(노인복지관, 경로당, 노인교실)

15 양로시설, 노인복지주택, 노인공동생활가정은 노인복지시설 유형 중 어디에 해당하는가?

① 노인주거복지시설
② 노인의료복지시설
③ 노인여가복지시설
④ 재가 노인복지시설
⑤ 노인보호전문기관

> **해설** 노인주거복지시설에는 양로시설, 노인공동생활가정, 노인복지주택이 있다.

16 요양 대상자 5~9명이 공동으로 생활하며 가정과 같은 주거 여건과 급식, 요양, 일상생활 서비스 등을 제공하는 노인의료복지시설은?

① 양로시설
② 노인공동생활가정
③ 노인요양공동생활가정

④ 노인요양시설
⑤ 노인복지주택

> **해설** 노인의료복지시설에는 노인요양시설, 노인요양공동생활가정이 있다.

17 노인복지관, 경로당, 노인교실은 노인복지시설유형 중 어디에 해당하는가?

① 노인주거복지시설
② 노인의료복지시설
③ 노인여가복지시설
④ 재가 노인복지시설
⑤ 노인보호전문기관

> **해설** 노인여가복지시설에는 노인복지관, 경로당, 노인교실이 있다.

18 방문 요양, 방문 목욕, 주·야간 보호 서비스는 노인복지시설 유형 중 어디에 해당하는가?

① 노인주거복지시설
② 노인의료복지시설
③ 노인여가복지시설
④ 재가 노인복지시설
⑤ 노인보호전문기관

> **해설** 재가 노인복지시설에는 방문 요양, 방문 목욕, 주·야간보호, 단기 보호, 그 밖의 서비스가 있다.

19 고령이나 노인성 질병으로 일상생활을 혼자 하기 어려운 노인에게 신체 활동 또는 가사 활동 등을 지원하여 노후의 건강 증진 및 생활안정을 도모하고 가족의 부담을 덜어주기 위해 만들어진 사회보험제도는?

① 고용보험
② 기초노령연금
③ 국민건강보험
④ 국민연금
⑤ 노인장기요양보험

> **해설** 사회 복지 분야의 하나인 사회보험제도에는 우리나라 5대 사회보험제도가 있다.

20 노인장기요양보험 제도에서 보험료를 받아 계약 조건에 따른 보험금을 지급하는 기관은?

① 장기 요양 기관
② 근로복지공단
③ 국민건강보험공단
④ 노인보호전문기관
⑤ 지방 자치 단체

> **해설** 노인장기요양보험의 보험자는 국민건강보험공단이다. 보험자는 등급을 판정하고 보험료를 받아 계약 조건에 따라 보험금을 지급하는 자이다.

21 다음 중 노인장기요양보험 급여를 받을 수 있는 대상자는?

① 일상생활이 어려운 40세 남성
② 혈관성 치매를 앓고 있는 55세 여성
③ 혼자서 생활하는 60세 여성
④ 당뇨병이 있는 일상생활 가능한 70세 남성
⑤ 뇌출혈로 쓰러져 병원에 치료 중인 80세 남성

> **해설** 노인장기요양보험 급여 대상자는 '65세 이상인 자' 또는 '65세 미만이지만 노인성 질병을 가진 자'로 거동이 불편하거나 치매 등으로 인지가 저하되어 6개월 이상의 기간 동안 혼자서 일상생활을 수행하기 어려운 사람이다.

22 65세 미만자가 장기요양급여 대상자로 인정 가능한 노인성 질병에 해당되는 것은?

① 고혈압　　　　② 당뇨병
③ 퇴행성 관절염　④ 암
⑤ 파킨슨 질환

> **해설** 노인장기요양보험 급여 대상자 인정에서 노인성 질병은 혈관성 치매, 알츠하이머 치매, 뇌출혈, 뇌경색, 뇌혈관 질환 파킨슨병, 진전 등이다.

23 다음은 장기 요양 인정 절차이다.( )안에 들어갈 내용은?

> 신청 → 방문조사 → 정기요양인정 점수산정 → ( ) → 등급판정위원회 개최 → 등급판정

① 사례 조사　　　　② 계약서 작성
③ 의사 소견서 제출　④ 건강 상태 평가
⑤ 병원 방문

> **해설** 국민건강보험공단의 장기 요양 인정 신청 및 판정 절차
> 인정 신청 → 방문 조사 → 조사표에 따른 1차 판정 → 의사 소견서 제출 → 등급 판정위원회 개최 → 등급 판정

24 다음 중 등급 판정 기준에 따라 1차 판정 결과를 심의하여 장기 요양 등급을 최종 판정하는 심의 기구는?

① 국민건강보험공단
② 장기 요양위원회
③ 장기 요양 인정조사기관
④ 국민연금위원회
⑤ 등급 판정위원회

> **해설** 장기요양 인정 신청 및 판정 절차 참고

25 등급 판정위원회는 장기 요양 신청서를 제출한 날로부터 언제까지 판정 완료 하는가?

① 15일　　　　② 30일
③ 40일　　　　④ 45일
⑤ 60일

> **해설** 장기 요양 인정 여부 및 판정은 신청서를 제출한 날로부터 30일 이내에 완료한다.

26 장기 요양 등급선정 시 장기 요양 인정조사에서 대상자의 일상생활 수행 능력 평가 항목으로 옳은 것은?

① 세수하기, 식사하기
② 옷 벗고 입기, 식사 준비하기
③ 양치질하기, 장보기
④ 노래 부르기, 목욕하기
⑤ 화장실 사용하기, 전화걸기

> **해설** 장기 요양 인정조사에서 대상자의 일상생활 수행 능력 평가 항목은 옷 벗고 입기, 세수하기, 양치질 하기, 식사하기, 목욕하기, 체위 변경하기, 일어나 앉기, 옮겨 앉기, 방 밖으로 나오기, 화장실 사용하기, 대변 조절하기, 소변 조절하기이다.

27 장기 요양 인정 점수가 95점 이상이고 일상생활에서 전적으로 다른 사람의 도움이 필요한 대상자의 장기 요양 등급은?

① 1등급　　　　② 2등급
③ 3등급　　　　④ 4등급

⑤ 5등급

장기 요양 등급(장기 요양 인정점수를 기준으로 6개 등급으로 판정)
- 1등급(전적으로 도움, 95점 이상)
- 2등급(상당 부분 도움, 75점 이상 95점 미만)
- 3등급(부분적으로 도움, 60점 이상 75점 미만)
- 4등급(일정부분 도움, 51점 이상 60점 미만)
- 5등급(치매 대상자, 45점 이상 51점 미만)
- 인지 지원 등급(치매 대상자, 45점 미만)

28 장기 요양 인정 점수가 95점 미만이며 일상생활 수행 능력 중 5개 항목에서 상당 부분 다른 사람의 도움이 필요하며 휠체어를 이용해 일상생활을 유지하는 대상자의 장기 요양 등급은?

① 1등급　　　　② 2등급
③ 3등급　　　　④ 4등급
⑤ 5등급

해설 장기 요양 2등급(상당 부분 도움, 75점 이상 95점 미만)

29 장기 요양 인정 점수가 60점 이상이고 75점 미만이고 보행 보조기를 통해 이동하며 일상생활에서 부분적으로 사람의 도움이 필요한 대상자의 장기 요양 등급은?

① 1등급　　　　② 2등급
③ 3등급　　　　④ 4등급
⑤ 5등급

해설 장기 요양 3등급(부분적으로 도움, 60점 이상 75점 미만)

30 장기 요양 인정 점수가 45점 이상이고 51점 미만이고 치매를 진단 받았으며 일상생활 수행에 어려움이 있는 대상자의 장기 요양 등급은?

① 1등급　　　　② 2등급
③ 3등급　　　　④ 4등급
⑤ 5등급

해설 장기 요양 5등급(치매 대상자, 45점 이상 51점 미만)

31 장기요양신청을 하여 최초로 등급을 받았을 때, 장기요양 인정 유효기간은?

① 6개월　　　　② 1년
③ 2년　　　　④ 3년
⑤ 4년

해설 장기요양 인정 유효기간은 최소 2년 이상으로 한다.(최초 인정되거나 다른 등급으로 판정될 때)

32 2021년 7월에 1등급 판정을 받고, 2022년 7월에 다시 1등급을 받은 대상자의 장기 요양 인정 유효 기간은?

① 1년　　　　② 2년
③ 3년　　　　④ 4년
⑤ 5년

해설 장기 요양 인정 유효 기간을 갱신할 때 직전 등급과 같은 등급으로 판정 받은 경우
- 1등급의 경우 : 4년
- 2등급~4등급의 경우 : 3년
- 5등급, 인지 지원 등급의 경우 : 2년

33 다음 중 재가 급여에 대해 옳은 것은?

① 주·야간 보호 – 일정 기간 장기 요양 기관에 보호하여 신체 활동을 지원한다.

② 단기 보호 – 장기 요양 기관에 장기간 입소하여 보호한다.

③ 방문 간호 – 수급자를 방문하여 신체 활동 및 가사 활동을 지원한다.

④ 방문 요양 – 일상생활 지원에 필요한 용구를 제공한다.

⑤ 방문 목욕 – 수급자 가정 등을 방문하여 목욕을 제공한다.

> **해설** **장기 요양 급여 중 재가 급여는** 가정에서 생활하며 방문 요양, 방문 목욕, 방문 간호, 주·야간보호, 단기 보호 등 신체 활동 및 심신 기능의 유지·향상을 위한 교육 훈련을 제공받는다.

34 다음 중 재가 급여서비스의 장점으로 옳은 것은?

① 평소 생활하던 친숙한 환경에서 지낼 수 있다.

② 의료, 간호, 요양 서비스가 총체적으로 이루어진다.

③ 긴급한 상황에 신속한 대응이 쉽다.

④ 서비스를 제공하는데 가장 효과적이다.

⑤ 의료, 간호, 요양 서비스가 단편적으로 진행되기 쉽다.

> **해설** 재가 급여서비스
> • 재가 급여의 장점 : 사생활이 존중되고 개인 중심 생활을 할 수 있다.
> • 재가 급여의 단점 : 긴급한 상황에서 대응이 어렵다/의료, 간호, 요양 서비스가 단편적으로 진행되기 쉽다.

35 다음 중 시설 급여의 서비스의 장점으로 옳은 것은?

① 의료, 간호, 요양 서비스가 총체적으로 이루어진다.

② 대상자는 지역 사회와 연결이 쉽다.

③ 긴급한 상황에 신속한 대응이 어렵다.

④ 개인중심 생활이 가능하다

⑤ 사생활이 존중되기 쉽다.

> **해설** 시설 급여서비스
> • 시설 급여의 장점 : 긴급한 상황에서 신속한 대응이 쉽다.
> • 시설 급여의 단점 : 지역 사회와 소외되기 쉽다/사생활이 존중되기 어렵다.

36 다음 중 장기 요양보험 제도의 설명으로 옳은 것은?

① 병·의원에서 입원 및 치료에 대한 급여를 받는다.

② 장기 요양보험 대상자는 65세 이상의 노인만으로 한다.

③ 장기 요양보험 급여는 재가 급여와 시설 급여만 있다.

④ 특별 현금 급여에는 가족 요양비, 특례 요양비, 요양 병원 간병비가 있다.

⑤ 장기 요양 인정 유효 기간은 최소 3년 이상이다.

> **해설**
> • 노인장기요양보험 급여 대상자는 '65세 이상인 자' 또는 '65세 미만이지만 노인성 질병을 가진 자'이다.
> • 노인장기요양보험 급여에는 재가 급여, 시설 급여, 특별 현금 급여가 있다.

37 대상자를 정하는 범위 안에서 일정 기간 동안 장기 요양 기관에 보호하여 신체 활동 지원 등을 제공하는 장기 요양 급여는?

① 주·야간보호   ② 단기 보호
③ 방문 간호   ④ 방문 요양
⑤ 특례 요양 급여

> **해설** **장기 요양 급여 중 재가 급여는** 가정에서 생활하며 방문 요양, 방문 목욕, 방문 간호, 주·야간보호, 단기 보호 등 신체 활동 및 심신 기능의 유지·향상을 위한 교육 훈련을 제공받는다.

38 대상자의 가정을 방문하여 신체 활동 및 가사 활동 등의 서비스를 지원하는 장기 요양 급여는?

① 주·야간보호   ② 단기 보호
③ 방문 간호   ④ 방문 요양
⑤ 특례 요양 급여

> **해설** 장기 요양 급여 중 재가 급여는 가정에서 생활하며 방문 요양, 방문 목욕, 방문 간호, 주·야간보호, 단기 보호 등 신체 활동 및 심신 기능의 유지·향상을 위한 교육 훈련을 제공받는다.

39 대상자를 하루 중 일정 시간 동안 장기 요양 기관에 보호하여 신체 활동 지원 등을 제공하는 장기 요양 급여는?

① 주·야간보호   ② 단기 보호
③ 방문 간호   ④ 방문 요양
⑤ 특례 요양 급여

> **해설** 38번 해설 참조

40 간호사 등이 의사, 한의사, 치과 의사의 방문 간호 지시서에 따라 수급자의 가정 등을 방문하여 간호, 진료의 보조, 요양에 관한 상담, 또는 구강 위생 등을 제공하는 장기 요양 급여는?

① 주·야간보호   ② 단기 보호
③ 방문 간호   ④ 방문 요양
⑤ 특례 요양 급여

> **해설** 장기 요양 급여 중 재가 급여인 방문 간호는 간호사 등이 방문 간호 지시서에 따라 수급자의 가정 등을 방문하여 간호, 진료의 보조, 요양에 관한 상담, 또는 구강 위생 등을 제공하는 장기 요양 급여이다.

41 도서, 벽지 등 장기 요양 기관이 부족한 지역이나 천재지변으로 인해 가족으로부터 장기 요양 급여를 받을 경우 지급되는 현금 급여는?

① 본인 일부 부담비
② 특례 요양비
③ 요양 병원 간병비
④ 가족 요양비
⑤ 재가 급여비

> **해설** **장기 요양 급여 중 특별 현금 급여에는** 가족 요양비, 특례 요양비, 요양 병원 간병비가 있다.

42 장기 요양 기관이 아닌 시설에서 재가 급여 또는 시설 급여에 상당한 장기 요양 급여를 받은경우에 수급자에게 지급되는 현금 급여는?

① 본인 일부 부담비
② 특례 요양비

③ 요양 병원 간병비

④ 가족 요양비

⑤ 재가 급여비

해설 장기 요양 급여 중 특별 현금 급여에는 가족 요양비, 특례 요양비, 요양 병원 간병비가 있다.

43 다음 중 장기 요양 급여에 속하지 않는 것은?

① 시설 급여   ② 재가 급여

③ 의료 급여   ④ 복지 용구

⑤ 특별 현금 급여

해설 장기 요양 급여에는 재가 급여, 시설 급여, 특별 현금 급여가 있다.

44 다음 중 요양보호사가 할 수 없는 업무는?

① 신체 활동 지원 서비스

② 일상생활 지원 서비스

③ 개인 활동 지원 서비스

④ 방문 간호 서비스

⑤ 정서 지원 서비스

해설 40번 해설 참조

45 다음 중 장기 요양보험의 재원 조달에 대한 설명으로 옳은 것은?

① 공단은 장기 요양보험료는 건강 보험료와 분리하여 고지한다.

② 국가는 보험료 예상수입의 50%를 지원한다.

③ 본인 일부 부담금은 시설 급여 이용 시 15%, 재가 급여 이용 시 20%이다.

④ 의료 급여수급권자는 법정본인 부담금의 40~60%를 경감한다.

⑤ 비급여 항목은 전액 국가가 부담한다.

해설

1. 공단은 장기 요양보험료와 건강 보험료를 통합 징수한다.
2. 국가는 보험료 예상수입의 20%를 지원한다.
3. 비급여 항목은 전액 본인 부담한다.
4. 비 급여 항목은 전액 본인 부담한다.

46 다음 설명에서 ( )안에 들어갈 내용은?

노인장기요양법상 급여 대상자가 시설 급여를 이용하면(⒜), 재가 급여를 이용하면(⒝)를 본인이 부담한다.

	⒜	⒝
①	15%	20%
②	15%	10%
③	20%	15%
④	20%	10%
⑤	10%	7.5%

해설 본인 일부 부담금은 시설 급여 이용 시 20%, 재가 급여 이용 시 15%이다.

47 노인장기요양보험 제도에서 요양 보호 서비스의 목적은?

① 생리적 욕구 충족

② 안전의 욕구 충족

③ 신체 기능 증진 및 삶의 질 향상

④ 사랑과 소속의 욕구 충족

⑤ 자아실현 욕구 충족

해설 요양 보호 서비스의 목적은 장기 요양 대상자의 신체 기능 증진 및 삶의 질 향상에 기여한다.

48 장기요양의 등급, 유효기간 등 수급자가 장기요양서비스를 제공받을 때 필요한 안내사항이 기재되어 있는 것은?

①방문간호지시서
②장기요양인정서
③개인병장기요양이용계획서
④요양보호기록지
⑤국민건강보험증

해설 장기요양인정서에는 대상자의 기본인적사항과 장기요양등급, 유효기간, 이용할 수 있는 급여 종류와 내용 등이 포함된다. 장기요양급여를 받으려면 장기요양기관에 장기요양인정서와 개인별 장기요양이용계획서를 제출해야 한다.

49 요양보호 서비스를 제공할 때 가장 먼저 충족시켜야 할 욕구는?

① 생리적 욕구
② 안전의 욕구
③ 사랑과 소속의 욕구
④ 존경의 욕구
⑤ 자아실현 욕구

해설 매슬로는 인간의 욕구를 5단계로 분류하고 기본적인 욕구는 음식, 물, 안전, 사랑과 같이 생존과 건강에 필수적인 것이라고 하였다.

50 매슬로의 욕구단계 중 식사, 배설, 수면, 성욕은 어느 단계의 욕구인가?

① 생리적 욕구
② 안전의 욕구
③ 사랑과 소속의 욕구
④ 존경의 욕구
⑤ 자아실현 욕구

해설 매슬로는 인간의 욕구를 5단계로 분류하고 하위 단계의 욕구가 어느 정도 충족되었을 때 다음 단계의 욕구를 위해 행동하게 된다고 보았다.

51 매슬로의 욕구단계 중 타인에게 지위, 명예 등을 존중받고 싶어하는 단계의 욕구는?

① 생리적 욕구　　　② 안전의 욕구
③ 사랑과 소속의 욕구④ 존경의 욕구
⑤ 자아실현 욕구

해설 매슬로는 인간의 욕구를 생리적 욕구, 안전의 욕구, 사랑과 소속의 욕구, 존경의 욕구, 자아실현 욕구 5단계로 분류했다.

52 노인장기요양보험 표준 서비스 중 신체 활동 지원 서비스에 해당하는 것은?

① 방문 목욕　　　② 외출 시 동행
③ 주변 정돈　　　④ 말벗하기
⑤ 체위 변경

해설 신체 활동 지원 서비스
세면 도움, 구강 관리, 머리 감기기, 몸단장, 옷 갈아입히기, 목욕 도움, 식사 도움, 체위 변경, 이동 도움, 신체 기능의 유지·증진, 화장실 이용 돕기

53 노인장기요양보험 표준 서비스 중 일상생활 지원 서비스에 해당하는 것은?

① 신체 기능의 유지 · 증진
② 일상 업무 대행
③ 세탁
④ 의사소통 도움
⑤ 이동 도움

해설 일상생활 지원 서비스
취사, 청소 및 주변 정돈, 세탁

54 노인장기요양보험 표준 서비스 중 개인 활동 지원 서비스에 해당하는 것은?

① 신체 기능의 훈련 ② 함께 은행가기
③ 취사 ④ 생활 상담
⑤ 옷 갈아입히기

해설 개인 활동 지원 서비스
• 외출 시 동행(은행, 관공서, 병원 등의 방문 또는 산책 동행)
• 일상 업무 대행(물품 구매, 약 타기, 은행·관공서 이용 등의 대행)

55 노인장기요양보험 표준 서비스 중 정서 지원 서비스에 해당하는 것은?

① 구강 관리 ② 외출 시 동행
③ 물리 치료 ④ 말벗하기
⑤ 몸단장

해설 정서 지원 서비스
말벗, 격려, 위로, 생활 상담, 의사소통 도움

56 노인장기요양보험 표준 서비스 중 기능회복 훈련 서비스에 해당하는 것은?

① 화장실 이용하기 ② 외출 시 동행
③ 작업 치료 ④ 식사 도움
⑤ 몸단장

해설 **기능회복훈련** 서비스
신체·인지 향상 프로그램, 기본동작 훈련, 일상생활동작 훈련, 물리 치료, 언어 치료, 작업 치료, 인지 및 정신 기능 훈련

57 노인장기요양보험 표준 서비스 중 '인지행동 변화 관'에 해당하는 것은?

① 신체 활동 지원 서비스
② 일상생활 지원 서비스
③ 개인 활동 지원 서비스
④ 간호처치 서비스
⑤ 치매 관리지원 서비스

해설 인지지원서비스 : 인지관리 지원, 인지활동형 프로그램 제공 등의 서비스를 포함한다.

58 노인장기요양보험 표준 서비스 세부 내용으로 옳은 것은?

① 신체 활동 지원 서비스 – 식사준비
② 일상생활 지원 서비스 – 머리감기 도움
③ 개인 활동 지원 서비스 – 청소 및 주변정돈
④ 정서 지원 서비스 – 생활 상담
⑤ 방문 목욕 – 목욕 도움

해설 정서 지원 서비스
말벗, 격려, 위로, 생활 상담, 의사소통 도움

59 다음 중 요양보호사의 업무로 옳은 것은?

① 흡인
② 관장
③ 위관 영양
④ 욕창 관리
⑤ 신체 기능의 유지·증진

> **해설** **요양보호사의 업무가 아닌 것**
> 맥박, 호흡, 체온, 혈압 측정, 흡인, 비위관 삽입, 관장, 도뇨, 욕창 관리, 투약 등의 모든 의료 행위

60 다음 중 방문 목욕을 제공하는 장기 요양 요원으로 옳은 것은?

① 간호사   ② 사회 복지사
③ 간호 조무사   ④ 요양보호사
⑤ 치위생사

> **해설** 방문 목욕 서비스
> 장기 요양요원인 요양보호사가 목욕 장비를 갖추고 재가 노인을 방문하여 목욕을 제공하는 서비스

61 요양 보호 서비스 제공 시 원칙에 대한 설명으로 옳은 것은?

① 요양보호사 중심으로 서비스를 제공한다.
② 대상자의 능력을 최대한 활용한다.
③ 치매 대상자는 보호자 동의 없이 서비스를 제공한다.
④ 대상자나 가족과 의견이 상충되어도 서비스를 제공한다.
⑤ 맥박, 호흡, 체온 등을 측정하여 건강 상태를 파악한다.

> **해설**
> • 인지 능력이 없는 경우에는 보호자에게 동의를 구한다.
> • 의견이 상충될 시에는 시설장 또는 관리 책임자에게 보고한다.

62 요양보호서비스 제공 시 원칙에 대한 설명으로 옳은 것은?

① 치매 대상자에게 발생하는 돌발 상황은 가족과 의논하여 처리한다.
② 변비 대상자가 관장을 요구하면 관장을 하여 도움을 준다.
③ 일상적인 서비스는 설명 없이 제공한다.
④ 모든 서비스는 대상자에게만 제공한다.
⑤ 대상자 사생활에 대한 정보를 동료와 공유한다.

> **해설**
> • 치매 대상자의 돌발 상황에 대해서는 시설장 또는 관리 책임자에게 보고한다.
> • 요양보호사는 대상자의 개인 정보 및 서비스 제공 중 알게 된 비밀을 누설하여서는 안 된다.

63 다음 중 대상자가 명절 음식을 만들어 달라고 요구할 때 요양보호사의 대처 방법으로 옳은 것은?

① 시키는 대로 한다.
② 시설장의 허락을 받고 한다.
③ 요양 서비스 업무 범위에 대해 잘 설명하고 명절 음식은 만들어 주지 않는다.
④ 업무 외의 일이므로 추가 비용을 받고 만들어 준다.
⑤ 다음에 만들어 주는 것으로 타협한다.

해설 요양보호사가 제공하는 모든 서비스는 대상자에게만 제한하여 제공한다.

64 서비스 제공 중 부축하여 동행하다가 넘어져서 대상자가 부상을 입은 경우 대처 방법으로 옳은 것은?

① 온찜질을 한다.
② 얼음찜질을 한다.
③ 부상 부위를 마사지한다.
④ 가정에 비치된 진통제를 준다.
⑤ 소속된 시설장이나 간호사에게 신속히 보고한다.

해설 예기치 못한 사고가 발생한 경우 소속된 시설장, 간호사 등에게 신속히 보고해야 한다.

65 서비스 제공 중 대상자가 아들과 며느리 이야기, 집안 사람들에 대한 험담을 한다. 이때 대처 방법으로 옳은 것은?

① 험담하지 않도록 주의시킨다.
② 이야기를 잘 듣고 상황 판단을 해 준다.
③ 이야기를 들어주되 옳고 그름에 대해 판단하지 않는다.
④ 상대방 입장을 이해시킨다.
⑤ 못 들은 척한다.

해설 요양보호사사는 대상자의 이야기는 들어주되 옳고 그름에 대해서 이야기하지 않는다.

66 다음에 해당하는 요양보호사 역할을 설명한 것은?

• 대상자의 신체·심리에 관한 정보를 가족, 시설장, 의료진에게 전달하고 필요시 지시사항을 대상자와 가족에게 전달한다.
• 서비스 내용 변경이 필요할 때 기관에 보고하는 역할을 수행한다.

① 숙련된 수발자 역할
② 정보 전달자 역할
③ 관찰자 역할
④ 동기 유발자 역할
⑤ 옹호자 역할

해설 **요양보호사의 역할**
숙련된 수발자, 정보 전달자, 관찰자, 말벗과 상담자, 동기 유발자, 옹호자

67 맥박, 호흡, 체온, 혈압 등의 변화와 질병의 증상 그리고 심리적인 변화까지 관찰하는 요양보호사 역할을 설명한 것은?

① 말벗과 상담자 역할
② 정보 전달자 역할
③ 관찰자 역할
④ 동기 유발자 역할
⑤ 옹호자 역할

해설 **요양보호사의 역할**
숙련된 수발자, 정보 전달자, 관찰자, 말벗과 상담자, 동기 유발자, 옹호자

68 대상자가 능력을 최대한 발휘하도록 동기를 유발하며 지지하는 요양보호사 역할을 설명한 것은?

① 말벗과 상담자 역할

② 정보 전달자 역할

③ 관찰자 역할

④ 동기 유발자 역할

⑤ 옹호자 역할

해설 **요양보호사의 역할**

숙련된 수발자, 정보 전달자, 관찰자, 말벗과 상담자, 동기 유발자, 옹호자

69 학대를 당하거나 소외되고 차별받는 대상자를 위해 대상자의 입장에서 편들어 주고 지켜주는 요양보호사 역할을 설명한 것은?

① 말벗과 상담자 역할

② 정보 전달자 역할

③ 관찰자 역할

④ 동기 유발자 역할

⑤ 옹호자 역할

해설 **요양보호사의 역할**

숙련된 수발자, 정보 전달자, 관찰자, 말벗과 상담자, 동기 유발자, 옹호자

3장
인권과 직업 윤리

01 다음에서 설명하는 시설 생활 노인의 권리 보호를 위한 윤리 강령으로 옳은 것은?

- 욕구를 파악하여 돌봄과 생활 지원 계획을 수립한다.
- 생활실에 개인 물품을 설치하거나 이용하는 것을 허용해야 한다.
- 개인 생활 방식을 선택하거나 결정할 수 있는 권리를 보장해야 한다.

① 개별화된 서비스를 제공받고 선택할 권리

② 안락하고 안전한 생활 환경을 제공받을 권리

③ 사생활과 비밀 보장에 관한 권리

④ 존엄한 존재로 대우받을 권리

⑤ 질 높은 서비스를 받을 권리

해설 '노인의 욕구를 파악하여 돌봄과 생활지원 계획을 수립하고 노인의 의사를 반영하여 서비스를 제공하도록 노력해야한다.'는 개별화 된 서비스를 제공받고 선택할 권리에 대한 설명이다.

02 다음 사례에서 송씨 할아버지가 침해받은 권리는 무엇인가?

송씨 할아버지는 입소 전에 침대 생활을 해오셨는데 시설에서 무조건 매트리스와 이불을 사용하라고 하는 바람에 자고 나면 여기저기 안 쑤시는 데가 없다고 투덜거리신다.

① 개별화된 서비스를 제공받고 선택할 권리

② 안락하고 안전한 생활 환경을 제공받을 권리

③ 사생활과 비밀 보장에 관한 권리

④ 존엄한 존재로 대우받을 권리

⑤ 질 높은 서비스를 받을 권리

> **해설** 시설은 안전하고 깨끗하며 가정과 같은 환경을 **제공해야한다**는 안락하고 안전한 생활환경을 제공받을 권리에 대한 설명이다.

03 다음 사례에서 나씨 할머니가 침해받은 권리는 무엇인가?

> 나씨 할머니는 외부에서 시설 방문 왔다면서 마음대로 사진을 찍거나 방에 불쑥불쑥 들어와 구경하고 나가면 매우 불쾌하다고 한다.

① 개별화된 서비스를 제공받고 선택할 권리

② 안락하고 안전한 생활 환경을 제공받을 권리

③ 사생활과 비밀 보장에 관한 권리

④ 존엄한 존재로 대우받을 권리

⑤ 질 높은 서비스를 받을 권리

> **해설** 개인 정보를 수집하고 활용하기 전에 설명하고 동의를 구하며 사전 동의 없이 정보를 공개해서는 안 된다.

04 다음 사례에서 시설 생활 노인의 권리 침해에 해당하는 것은 무엇인가?

> 홍씨 할아버지가 시설 내에서 동료 노인을 꼬집고, 발로 차고, 때리며 괴롭히는 것을 요양보호사들이 알면서 홍씨 할아버지의 오래된 습성이라 고치기 힘들다고 생각하여 모르는 체하고 있다.

① 개별화된 서비스를 제공받고 선택할 권리

② 안락하고 안전한 생활 환경을 제공받을 권리

③ 사생활과 비밀 보장에 관한 권리

④ 존엄한 존재로 대우받을 권리

⑤ 질 높은 서비스를 받을 권리

> **해설** 노인의 권리가 침해될 우려가 있거나, 침해받은 경우 회복과 구제에 적극적 조치를 강구해야한다는 존엄한 존재로 대우받을 권리에 대한 설명이다.

05 다음 사례에서 백씨 할아버지가 침해받은 권리는 무엇인가?

> 거동이 불편한 백씨 할아버지는 배회 중 넘어져 골절을 당한 경험이 있다. 이후부터 요양보호사가 자리를 비울 때에는 손과 발을 묶어 놓고 나간다.

① 차별과 노인 학대를 받지 않을 권리

② 신체 구속을 받지 않을 권리

③ 질 높은 서비스를 받을 권리

④ 정치, 문화, 종교적 신념의 자유에 대한 권리

⑤ 자신의 재산과 소유물을 스스로 관리할 권리

> **해설** '긴급하거나, 어쩔 수 없는 경우를 제외하고는 노인의 의사에 반하는 신체적 제한이나 구속을 해서는 안 된다.'는 신체구속을 받지 않을 권리에 대한 설명이다.

06 다음에서 설명하는 시설 생활 노인의 권리 보호를 위한 윤리 강령으로 옳은 것은?

> • 대상자 기능 상태에 따라 다양한 영양 급식을 식단으로 운영해야 한다.
> • 노인의 잔존능력을 유지하고 기력을 향상하기 위해 노력을 기울여야 한다.
> • 종사자의 능력 개발을 위한 직무 훈련과 교육 기회를 충분히 부여해야 한다.

① 차별과 노인 학대를 받지 않을 권리
② 신체 구속을 받지 않을 권리
③ 질 높은 서비스를 받을 권리
④ 정치, 문화, 종교적 신념의 자유에 대한 권리
⑤ 자신의 재산과 소유물을 스스로 관리할 권리

> **해설** 노인의 개별적 욕구와 선호, 기능을 고려하여 개별화된 서비스와 수발 계획을 수립하고 이행한다.

07 다음에서 설명하는 시설 생활 노인의 권리 보호를 위한 윤리 강령으로 옳은 것은?

> • 노인의 자유로운 외출·외박 기회를 최대한 보장해야 한다.
> • 노인의 정치적 이념을 존중하고 자유로운 투표권을 보장해야 한다.

① 차별과 노인 학대를 받지 않을 권리
② 신체 구속을 받지 않을 권리
③ 질 높은 서비스를 받을 권리
④ 정치, 문화, 종교적 신념의 자유에 대한 권리

⑤ 자신의 재산과 소유물을 스스로 관리할 권리

> **해설** 노인의 자유로운 외출·외박 기회를 최대한 보장해야 하고 정치적 이념을 존중하며 자유로운 투표권을 보장해야 한다.

08 요양보호사가 서비스 제공 중 대상자가 아들로부터 학대를 받아 몸에 멍이 들어 있는 것을 발견하였을 때 법적으로 신고하여야 할 기관은?

① 의료 기관
② 주민자치센터
③ 노인사회종합복지관
④ 노인보호전문기관
⑤ 재가 노인복지센터

> **해설** 노인보호전문기관은 노인 학대 사례의 신고접수, 신고된 시설의 학대 사례에 대한 개입, 시설의 학대 사례 판정에 대한 자문, 학대 사례에 대한 사례관리 절차를 지원하는 기관이다.

09 다음 중 노인 학대 신고 의무자가 아닌 경우는?

① 의료인
② 노인복지시설의 장
③ 요양보호사
④ 노인의 가족
⑤ 재가 장기 요양 기관 종사자

> **해설** 의료인, 노인복지시설종사자, 노인복지상담원, 사회 복지 전담 공무원은 신고 의무자이다.

10 다음 중 노인 학대의 유형에 해당되지 않는 것은?

① 신체적 학대　② 정서적 학대
③ 경제적 학대　④ 노동 학대
⑤ 자기 방임

> 해설 **노인 학대의 종류**는 신체적, 정서적, 성적, 경제적 학대, 방임, 자기 방임, 유기 등으로 구분할 수 있다.

11 다음에서 설명하는 노인 학대 유형은?

> 화가 난 며느리는 "내가 노친네 때문에 진짜 힘들어서 못살겠어! 안 들어오고 뭐해요!"라며 고함을 질렀다.

① 신체적 학대　② 정서적 학대
③ 경제적 학대　④ 성적 학대
⑤ 방임

> 해설 **노인 학대의 종류**는 신체적, 정서적, 성적, 경제적 학대, 방임, 자기 방임, 유기 등으로 구분할 수 있다.

12 물리적인 힘이나 도구를 이용하여 노인에게 신체적 손상, 고통, 장애 등을 유발시키는 노인 학대 유형은?

① 신체적 학대　② 정서적 학대
③ 경제적 학대　④ 성적 학대
⑤ 방임

> 해설 **노인 학대의 종류**는 신체적, 정서적, 성적, 경제적 학대, 방임, 자기 방임, 유기 등으로 구분할 수 있다.

13 비난, 모욕, 위협, 협박 등의 행위를 통하여 노인에게 정서적으로 고통을 주는 노인 학대 유형은?

① 신체적 학대　② 정서적 학대
③ 경제적 학대　④ 성적 학대
⑤ 방임

> 해설 **노인 학대의 종류**는 신체적, 정서적, 성적, 경제적 학대, 방임, 자기 방임, 유기 등으로 구분할 수 있다.

14 노인에게 성적 수치심 유발 행위 및 성희롱, 성추행을 강제적으로 행하는 경우 노인 학대 유형은?

① 신체적 학대　② 정서적 학대
③ 경제적 학대　④ 성적 학대
⑤ 방임

> 해설 **노인 학대의 종류**는 신체적, 정서적, 성적, 경제적 학대, 방임, 자기 방임, 유기 등으로 구분할 수 있다.

15 다음에서 설명하는 노인 학대 유형은?

> • 허락 없이 노인 명의의 계좌로부터 현금을 인출하여 사용한다.
> • 노동에 대한 대가를 정당하게 지급하지 않는다.
> • 노인 부양을 전제로 재산 상속을 약속받거나 재산을 증여받았으나 부양 의무를 이행하지 않는다.

① 신체적 학대　② 정서적 학대
③ 경제적 학대　④ 성적 학대
⑤ 방임

16 부양 의무자로서 책임이나 의무를 의도적 혹은 비의도적으로 거부, 불이행하거나 포기하여 노인에게 의식주 및 의료를 적절하게 제공하지 않는 노인 학대 유형은?

① 신체적 학대　　② 정서적 학대
③ 경제적 학대　　④ 자기 방임
⑤ 방임

17 노인 스스로 의식주 제공 및 의료 처치 등의 최소한의 자기 보호 관련 행위를 의도적으로 포기하거나 비의도적으로 관리하지 않아 심신이 위험한 상황 또는 사망에 이르게 되는 경우 노인 학대 유형은?

① 신체적 학대　　② 정서적 학대
③ 경제적 학대　　④ 자기 방임
⑤ 유기

18 다음에서 설명하는 노인 학대 유형은?

타박상과 감기 증세로 몸져 누워 있는 아픈 시어머니를 병원에 데려갈 생각은 않고 하루 종일 방 안에 방치하였다.

① 신체적 학대　　② 정서적 학대
③ 경제적 학대　　④ 성적 학대
⑤ 방임

19 다음에서 설명하는 노인 학대 유형은?

• 연락을 두절하거나 왕래를 하지 않는다.
• 시설이나 병원에 입소시키고 연락과 왕래를 두절한다.
• 낯선 장소에 버린다.

① 신체적 학대　　② 정서적 학대
③ 경제적 학대　　④ 성적 학대
⑤ 유기

4장
요양보호사의 인권보호와 자기계발

01 요양보호사의 건강검진, 취업상담 지원 및 대체인력을 지원해주는 곳은?

① 노인인권센터
② 노인정보센터
③ 노인일자리지원센터
④ 재가노인복지센터
⑤ 장기요양요원지원센터

> **해설** 장기요양요원지원센터: 장기요양요원의 권리를 보호하기위한 상담,교육,건강관리지원 등의 사업을 수행하기위하여 지방자치단체가 설치 운영하는 기관

02 근로자의 업무상 재해를 신속하고 공정하게 보상하며, 재해근로자의 복지를 증진하기 위한 목적으로 제정된 법률은?

① 국민건강보험법
② 국민연금법
③ 산업재해보상보험법
④ 노인장기요양보험법
⑤ 노인복지법

> **해설** 요양보호사도 업무상부상이나 질병상해가 발생하면 산업재해보상보험법에 따라 보상받을 수 있다.

03 요양보호사에게 업무상 부상이나 질병이 발생했을 때, 산업재해보상보험법의 보장내용으로 옳은 것은?

① 보험급여는 세금이 부과되지 않는다.
② 사업장이 부도, 폐업한 경우 지급받을 수 없다.
③ 요양급여는 양도, 압류 할 수 있다
④ 산업재해로 퇴직할 경우 보험급여는 중단된다.
⑤ 근무 중 본인의 실수로 인한 사고는 보상받을수 없다.

> **해설** 1.부도, 폐업과 관계없이 받을 수 있다.
> 2.요양급여는 양도, 압류 할 수 없다.
> 3.퇴직 여부와 상관없이 받을 수 있다.
> 4.근무중에 다친 것이 확인되면 받을 수 있다.

04 다음 중 요양보호사의 직업 윤리 원칙을 바르게 설명한 것은?

① 대상자보다 보호자의 결정을 존중한다.
② 대상자의 성별, 연령, 종교에 따라 차별 서비스한다.
③ 대상자의 개인 정보는 동료 요양보호사와 공유한다.
④ 지속적으로 지식과 기술을 습득한다.
⑤ 대상자에게 요양보호사의 권위를 강조한다.

> **해설**
> • 대상자의 자기 결정을 최대한 존중한다.
> • 대상자와 수직적 관계가 아닌 상호 대등한 관계이다.

05 다음 중 요양보호사의 윤리적 태도로 옳은 것은?

① 요양보호사의 판단만으로 서비스를 제공한다.
② 요양보호사의 종교를 대상자에게 선교하며 강요한다.
③ 업무와 관련하여 대상자의 가족, 시설장, 간호사와 협력한다.
④ 대상자와 친근감을 위해 반말 및 농담을 한다.
⑤ 대상자의 요구 시 별도의 서비스 계약을 한다.

> **해설**
> • 반드시 대상자의 의견을 묻고 서비스를 결정한다.
> • 요양보호사는 자신의 종교를 선교 목적으로 강요해서는 안 된다.

06 다음 중 요양보호사의 올바른 윤리적 태도는?

① 대상자에게 복지 용구 구매를 알선한다.
② 방문 시 대상자가 없으면 바로 귀가한다.
③ 사정이 어려운 대상자의 본인 부담금을 할인해 준다.
④ 추가 서비스를 요구할 때는 요양보호사가 임의대로 들어 준다.
⑤ 방문 일정 변경 시 사전에 대상자에게 양해를 구한다.

> **해설**
> • 복지 용구를 구매, 알선하는 행위를 삼간다.
> • 대상자와 개인적으로 별도의 서비스를 계약하지 않는다.

07 다음 중 요양보호사의 올바른 태도는?

① 사고 발생 시 대상자의 보호를 위해 비밀로 한다.
② 대상자 가족에게 돈을 빌리거나 팁을 받는 행위를 한다.
③ 동료 요양보호사의 근무를 임의로 대신해 준다.
④ 급할 경우 감독자에게 알리지 않고 근무지를 비운다.
⑤ 대상자의 권리를 지켜 주고 증진한다.

> **해설**
> • 사고 발생 시 즉시 시설장에게 보고한다.
> • 감독자에게 알리지 않고 근무지를 비우는 행위를 하지 않는다.

08 다음 중 요양보호사의 윤리적 태도를 바르게 설명한 것은?

① 요양 보호 서비스 제공 시 정해진 원칙과 절차에 따른다.
② 대상자의 상태는 중요한 것만 기록한다.
③ 서비스 방법이 확실하지 않을 때는 동료와 의논하여 해결한다.
④ 장기 요양 등급을 받을 수 있도록 유도한다.
⑤ 가족 문제인 노인 학대에 대하여 함구한다.

> **해설**
> • 서비스 방법 및 내용이 확실하지 않을 때는 도움을 청한다.
> • 학대받는다고 의심되는 경우 보고하거나 신고한다.

09 시설에서 대상자가 넘어져 부상을 입었을 때 먼저 해야 할 것으로 옳은 것은?

① 보호자에게 연락한다.
② 병원으로 이송한다.
③ 부축하여 침대로 옮겨 안정시킨다.
④ 시설장에게 보고한다.
⑤ 동료 요양보호사에게 연락한다.

> **해설** 사고 발생 시 즉시 시설장 또는 관리 책임자에게 보고한다.

10 대상자로부터 본인 부담금 면제를 요구 받은 경우 대처 방법은?

① 실제보다 서비스 이용 시간을 늘려 준다.
② 불법임을 설명하고 안 된다고 말한다.
③ 본인 부담금을 면제해 주는 다른 기관을 소개해 준다.
④ 장기 이용 조건으로 본인 부담금을 면제해 준다.
⑤ 형편이 어려우면 요양보호사가 대신 납부한다.

> **해설** 장기 요양 서비스 제공에 따른 본인 부담금을 할인하거나 추가로 부담하게 하는 행위를 해서는 안 된다.

11 요양보호사의 업무 시 법적, 윤리적 지켜야 할 행동으로 옳은 것은?

① 대상자의 본인 부담금을 할인해 준다.
② 대상자의 등급을 상향 조정 하도록 유도한다.
③ 대상자의 관련 기록을 임의로 수정한다.
④ 대상자의 가족과 금전적 거래를 하지 않는다.
⑤ 필요한 복지 용구를 대상자에게 알선해 준다.

> **해설**
> • 본인 부담금을 할인하거나 추가로 부담하게 하는 행위를 하지 않는다.
> • **복지 용구를 구매, 알선하는 행위를 삼간다.**

12 대상자의 보호자가 이미 사용한 기저귀를 건조시켜 재사용할 것을 요구할 때의 대처 방법은?

① 기저귀를 재사용하면 안 되는 이유를 설명하고 새 기저귀를 사용한다.
② 사용한 기저귀를 말려서 재사용한다.
③ 요구대로 재사용하되 비위생적이라고 설명한다.
④ 다른 가족의 의견도 확인하고 재사용한다.
⑤ 요양보호사가 사비로 기저귀를 구매하여 사용한다.

> **해설** 무해성의 원칙에 어긋난 행위이므로 재사용할 수 없음을 보호자에게 설명하고 기저귀를 새것으로 갈아 준다.

13 목욕 서비스를 제공하던 중 대상자가 요양보호사의 엉덩이를 만질 때 대처 방법은?

① 화를 내고 항의한다.
② 혼자만 알고 참고 견딘다.
③ 대상자에게 보상을 요구한다.
④ 단호히 거부하는 의사를 밝힌다.
⑤ 대상자의 행동을 이해하고 가볍게 넘긴다.

14 요양보호사에게 나타나는 근골격계 질환에 대한 위험으로 옳지 않은 것은?

① 반복적으로 같은 동작을 하는 경우
② 안정된 자세로 작업한 경우
③ 갑자기 무리한 힘을 주게 되는 경우
④ 피곤하고 지친 상태에서 작업하는 경우
⑤ 근무 시간 중 자주 대상자를 들어 옮겨야 하는 경우

15 어깨 통증이 발생한 경우 스트레칭 방법으로 옳은 것은?

① 양측에 손등을 맞대고 미는 동작을 유지한다.
② 손을 앞으로 향하게 하고 팔을 전방으로 쭉 편 다음 부드럽게 잡아당긴다.
③ 손끝이 바닥을 향하게 하고 팔을 전방으로 쭉 편 다음 부드럽게 잡아당긴다.
④ 등 뒤쪽에서 양팔로 수건 양끝을 잡고 지그시 잡아당겨서 유지한다.
⑤ 바로 누워서 무릎을 굽힌 상태에서 엉덩이를 든다.

16 수근관 증후군의 증상에 대한 설명으로 옳은 것은?

① 손의 감각 저하, 저린 감각, 통증, 근력 약화가 특징이다.
② 손을 털게 되면 저림과 통증이 더 심해진다.
③ 통증은 밤에 완화되고, 낮에는 심해진다.
④ 손등을 맞대고 미는 동작을 1분정도 유지할 때 저린 증상이 완화된다.
⑤ 가운데 손가락의 운동 기능 장애가 심하다.

17 요양보호사가 물건을 들어 올릴 때, 신체 손상을 예방하기 위한 자세로 옳은 것은?

① 무릎을 굽히고 지지면을 넓힌다.
② 다리를 모으고 들어 올린다.
③ 허리를 구부려 들어 올린다.
④ 순간적인 힘을 이용하여 들어 올린다.
⑤ 물건에서 멀리 서서 들어 올린다.

18 요양보호사가 양손으로 물건을 들어 올릴 때, 신체손상을 예방하기 위한 자세로 옳은 것은?

①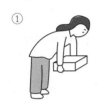

②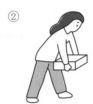

③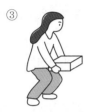

④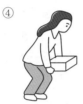

⑤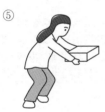

> **해설**
> 1. 다리를 벌려 지지면을 넓히고 허리를 펴고 무릎굽혀 몸의 무게중심을 낮춘다.
> 2. **물체는 최대한 몸 가까이 위치하도록 하여 들어 올린다.**
> 3. **허리가 아닌 다리를 펴서 들어 올린다.**

19 요양보호사가 안전하게 스트레칭 하는 방법으로 옳은 것은?

① 상하좌우 균형 있게 교대로 한다.

② 동작을 빠르게 반복해서 실시한다.

③ 통증이 느껴질 정도의 강도로 한다.

④ 스트레칭 된 자세로 30초 이상 유지한다.

⑤ 같은 동작을 2~3회 반복한다.

> **해설**
> • 천천히 안정되게 통증이 느껴지지 않는 범위에서 스트레칭 한다.
> • 스트레칭 된 자세로 10~15초 정도 유지하고 5~10회 반복하는 것이 좋다.

20 요양보호사가 업무 도중 손목을 무리하게 사용하여 통증과 부종이 생길 경우 초기 대처 방법으로 옳은 것은?

① 손목을 회전 운동 한다.

② 온찜질을 한다.

③ 냉찜질을 한다.

④ 손상 부위를 심장보다 낮게 해 준다.

⑤ 손목 관절을 움직여 운동한다.

> **해설**
> • 초기 치료에는 냉찜질이 좋다.
> • 손상 부위를 휴식하며 심장보다 높게 해 준다.

21 결핵이 의심되는 대상자를 돌볼 때 감염을 예방하기 위한 방법으로 옳은 것은?

① 마스크와 장갑을 착용한다.

② 미리 결핵약을 복용한다.

③ 침구류를 그늘에 말린다.

④ 요양 보호 업무를 중단한다.

⑤ 식사량을 줄인다.

> **해설** 결핵이 의심되는 대상자를 돌볼 때는 보호장구(마스크와 장갑)를 착용 후 돌본다.

22 결핵이 의심되는 대상자와 접촉했을 때 대처 방법으로 옳은 것은?

① 119에 신고한다.
② 소독 가운을 입는다.
③ 사용한 휴지를 땅에 묻는다.
④ 요양 보호 업무를 중단한다.
⑤ 병원 검진을 받아 감염 여부를 확인한다.

> **해설** 결핵이 의심되는 대상자와 접촉했을 때는 병원 또는 보건소를 방문하여 결핵 감염에 대한 검사를 받는다.

23 대상자가 옴에 감염되었을 때 치료 및 예방으로 옳은 것은?

① 피부가 건조해서 생기므로 목욕을 자주 하지 않는 것이 좋다.
② 통증이 심하므로 진통제를 먹도록 한다.
③ 치료하지 않아도 시간이 지나면 낫는다.
④ 옴벌레에 감염된 사람은 다른 사람이나 침구, 옷 등과 접촉을 금한다.
⑤ 내의 및 침구류는 세탁하여 햇볕에 말린다.

> **해설**
> • 옴 걸린 대상자와 직접 또는 간접 접촉으로 전파되며 가려움증이 있다.
> • 내의 및 침구류를 뜨거운 물로 10~20분간 세탁한 후 건조하고, 3일 이상 사용하지 않는다.

24 요양 보호 서비스 제공 시 감염을 예방하기 위한 방법으로 옳은 것은?

① 장염에 감염된 경우 손을 잘 씻고 음식 조리를 한다.
② 독감이 유행하기 시작하면 예방 접종을 한다.
③ 옴벌레에 감염된 경우 대상자만 치료를 받는다.
④ 인플루엔자에 걸린 요양보호사는 업무를 1주일 정도 쉰다.
⑤ 결핵균에 감염된 대상자는 서비스를 중단한다.

> **해설**
> • 장염에 감염된 경우 2~3일간 업무를 중단하고 증상 회복 후에도 2~3일간 음식을 조리하지 않는다.
> • 독감이 유행하기 전에 10~12월 사이에 예방 접종을 한다.

25 노로바이러스 장염에 대한 설명으로 옳은 것은?

① 감염력이 약하여 잘 전파되지 않는다.
② 감염된 경우 증상이 심한 경우에만 2~3일간 요양 보호 업무를 중단한다.
③ 요양보호사는 증상이 회복되면 음식 조리를 할 수 있다.
④ 개인위생을 철저히 한다.
⑤ 육류만 익혀서 먹으면 된다.

> **해설**
> • 노로바이러스는 감염력이 강하고 장염을 일으킨다.
> • 어패류 등은 반드시 익혀서 먹는다.

MEMO

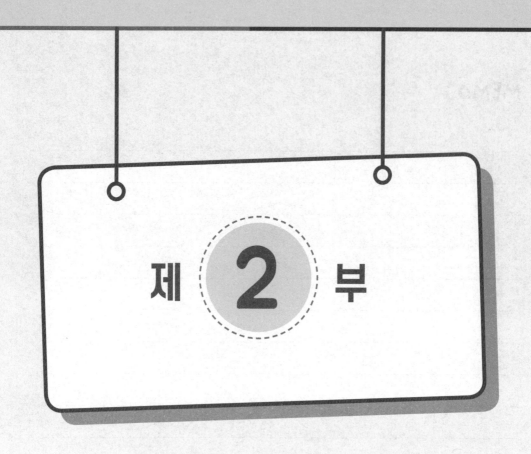

제 **2** 부

노화와 건강 증진

표준교재 핵심정리

5장. 노화에 따른 변화와 질환

6장. 치매, 뇌졸중, 파킨슨 질환

7장. 노인의 건강 증진 및 질병 예방

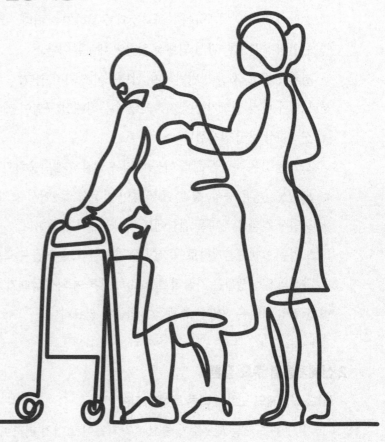

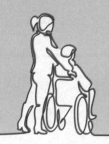

제 2 부
노화와 건강증진 핵심정리

5장. 노화에 따른 변화와 노인성 질환의 특성

1. 노화에 따른 변화와 노인성 질환의 특성

① 다른 질병을 동반하기 쉽다.

② 증상이 없거나 애매하여 노화과정과 구분하기 어렵다.

③ 원인이 불분명한 만성 퇴행성 질환이 대부분이다.

④ 경과가 길고, 재발이 빈번하며, 합병증이 생기기 쉽다.

⑤ 노인에 따라 신장기능이 저하되어 수분전해질 균형이 깨지기 쉽고 의식장애, 심장수축이상, 신경이상 등이 발생한다.

⑥ 노인은 젊은 사람들 보다 약물에 더욱 민감하게 반응하므로 약물중독에 빠질 수 있다.

⑦ 노인성질병은 증상, 경과, 예후 등이 비전형적이어서 초기진단이 어렵다.

⑧ 노인성 질환은 가벼운 질환에도 의식장애가 발생한다.

⑨ 노인은 혈액순환저하로 욕창이 잘 발생한다. 골격근 수축력 감소로 관절이 쉽게 뻣뻣해진다.

⑩ 자신의 일상생활은 가급적 스스로 하게 하여 와상상태가 되지 않도록 도와야 한다.

⑪ 노인성 질환은 다양한 총체적이 접근이 필요하다.

2 신체계통별 주요 질환

(1) 소화기계의 노화에 따른 특성과 질환

① 맛을 느끼는 세포수가 줄고 후각기능이 떨어져 미각이 둔화된다.

② 짠맛과 단맛이 둔해지고 쓴맛을 잘 느끼게 된다.

③ 타액과 위액분비저하로 소화 능력이 저하된다.

④ 소화능력의 저하로 가스차고, 변비, 설사, 구토 등이 생긴다.

⑤ 지방흡수력이 떨어지고 당뇨병에 걸리기 쉽다.

　　㉠ **위염** : 급성위염은 갑자기 발생하는 위 점막의 염증이고 급성위염이 완치되지 못하고 방치되거나 재발하는 경우 만성위염으로 진행된다.

　　㉡ **위궤양** : 위벽의 점막뿐만 아니라 근육층까지 손상된 위장병이다.

　　㉢ **위암** : 조기위암은 암세포가 점막 또는 점막하층에만 퍼져 있는 상태이고 진행성 암은 점막하층을 지나 근육 위로 뚫고 나온 상태 이다.

　　㉣ **위천공** : 위에 구멍이 생기는 것으로 외과적 응급수술이 필요함.

　　㉤ **대장암** : 대장암이란 맹장, 결장과 직장에 생기는 악성종양으로 대장의 가장 안쪽 표면인 점막에 발생한다.

　　※ 저 잔여식이 : 섬유소가 적어 빨리 소화되고 흡수되어 장에는 별로 남지 않는 음식물.

　　㉥ **설사** : 설사란 변속에 수분량이 증가하여 물같은 대변을 보는 상태로 배변량뿐 아니라 배변 횟수가 증가한 것을 말한다.

　　㉦ **변비** : 변을 보는 횟수가 일주일에 2~3회 이하인 경우, 변을 볼 때 힘이 들고 변이 심하게 딱딱한 경우, 변을 보는데 시간이 많이 걸리는 경우, 잔변감이 3개월 이상 지속되는 경우를 말한다.

　　※ 변비 예방 : 규칙적인 식사, 충분한 수분 섭취, 고 섬유식이, 규칙적인 배변습관, 적당한 운동 및 복부마사지

(2) 노화에 따른 호흡기계 특성과 질환

① 콧속의 점막의 건조로 공기를 효과적으로 흡입하지 못한다.

② 폐활량 감소로 숨이 차다.

③ 기침반사가 저하되어 기관지 내 분비물이 증가되어 호흡기계 감염이 쉽게 발생한다.

ⓐ **독감(인플루엔자)** : 인플루엔자 바이러스에 의한 감염병으로 겨울철에 유행하여 고열과 함께 기침 등 호흡기 증상을 일으키는 질환이다.

ⓑ **만성기관지염** : 기관지의 만성적 염증으로 기도가 좁아져서 숨쉬기 힘든 질환이다.

ⓒ **폐렴** : 세균, 바이러스, 곰팡이 화학물질에 의해 폐조직에 염증이 생겨 기관지가 두껍게 되고 섬유화 되어 폐로 산소를 흡수하는 능력이 감소하는 질환이다.

ⓓ **흡인성 폐렴** : 음식물이나 이물질이 기도 내로 넘어가 기관지나 폐에 생기는 염증

ⓔ **천식** : 천식은 기도의 만성 염증성 질환으로 기관지벽의 부종과 기도협착, 여러 가지 자극에 대해 기도가 과민반응을 보이는 상태를 말한다.

※ 천식이 있는 대상자는 미세먼지 황사 등이 심하면 바깥활동을 줄이고 외출할 때는 마스크를 착용해야 한다.

ⓕ **폐결핵** : 결핵균이 폐에 들어가 염증을 일으키는 질환이다. 초기에는 무증상이다가 기침, 흉통이 있고 오후에 고열이 있다가 늦은 밤에 식은땀과 함께 열이 내리는 증상이 반복된다.

※ **폐결핵 치료를 위한 약물 복용** : 처방된 기간에 충실하게 약을 복용하는 것이 결핵완치의 유일한 방법이다. 불규칙적으로 먹거나 임의로 중단하지 않는다.

※ **결핵감염 예방을 위한 기침예절**

- 기침이나 재채기를 할 때는 입을 휴지나 손수건으로 가리고 없을 경우에는 소매로 가린다.
- 사용한 휴지는 즉시 버리고 흐르는 물에 비누를 이용하여 손을 씻는다.
- 호흡기 감염증이 있는 사람은 마스크를 착용한다.
- 일회용 마스크는 젖으면 바로 교환하고 재활용 하지 않는다.
- 결핵 감염대상자와 접촉한 요양보호사는 2주~1개월 이후 반드시 흉부 X-ray로 감염여부 확인한다.
- 결핵전파가 우려되는 대상자를 돌볼 때는 보호장구(마스크, 장갑 등)를 착용해야 한다.

(3) 노화에 따른 심혈관계 특성과 질환

① **심혈관계** : 혈액, 심장, 혈관으로 구성된다.

② 혈액 순환에 의해 산소와 영양분을 각조직과 세포로 운반하고 노폐물을 몸 밖으로 내보내는 작용을 한다.

③ 나이가 들면 심장근육이 두꺼워져 탄력성이 떨어진다.

④ 심박출량과 심박동수가 감소한다.

⑤ 말초혈관으로부터 심장으로 혈액 순환이 감소한다.

⑥ 기립성저혈압이 발생한다.

⑦ 정맥 약화로 하지부종과 정맥류, 항문에 치질 생긴다.

　　㉠ **고혈압** : 고혈압이란 성인의 혈압이 140/90mmHg 이상인 경우를 말한다. 가장 이상적인 혈압은 120/80mmHg 이다.

　　　※ 고혈압예방 : 체중관리, 짠 음식 덜먹기, 규칙적인 생활, 적절한 운동, 절주, 금연

　　㉡ **동맥경화증** : 동맥혈관의 안쪽 벽에 지방이 축척되어 혈관내부가 좁아지거나 막혀 혈액의 흐름에 장애가 생기고 혈관 벽이 굳어지면서 발생된다.

　　　※동맥경화증 건강관리 : 금연, 고혈압관리, 당뇨병조절, 저염식이, 저지방식이, 규칙적인 운동

　　㉢ **심부전** : 심장의 수축력이 저하되어 신체조직에 필요한 만큼의 충분한 혈액을 내보내지 못하는 상태

　　㉣ **빈혈** : 적혈구나 헤모글로빈이 부족하여 혈액이 몸에서 필요한 만큼의 산소를 공급하지 못하는 상태를 말함. 노인에게는 철분이 부족하여 생기는 빈혈이 흔하다.

　　　※**빈혈에 좋은 음식** : 굴, 달걀노른자, 붉은 살코기, 콩류, 시금치

(4) 노화에 따른 근골격계 특성과 질환

① 키가 줄어든다.

② 뼈의 질량 감소로 골절이 되기 쉽다.

③ 근 긴장도와 근육량 감소로 운동능력이 감소된다.

④ 관절운동이 제한된다.

　㉠ **퇴행성관절염** : 뼈를 보호해주는 뼈의 끝부분의 연골이 닳아서 없어지거나 관절에 염증성 변화가 생긴 상태이다.

　㉡ **골다공증** : 뼈세포가 상실되고 골밀도가 낮아져 골절이 발생하기 쉬운 상태이다.

　㉢ **고관절 골절** : 강한 외부의 힘이 작용해서 고관절 뼈가 부러 지는 것이다. 골다공증 있는 노인이 낙상하면 발생한다.

(5) 노화에 따른 비뇨 · 생식기계 특성과 질환

① **여성노인** : 여성호르몬 감소, 성적욕구는 유지, 유방 위축, 질의 수축과 분비물 저하로 질염 발생 증가, 빈뇨증, 요실금, 야뇨증이 생긴다.

② **남성노인** : 음경이 발기되는데 시간이 오래 걸린다. 전립선 비대증이 나타난다.

　㉠ **요실금** : 자신의 의지와 상관없이 소변이 밖으로 흘러나오는 증상

　　※ 요실금관리 : 골반근육강화 운동한다.

　㉡ **전립선비대증** : 남성에게만 있는 방광 바로 아래에 위치한 전립선이 커져서 요도를 압박하는 것이다.

　　※ **도뇨** : 방광 속 소변을 요도를 통해 도뇨관을 삽입하여 배출시키는 것

(6) 노화에 따른 피부계 특성과 질환

① 피하지방의 감소로 기온에 민감해진다.

② 피부가 건조하고 주름이 생긴다.

③ 손톱이나 발톱이 딱딱하고 두꺼워지며 잘 부서진다.

④ 검버섯, 노인성 반점, 머리탈색, 피부소양증이 생긴다.

　㉠ **욕창** : 병상에 오래 누워있는 대상자의 후두부, 등, 허리, 어깨, 팔꿈치, 발꿈치 등 바닥면과 접촉되는 피부가 혈액을 공급받지 못해서 괴사되는 상태

　㉡ **피부건조증** : 피부의 외층이 건조해지며 거칠어지는 현상

　　※ **피부건조증 예방** : 가습기 사용, 수분 섭취, 자주 목욕하지 말 것, 순한 비누 사용, 목욕 후 보습제 사용

ⓒ **대상포진** : 수두를 일으키는 바이러스에 의해 피부와 신경에 염증이 생기는 질환이다.

ⓔ **옴** : 진드기가 정상체온의 피부 표면에서 1분에 2.5cm씩 이동하면서 굴을 뚫어 그 속에 서식하며 피부병을 유발하는 질환이다.

ⓜ **머릿니** : 머릿니가 물어 흡혈하므로 출혈과 가려움증이 있다.

(7) 노화에 따른 감각기계 특성과 질환

① 시각변화 : 눈물 양이 감소, 공막에 갈색점이 생김, 각막반사 저하, 수정체 황화현상

   ⓐ **녹내장** : 안압(눈의 압력)의 상승으로 시신경이 손상되어 시력이 점차 약해지는 질환이다.

   ⓑ **백내장** : 수정체가 혼탁해져서 빛이 들어가지 못하여 시력정애가 발생하는 질환으로 눈동자에 하얗게 백태가 껴서 뿌옇게 보이거나 잘 안 보이게 된다.

② 청각변화 : 음 전달 능력 감소, 소리의 감수성, 말의 이해, 평행유지에 어려움이 생김, 노인성 난청이 나타난다.

   ⓐ **노인성 난청** : 노화에 따른 고막, 내이의 퇴행성 변화에 의한 청력감소를 말한다.

③ 미각변화 : 미뢰의 개수와 기능이 감소, 신맛과 쓴맛을 감지하는 기능은 올라가고, 단맛과 짠맛을 감지하는 기능은 떨어진다.

④ 촉각변화 : 통증을 호소하는 강도는 증가하지만 통증에 대한 민감성은 감소되어 둔감한 반응을 보인다.

(8) 노화에 따른 내분비계 특성과 질환

① 당대사 및 갑상선호르몬, 에스트로겐 분비가 감소한다.

② 공복 시 혈당이 증가한다.

   ⓐ **당뇨병** : 혈중 포도당 수치를 조절하는 인슐린이 분비 되지 않거나, 부족한 경우 혈중 포도당수치가 올라가서 소변에 당이 섞여 나오는 질환이다.

(9) 노화에 따른 심리 · 정신계의 특성과 질환

① 우울경향 증가, 내향성 및 수동성 증가, 조심성 증가, 경직성 증가, 생의 대한 회고 시간 증가, 친근한 사물에 대한 애착심 증가, 의존성의 증가

㉠ **우울증** : 노인에게 흔히 발생하지만 스스로 자각하기 어렵고 우울증이 심한 경우 자살 위험이 증가한다.

　　㉡ **섬망** : 의식장애로 인해 주의력 저하뿐만 아니라 감정, 정서, 사고, 언어 등 인지기능 전반에 장애와 정신병적 증상이 나타난다. 급격하게 발생하고 증상의 기복이 심한 것이 특징이다.

② **노인증후군**

　　질병의 다발성과 다약제 복용이 질병-질병 상호작용, 질병 - 약물 상호작용, 약물 - 약물 상호작용을 통해 다양한 의학적 문제를 일으키는데, 그 근본에는 경제 사회 심리적요인들이 기폭제가 되며 그 결과 기능저하와 노인증후군이 발생한다.

6장. 치매, 뇌졸중, 파킨슨 질환

1. 노화에 따른 신경계 특성과 질환

① **신경계** : 신체기능을 조절하고 정보를 처리한다.

② **신경계의 변화** : 신경세포의 기능저하, 감각의 둔화, 정서조절 불안정, 단기기억 감퇴, 장기기억 유지

(1) **치매** : 정상적이던 사람이 나이가 들어가면서 뇌에 발생한 여러 가지 질환으로 인하여 인지기능(기억, 인식, 추리, 판단, 시간, 장소, 사람을 인식하는 능력)을 상실하여 일상생활을 수행할 수 없게 되는 상태

① 관련요인

　　㉠ **노인성치매인 알츠하이머병** : 뇌에 베타 아밀로이드 단백이 침착하여 생긴 노인성 신경반과 타우단백질이 결합한 신경섬유다발로 불리는 비정상 물질이 뇌에 축적되어 세포의 기능을 마비시킴으로써 발생

　　㉡ **혈관성 치매** : 뇌혈관이 터지거나 막혀 산소와 영양분의 공급이 차단되어 뇌세포가 손상되면서 생김

ⓒ **대뇌병변** : 우울증, 약물 및 알코올중독, 갑상선기능저하증 등의 대사성질환, 비타민 B_{12} 또는 엽산결핍 등의 질환, 정상압 뇌 수두증, 경막하혈종, 뇌염 등으로 인해 생김

(2) **뇌졸중** : 흔히 중풍이라고 함. 뇌에 혈액을 공급하는 혈관이 막히거나(뇌경색) 터져서(뇌출혈) 뇌 손상이 오고 그에 따른 신체장애가 나타나는 뇌혈관 질환

※ 반신마비(손상된 뇌의 반대쪽에), 반신감각장애(손상된 뇌의 반대쪽에), 언어장애, 두통 및 구토, 의식장애, 삼킴장애, 시력장애, 치매, **운동 실조증**(소뇌에 뇌졸중 이 발생하였을 때 나타남. 술 취한 사람처럼 비틀거리고 한쪽으로 자꾸 쓰러지려 하고, 물건을 잡으려 할 때 정확하게 잡지 못한다.)이 뇌졸중의 손상정도에 따라 다양하게 발생된다.

(3) **파킨슨질환** : 중추신경계에 서서히 진행되는 퇴행성 변화로 원인은 불명확하나 신경전달물질인 도파민을 만들어내는 신경세포가 파괴되는 질환

① 운동증상으로 떨림(진전), 행동느려짐, 경직, 자세불균형

② 비운동증상으로 신경정신증상(우울, 불안, 피로, 환각, 망상 등), 수면이상, 자율신경계 증상, 감각 이상, 인지기능 장애(기억력장애), 변비, 피로 등이 나타난다.

7장. 노인의 건강증진 및 질병예방

1. 영양

① 적절한 칼로리 섭취로 이상적인 체중유지

② 식사는 규칙적으로 한다. 1일 단백질 필요량은 1kg당 1g이다.

③ 칼슘과 비타민D를 섭취한다.

④ 매일 채소, 과일과 함께 곡류, 고기, 생선, 달걀, 콩류, 우유, 유제품을 균형있게 먹자.

⑤ 물을 충분히 마시자.

⑥ 염분을 줄인다. 동물성지방 섭취를 줄인다. 무기질과 비타민을 섭취한다.

2. 운동

① 규칙적으로 적절한 운동을 한다.

② 적어도 10분 이상 준비 운동을 하여 유연성을 높이고, 근육 손상을 방지한다.

③ 운동의 강도 기간 빈도를 서서히 증가시킨다.

3. 수면

① 수면 중에 자주 깬다.

② 수면 량이 줄어든다.

③ 잠들기까지 시간이 오래 걸린다.

④ 낮 시간 동안 졸림증이 많아진다.

4. 노인의 성생활

① 노인이 되어서도 성적관심이 있고 행동을 한다.

② 여성노인은 성교 시 불편감과 통증이 증가한다.

③ 남성노인은 성적 자극에 반응이 지연된다.

④ 당뇨병 노인은 발기부전을 경험할 수 있다.

⑤ 자궁적출술, 유방절제술, 전립선절제술 성기능 변화되지 않는다.

⑥ 관절염대상자의 통증은 성적활동에 방해가 된다.

5. 약물사용

① 노인은 약물의 흡수, 대사, 배설기능이 젊은 사람에 비해 현저히 떨어지므로 잘못된 약물 복용은 노인에게 더욱 위험하다.

② 복용하던 약물을 의처방없이 중단하지 않는다.

③ 약을 술과 함께 먹지 않는다.

6. 금연과 절주

① 담배와 담배연기에는 중독을 일으키는 니코틴 포함한 60여종의 발암물질과 4,000여종의 유해한 물질이 포함되어 있다.

② 담배를 끊는 즉시 혈압이 정상으로 돌아오고 2-3주 후에는 폐기능이 좋아진다.

③ 암 예방을 위해서는 한두 잔의 술도 피한다.

④ 적정음주량은 남자는 하루 3잔 미만, 여자는 하루 2잔 미만이다(세계보건기구).

7. 예방접종

	50 ~ 59세	60 ~ 64세	65세 이상
독감	매년 1회		
파상풍 - 디프테이라(-백일해)	10년마다 1회		
폐렴구균	위험군만 1 ~ 2회		건강상태에 따라 1 ~ 2회
대상포진	위험군만 1회	1회	

※ 최초 1회 접종시에만 파상풍 – 디프테리아 – 백일해로 접종

8. 온열질환 및 한랭질환

① 폭염 시 부득이 외출할 때는 헐렁한 옷차림에 챙이 넓은 모자와 물을 휴대한다(열사, 열탈진, 열경련 주의).

② 한랭 시 부득이 외출 시에는 내복을 입고 얇은 옷을 겹쳐 입는다.

③ 장갑, 목도리, 모자, 마스크를 착용한다.

④ 덧신, 기모있는 부츠, 방한화를 착용한다.

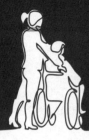

제 2 부
노화와 건강 증진

01 다음 중 노인성 질환의 특성에 대한 설명으로 옳은 것은?

① 단독으로 발생한다.
② 정상적인 노화 과정과 구분이 어렵다.
③ 원인이 명확한 급성 질환이 대부분이다.
④ 빠르게 회복된다.
⑤ 의식 장애는 거의 발생하지 않는다.

> **해설** 노인성 질환의 특성
> • 단독으로 발생하는 경우가 드물고 경과가 길고 재발이 빈번하다.
> • 가벼운 질환이라도 의식 장애를 일으키기 쉽다.

02 다음 중 노인성 질환의 특성에 대한 설명으로 옳은 것은?

① 원인이 명확하다.
② 약물 부작용이 적다.
③ 약물 치료가 빠르다.
④ 경과가 길고 재발이 빈번하다.
⑤ 증세가 뚜렷하여 진단이 쉽다.

> **해설** 노인성 질환의 특성
> • 원인이 불명확한 만성 질환이 대부분이다.
> • 약물에 민감하게 반응하고 쉽게 중독된다.
> • 증세가 애매하여 노화 과정과 구분하기 어렵다.

03 다음 중 노인성 질환의 특성에 대한 설명으로 옳은 것은?

① 가벼운 질환에도 의식 장애를 일으키기 쉽다.
② 약물 부작용이 적다.
③ 원인이 명확한 만성 퇴행성 질병이다.
④ 다른 질병을 동반하지 않는다.
⑤ 관절의 수축력 증가로 관절 운동이 용이하다.

> **해설**
> • 다른 질병을 동반하기 쉽다.
> • 관절의 수축력 감소로 관절이 쉽게 뻣뻣해진다.

04 노인이 약물 중독이 쉽게 발생되는 이유로 옳은 것은?

① 간의 대사 능력 증가
② 심장의 수축력 증가
③ 위장의 위산 분비 증가
④ 신장의 배설 능력 감소
⑤ 지방량의 감소

> **해설** 신장의 소변 농축 능력과 배설 능력이 저하되어 중독 상태에 빠질 수 있다.

05 다음은 위에 대한 설명으로 옳은 것은?

① 소화 효소를 분비하여 음식물을 잘게 부
순다.

② 수분을 흡수한다.

③ 장내 세균들이 음식물을 분해한다.

④ 십이지장과 회장 사이에 있다.

⑤ 기다란 원통 모양의 장기이다.

> **해설** 주머니 모양으로 생긴 위는 음식물을 잘게 부
> 수어 적당한 속도로 소장으로 내려 보낸다.

06 다음 중 소화된 음식물의 수분을 흡수하는 소화기계의 기관은?

① 위   ② 소장

③ 대장   ④ 십이지장

⑤ 식도

> **해설** 대장은 소화된 음식물의 수분을 흡수하여 변
> 이 굳게 만드는 역할을 한다.

07 노화에 따른 소화기계 특성은?

① 타액과 위액 분비 증가

② 후각과 미각 기능 증가

③ 간의 대사 능력 저하

④ 지방 흡수력 증가

⑤ 직장 벽의 탄력성 증가

> **해설**
> • 타액과 위액 분비가 감소하고 후각과 미각 기능
> 이 둔감해진다.
> • 지방 흡수력이 감소된다.

08 식사 후 위가 무겁고 부푼 듯한 팽만감이 있거나 배가 고프기 시작할 때 명치 부위의 심한 통증을 호소하는 소화기계 질환은?

① 위궤양   ② 위염

③ 변비   ④ 위암

⑤ 대장암

> **해설** 위염은 명치끝의 통증, 트림, 구토 증상이 있다.

09 다음 중 위염에 대한 설명으로 옳은 것은?

① 위 점막의 천공을 의미한다.

② 하루 정도 금식한 후 차가운 음식을 준다.

③ 과식 등 무절제하고 자극적인 음식물 섭
취가 원인이다.

④ 제산제는 위염 증상 완화에 도움 되지 않
으니 금한다.

⑤ 최대한 수시로 고섬유 식이를 먹는다.

> **해설**
> • 하루 정도 금식하고 난 후 미음 등의 유동식을 섭
> 취한 후 된죽을 먹는다.
> • 처방된 제산제, 진정제를 사용한다.

10 새벽 1~2시에 발생하는 속쓰림과 상복부 불편감이 있고 심한 경우 위출혈, 위천공, 위협착이 발생하는 질환은?

① 위궤양   ② 위염

③ 변비   ④ 위암

⑤ 대장암

> **해설** 위궤양은 위벽의 점막뿐만 아니라 근육층까지
> 손상이 있는 질환이다.

11 소화기계 질병 중 소화기벽의 점막뿐만 아니라 근육층까지 손상된 질환은?

① 위궤양 ② 위염
③ 변비   ④ 위암
⑤ 대장암

해설 위궤양은 위벽의 점막뿐만 아니라 근육층까지 손상이 있는 질환이다.

12 질병이 서서히 진행되어 증상이 잘 나타나지 않으며 체중 감소와 소화 불량, 오심, 구토, 출혈과 복부의 종양 덩어리가 나타나는 질환은?

① 위궤양 ② 위염
③ 변비   ④ 위암
⑤ 대장암

해설 위암의 원인
염장 식품의 섭취/위축성 위염, 악성 빈혈 등의 병력/위암의 가족력/흡연

13 다음 중 위암에 대한 설명으로 옳은 것은?

① 위암은 가족력과 관련 없다.
② 남성보다 여성에서 50대 이후에 잘 발생한다.
③ 위암은 비교적 빠르게 진행되어 증상이 빠르게 나타난다.
④ 치료 후 5년간은 재발 여부를 확인하기 위하여 정기검진을 받는다.
⑤ 위암 치료로 수술은 선택되지 않는다.

해설
• 가족력과 관련 있고 남성에서 50대 이후에 잘 발생한다.
• 서서히 진행되어 증상이 잘 나타나지 않는다.

14 다음 중 위암 환자가 섭취하는 음식물로 옳은 것은?

① 태운 음식   ② 채소와 과일
③ 매운 음식   ④ 염장 식품
⑤ 훈연한 음식

해설 위암 환자는 맵고 짠 음식, 탄 음식, 훈연한 음식 등을 피한다.

15 장 습관의 변화와 설사, 변비, 혈변 증상이 나타나는 질환은?

① 위궤양 ② 위염
③ 변비   ④ 위암
⑤ 대장암

해설 대장암은 맹장. 결장, 직장에 생기는 악성 종양이다. 대장의 가장 안쪽 표면인 점막에 발생한다.

16 다음 중 대장암의 원인으로 옳은 것은?

① 대장 용종의 과거력과 관련 없다.
② 위암의 가족력이 대장암의 원인이 된다.
③ 장기간의 궤양성 대장염과 관련 없다.
④ 알코올은 대장암에 영향을 미치지 않는다.
⑤ 고지방 식이, 저섬유 식이, 저잔여 식이 섭취가 원인이 된다.

④ 저잔여 식이 섭취

⑤ 변비로 부적절하게 하제 복용

> **해설** 설사의 원인
>
> 장의 감염/신경성 자극/장 내용물에 의한 자극 /장벽의 병변/소화 기능의 저하/변비 시 부적절한 하제 복용

> **해설** 대장암의 원인
>
> 대장 용종의 과거력/대장암의 가족력/장기간의 궤양/매일 알코올 섭취/고지방 식이/고칼로리·저섬유소 식이/저잔여 식이 섭취

17 다음 중 대장암 환자의 식이 요법으로 옳은 것은?

① 간식으로 튀김류를 자주 먹는다.
② 흰죽으로 야식을 먹는다.
③ 통곡식, 생채소, 생과일을 충분히 먹는다.
④ 육류는 훈연하여 섭취한다.
⑤ 차가운 아이스크림으로 식욕을 돋운다.

> **해설**
> • 잦은 간식과 늦은 식사, 동물성 식품의 섭취를 줄인다.
> • 가공식품, 인스턴트식품, 훈연 식품, 자극을 주는 찬 음식을 피한다.

18 섬유소가 적어서 빨리 소화되고 흡수되어 장에 별로 남지 않는 음식물 말하는 것은?

① 섬유질 식이
② 저잔여 식이
③ 유동 식이
④ 저지방 식이
⑤ 식물성 식이

> **해설** 저잔여 식이란 섬유소가 적어 빨리 소화되고 흡수되어 장에는 별로 남지 않는 음식물을 말한다.

19 설사 발생의 주요 원인으로 옳은 것은?

① 장의 감염과는 관련 없다.
② 식사 섭취량 감소
③ 염장 식품의 섭취

20 설사의 치료 및 예방으로 옳은 것은?

① 지사제를 복용한다.
② 고섬유 식이를 한다.
③ 안정하고 몸을 따뜻하게 한다.
④ 음식물과 수분 섭취를 줄인다.
⑤ 고지방 식이를 먹는다.

> **해설**
> • 장운동을 증가시키는 음식, 고지방 식이는 피한다.
> • 음식 섭취량은 줄이되 물은 충분히 마셔 탈수를 예방한다.

21 변비 발생의 주요 원인으로 옳은 것은?

① 복부 근육의 긴장도 증가
② 식사량 증가
③ 섬유질 음식 섭취 증가
④ 수분 섭취량 증가
⑤ 하제 남용으로 배변 반사 저하

> **해설** 변비 원인
>
> 위, 대장 반사 감소 및 약화에 따른 장운동 저하/운동량 감소/지나친 저잔여 식이 섭취/복부 근육의 힘 약화/식사 섭취량 감소/수분과 섬유질 섭취의 감소/하제 남용

22 대변을 보고 나서도 시원하지 않고 계속 묵직한 증상이 남아 있는 것을 무엇이라 하는가?

① 잔뇨감   ② 잔변감

③ 배변 반사   ④ 분변 매복

⑤ 불편감

해설 잔변감이란 배변 후에도 대장에 변이 남아 있는 듯한 느낌을 말한다.

23 변비의 치료 및 예방으로 옳은 것은?

① 변비약을 주기적으로 복용한다.

② 관장을 한다.

③ 우유 섭취를 제한한다.

④ 복부 마사지를 한다.

⑤ 변의가 생기면 참았다가 배변한다.

해설 변비 예방

규칙적인 식사, 충분한 수분 섭취, 고섬유 식이, 규칙적인 배변 습관, 적당한 운동 및 복부 마사지

24 변비 대상자를 돕는 방법으로 옳은 것은?

① 식물성 식이 섬유를 섭취한다.

② 신체 활동을 줄인다.

③ 수분 섭취를 줄인다.

④ 음식 섭취를 줄인다.

⑤ 관장을 시킨다.

해설 23번 해설 참조

25 요양 보호 활동 중 대상자에게 이상 증상이 나타났을 때 올바른 대처 방법은?

① 대상자의 질병명을 예측하여 말한다.

② 대상자의 이상 상태 발견 시 가족과 상의하여 의료 기관을 방문한다.

③ 대상자에게 수술과 약물 치료가 필요함을 설명한다.

④ 시설장에게는 보고하지 않는다.

⑤ 요양보호사가 판단하여 약을 복용하도록 한다.

해설 요양보호사가 대상자의 질병명을 예측하여 말하거나 수술과 약물 치료가 필요하다는 말을 하면 안 된다.

26 다음 중 노화에 따른 호흡기계 특성은?

① 콧속의 점막에 수분 함유량 증가

② 기관지 내 분비물 증가

③ 호흡 근육 근력 증가

④ 폐활량 증가

⑤ 호흡기계 감염 감소

해설

• 콧속의 점막의 건조로 공기를 효과적으로 흡입하지 못한다.

• 폐활량 감소로 숨이 차다.

• 기침 반사가 저하되어 기관지 내 분비물이 증가하면 호흡기계 감염이 쉽게 발생한다.

27 기관지의 만성적 염증으로 기도가 좁아져 숨쉬기 힘든 호흡기계 질환은?

① 폐렴   ② 천식

③ 폐결핵   ④ 만성 기관지염

⑤ 폐암

해설 만성 기관지염은 기관지의 만성적 염증으로 기도가 좁아져서 숨쉬기 힘든 질환이다.

28 다음 중 노화에 따른 호흡기계 특성으로 옳은 것은?

① 폐포의 탄력성 증가
② 기침 반사 증가
③ 호흡 근육의 위축과 근력 약화
④ 폐순환량 증가
⑤ 기관지 내 분비물 감소

> **해설**
> • 폐포의 탄력성이 저하되고 기침 반사가 줄어든다.
> • 기관지 내 분비물이 증가한다.

29 만성 기관지염으로 기도가 좁아져 숨쉬기 힘든 대상자의 치료 및 예방으로 옳은 것은?

① 심호흡과 기침을 하도록 한다.
② 찬 공기에 노출한다.
③ 차가운 음식을 섭취한다.
④ 흡연하도록 한다.
⑤ 뜨거운 음식을 섭취한다.

> **해설**
> • 갑작스런 온도 변화, 차가운 기후, 습기가 많은 기후에 노출을 피한다.
> • 금연을 한다.

30 음식물이나 이물질이 기도 내로 넘어가 기관지나 폐에 염증이 생기는 호흡기계 질환은?

① 세균성 폐렴   ② 흡인성 폐렴
③ 바이러스성 폐렴   ④ 기관지염
⑤ 천식

> **해설** 흡인성 폐렴이란 음식물이나 이물질이 기도 내로 넘어가 기관지나 폐에 생기는 염증을 말한다.

31 폐렴의 치료 및 예방으로 옳은 것은?

① 기침을 자제하도록 한다.
② 수분 섭취를 제한한다.
③ 폐렴 구균 예방 접종을 한다.
④ 항생제는 사용하지 않는다.
⑤ 사람이 많은 장소에 자주 방문한다.

> **해설**
> • 산소 공급, 기침 및 심호흡으로 혈액의 산소 농도를 적절하게 유지한다.
> • 영양과 수분을 충분히 섭취하고 항생제 치료한다.

32 기도의 만성 염증성 질환으로 기관지 벽의 부종과 기도 협착, 여러 가지 자극에 기도가 과민 반응을 보이는 호흡기계 질환은?

① 폐렴   ② 폐결핵
③ 폐암   ④ 만성 기관지염
⑤ 천식

> **해설** 천식은 기도의 만성 염증성 질환으로 기관지 벽의 부종과 기도 협착, 여러 가지 자극에 대해 기도가 과민 반응을 보이는 상태를 말한다.

33 천식 발생의 관련 요인으로 옳은 것은?

① 갑작스러운 찬 공기 노출
② 영양 부족
③ 규칙적인 실내 환기
④ 충분한 수면
⑤ 독감 예방 접종

> **해설** 천식은 갑작스런 온도나 습도의 차이, 특히 차고 건조한 공기에 갑자기 노출 되는 것, 기후 변화와 관련 있다.

34 다음 중 천식의 증상으로 옳은 것은?

① 고열

② 두통 및 근육통

③ 피로감, 식욕 부진

④ 호기성 천명음

⑤ 화농성 객담

> **해설** 천식의 증상
>
> 기침, 숨을 내쉴 때 쌕쌕거리는 호흡음, 호흡 곤란/
> 점액 분비량 증가/가슴이 답답한 느낌이나 불쾌감/
> 기도 경련/알레르기성 비염

35 폐결핵 발병 관련 요인으로 옳은 것은?

① 결핵균의 호흡기 감염

② 영양 상태 과잉

③ 면역력 증가

④ 건강 상태와 관련 없음

⑤ 스테로이드 같은 면역 억제제와는 관련 없다.

> **해설** 폐결핵의 원인
>
> • 결핵균의 호흡기 감염
> • 알코올 또는 약물 중독
> • 영양 부족으로 인한 면역력 저하
> • 당뇨병 악성 종양, 만성 신부전증 등과 같은 만성 질병 악화
> • 스테로이드 같은 면역 억제제 사용

36 다음의 증상이 나타나는 질환은?

> • 초기에는 대부분 무증상이다
> • 오후에 고열이 있다가 늦은 밤에 식은땀과 함께 열이 내린다.
> • 피로감, 식욕 부진, 체중 감소

① 폐렴

② 만성 기관지염

③ 폐결핵

④ 폐암

⑤ 천식

> **해설** 폐결핵은 결핵균이 폐에 들어가 염증을 일으키는 질환이다. 초기에는 무 증상이다가 기침, 흉통이 있고 오후에 고열이 있다가 늦은 밤에 식은땀과 함께 열이 내리는 증상이 반복된다.

37 폐결핵의 치료 및 예방으로 옳은 것은?

① 결핵약은 본인이 편한 시간에 복용하면 된다.

② 주기적인 객담 검사는 필요 없다.

③ 결핵약은 부작용이 없다.

④ 결핵은 다른 사람에게 감염되는 경우가 드물다.

⑤ 가족 및 돌봄자도 감염 예방 및 조기 진단해야 한다.

> **해설**
>
> • 처방된 기간에 규칙적으로 충실하게 약을 복용해야 한다.
> • 결핵약 투여로 인한 위장 장애, 홍조, 피부 발진, 가려움증, 발열 같은 부작용을 관찰한다.

38 다음 중 폐결핵에 대한 설명으로 옳은 것은?

① 처방된 기간에 규칙적으로 충실하게 약을 복용해야 한다.

② 결핵 전파가 우려되는 대상자를 돌볼 때는 장갑만 착용하면 된다.

③ 결핵은 증상이 초기에 빠르게 나타난다.

④ 호흡 곤란 증상이 있으면 상체를 내려 준다.

⑤ 결핵 감염 대상자와 접촉한 경우 즉시 X-ray검진을 한다.

해설
- 결핵 전파가 우려되는 대상자를 돌볼 때는 마스크와 장갑을 착용해야 한다.
- 결핵 감염 대상자와 접촉한 요양보호사와 가족은 2주~1개월 이후 반드시 X - ray검진을 한다.

39 다음 중 노화에 따른 심혈관계 특성은?

① 심박출량 증가
② 심장의 정맥 귀환 증가
③ 말초 혈관으로부터 심장으로 혈액 순환 감소
④ 심장의 탄력성 증가
⑤ 혈압 조절 능력 증가

해설
- 심박출량이 감소하고 심장의 정맥 귀환이 감소한다.
- 혈압이 상승한다.

40 다음 중 노화에 따른 심혈관계 특성으로 옳은 것은?

① 심장의 근육량이 감소한다.
② 기립성 저혈압이 발생한다.
③ 혈액 순환이 증가한다.
④ 정맥에 탄력성 증가
⑤ 말초 혈관의 저항이 감소한다.

해설
- 심장의 근육량이 증가한다.
- 말초 혈관의 저항이 증가한다.

41 뒷머리가 뻐근하게 아프고 어지럽거나 흐리게 보이며 이른 아침에 두통 증상이 나타나는 심혈관계 질환은?

① 동맥 경화증
② 빈혈
③ 뇌졸중
④ 고혈압
⑤ 심부전

해설 고혈압은 어떤 이유로 혈관이 좁아지거나 심장이 한 번에 내보내는 혈액의 양이 늘어나면 혈압이 높아지게 된다.

42 가장 이상적인 혈압은?

① 100/60mmHg
② 110/70mmHg
③ 120/80mmHg
④ 130/90mmHg
⑤ 140/90mmHg

해설 가장 이상적인 혈압은 120/80mmHg이다.

43 일반적으로 성인의 고혈압의 기준은?

① 100/60mmHg 이상
② 110/70mmHg 이상
③ 120/80mmHg 이상
④ 130/90mmHg 이상
⑤ 140/90mmHg 이상

해설 고혈압이란 성인의 혈압이 140/90mmHg 이상인 경우를 말한다.

44 고혈압의 치료 및 예방으로 옳은 것은?

① 혈압약은 꾸준히 복용하여 합병증을 예방한다.

② 혈압 측정은 필요 없다.

③ 고염 식이를 섭취한다.

④ 고지방 식이를 섭취한다.

⑤ 체중을 늘린다.

> **해설**
> • 혈압을 규칙적으로 측정하여 변화를 주의 깊게 확인한다.
> • 저염 식이, 저지방 식이를 섭취하고 체중을 조절한다.

45 다음 중 고혈압 대상자의 약물 요법으로 옳은 것은?

① 대상자의 상태에 따라 임의로 용량을 증감한다.

② 투약 후에도 고혈압이 지속되면 의사와 상의하여 약을 바꾼다.

③ 증상이 있을 때에만 약을 복용한다.

④ 혈압이 조절되면 약 복용을 중단한다.

⑤ 장기간 복용하면 몸이 약해지므로 장기간 투여하지 않는다.

> **해설**
> • 마음대로 용량을 증감하거나 중단하면 안 된다.
> • 의사의 처방이 있으면 계속 약을 복용한다.

46 고혈압 환자가 피해야 할 음식은?

① 섬유질 식이

② 저염 식이

③ 고지방 식이

④ 저콜레스테롤 식이

⑤ 식물성 식품

> **해설** 고혈압 환자는 저염·저지방 식이를 한다.

47 동맥 혈관 안쪽 벽에 지방이 축적되어 혈관내부가 좁아지거나 막혀 혈액의 흐름에 장애가 생기는 심혈관계 질환은?

① 동맥 경화증　　② 빈혈

③ 뇌졸중　　　　④ 고혈압

⑤ 심부전

> **해설** 동맥 경화증으로 협심증, 심근경색 등 관상 동맥 질환이 발생할 수 있다.

48 동맥 경화증의 주요 증상으로 옳지 않은 것은?

① 흉통, 압박감, 조이는 듯한 느낌

② 손발의 통증, 냉증 및 저림

③ 하지 정맥류

④ 두통, 현기증, 기억력 저하

⑤ 불면증

> **해설** 콜레스테롤이나 지방 섭취의 과다로 가슴이 조이는 듯한 느낌, 머리가 무겁고 아프거나 뒷골이 당기며 현기증, 기억력 저하, 불면증 등이 나타난다.

49 동맥 경화증 관련 요인으로 옳은 것은?

① 섬유질 음식 섭취

② 규칙적인 운동

③ 저지방 식이 섭취

④ 가족적 소인 없음

⑤ 고지혈증, 당뇨병, 고혈압

> **해설** 동맥 경화증의 치료 및 예방
> • 당뇨병을 조절하고 고혈압을 관리한다.
> • 저염 식이와 저지방 식이를 한다.
> • 금연하고 규칙적으로 운동한다.

50 심장에 수축력이 저하되어 신체 조직에 필요한 만큼의 충분한 혈액을 내보내지 못해서 호흡 곤란, 피로 등이 나타나는 질환은?

① 동맥 경화증　　　② 고지혈증
③ 뇌졸중　　　　　④ 고혈압
⑤ 심부전

> **해설** 관련 요인으로는 관상 동맥 질환, 고혈압, 심장병이나 신장병이 있다.

51 다음의 증상과 관련이 깊은 질환은?

> • 신체가 적절한 산소와 영양분을 공급받지 못하여 피로, 호흡 곤란을 느끼게 된다.
> • 운동 시 심한 호흡 곤란, 의존성 부종이 나타난다.

① 동맥 경화증　　　② 고지혈증
③ 뇌졸중　　　　　④ 고혈압
⑤ 심부전

> **해설** 심부전이란 심장의 수축력이 저하되어 신체 조직의 대사 요구에 필요한 혈액을 충분히 내보내지 못하는 상태를 말한다.

52 심장에 수축력이 저하되어 저산소증이 오는 심부전의 증상으로 옳은 것은?

① 언어 장애　　　② 복통
③ 객혈　　　　　④ 의식 혼돈
⑤ 손발 저림

> **해설** 심부전의 증상 : 호흡 곤란, 현기증, 의식 혼돈, 식욕 상실, 지속적인 기침과 객담 배출, 의존성 부종

53 심부전의 치료 및 예방으로 옳지 않은 것은?

① 수분 섭취를 제한한다.
② 고혈압과 고지혈증을 치료한다.
③ 저염 식이와 저지방 식이를 섭취한다.
④ 금연한다.
⑤ 독감이나 폐렴 예방과는 관련 없다.

> **해설** 독감이나 폐렴을 예방한다.

54 만성심부전증 대상자에게 식사를 제공할 때 올바른 식이 요법은?

① 인 섭취 증가
② 칼륨 섭취 증가
③ 나트륨 섭취 증가
④ 다량의 수분 섭취
⑤ 충분한 칼로리 섭취

> **해설** 과식은 심장에 부담을 주므로 소량씩 나누어서 충분한 칼로리를 섭취하도록 한다.

55 적혈구나 헤모글로빈이 부족하여 혈액이 몸에서 필요한 만큼의 산소를 공급하지 못하는 상태를 나타내는 질환은?

① 동맥 경화증　　　② 빈혈
③ 뇌졸중　　　　　④ 고혈압
⑤ 심부전

> **해설** 빈혈이란 적혈구나 헤모글로빈이 부족하여 혈액이 몸에서 필요한 만큼의 산소를 공급하지 못하는 상태를 말한다.

56 다음 중 노인에게 흔히 나타나는 빈혈의 원인은?

① 철분 부족　　② 칼슘 부족
③ 탄수화물 부족　④ 단백질 부족
⑤ 지방 부족

57 빈혈에 대한 설명으로 옳지 않은 것은?

① 빈혈의 증상에는 어지러움, 피부 창백, 집중력 장애가 있다.
② 처방받은 철분 제제와 비타민 C를 복용한다.
③ 출혈의 문제가 있다면 빨리 의사와 상의하여 해결한다.
④ 식사 시 철분 섭취를 늘린다.
⑤ 노인에게는 재생 불량성 빈혈이 흔히 나타난다.

58 대상자가 호흡 곤란, 가슴 주변의 통증을 호소하는 경우 의심되는 질환은?

① 고혈압　　② 협심증
③ 뇌졸중　　④ 욕창
⑤ 천식

59 관상 동맥이 동맥 경화로 좁아져 심장에 산소가 공급되지 못하였을 때 나타나는 증상은?

① 복통　　② 흉통
③ 두통　　④ 요통
⑤ 신경통

60 고혈압이나 동맥 경화증이 있는 대상자는 평소 처방약을 잘 복용하고 질병 발생을 잘 관찰해야 하는데, 주의 깊게 관찰해야 할 질병으로 옳은 것은?

① 심부전　　② 빈혈
③ 뇌졸중　　④ 욕창
⑤ 천식

61 다음에서 설명하는 질환으로 옳은 것은?

- 연골이 닳아서 없어지거나 관절에 염증성 변화가 생긴 상태이다.
- 운동하면 악화되고 안정하면 호전된다.
- 아침에 일어나면 관절이 뻣뻣해진다.
- 관절 변형이 나타난다.

① 골다공증　　② 골연화증
③ 고관절 골절　④ 퇴행성 관절염
⑤ 추간판 탈출증

62 다음 중 노화에 따른 근골격계 특성으로 옳은 것은?

① 근긴장도와 근육량이 증가한다.
② 뼈의 질량이 감소한다.
③ 관절 운동이 증가한다.
④ 어깨가 넓어지고 골반이 작아진다.
⑤ 엉덩이와 허리에 피하 지방이 감소한다.

> **해설** 근골계의 노화
> • 뼈의 질량 감소로 골절이 되기 쉽다.
> • 관절 운동이 제한된다.
> • 어깨가 좁아지고 골반은 커진다
> • 엉덩이와 허리에 피하 지방이 증가한다.

63 퇴행성 관절염의 치료 및 예방으로 옳은 것은?

① 체중을 줄인다.
② 계단 오르내리기 운동을 한다.
③ 무거운 것 들기 운동을 한다.
④ 등산이나 장거리 걷기 운동을 한다.
⑤ 관절에 부담을 최대한 유지한다.

> **해설** 관절에 부담을 주지 않는 규칙적인 운동(수영, 걷기, 체조 등)을 한다.

64 다음 중 퇴행성 관절염이 있는 대상자에게 적절한 운동은?

① 줄넘기   ② 등산
③ 수영   ④ 계단 오르내리기
⑤ 달리기

> **해설** 퇴행성 관절염이 있는 대상자 운동 : 관절에 부담을 주지 않는 규칙적인 운동(수영, 걷기, 체조 등)을 한다.

65 뼈세포가 상실되고 골밀도가 낮아져 골절이 발생하기 쉬운 상태를 나타내는 근골격계 질환은?

① 퇴행성 관절염
② 골다공증
③ 고관절 골절
④ 추간판 탈출증
⑤ 류마티스 관절염

> **해설** 골다공증의 원인
> • 중년기 이후 여성, 폐경, 여성 호르몬 결핍
> • 골격이 약하고 저체중, 운동부족, 갑상선 및 부갑상선 질환
> • 흡연, 음주, 카페인의 다량 섭취
> • 유전적 요소 등

66 다음 중 골다공증에 미치는 요인으로 옳은 것은?

① 뼈세포의 증가로 골밀도가 높아진다.
② 술, 카페인이 많이 든 음료를 섭취한다.
③ 근육과 뼈에 힘을 주는 체중 부하 운동은 피한다.
④ 햇볕에 노출을 피하도록 한다.
⑤ 골절이 잘 일어나므로 낙상과 안전사고에 유의하여야 한다.

> **해설**
> • 세포가 상실되어 골밀도가 낮아진다.
> • 매일 햇볕을 쬐며 체중 부하 운동을 한다.

67 다음 중 골다공증이 있는 대상자에게 칼슘 흡수를 도우며 자외선을 통해 피부에 합성되는 비타민은?

① 비타민 A   ② 비타민 B
③ 비타민 C   ④ 비타민 D
⑤ 비타민 E

> **해설** 비타민 D는 칼슘 흡수에 도움을 주므로 비타민 D 부족을 예방해야 한다.

68 다음 중 골다공증 있는 대상자에게 적절한 운동은?

① 줄넘기   ② 자전거 타기
③ 수영   ④ 요가 운동
⑤ 걷기

> **해설** 노인에게 좋은 체중 부하 운동 : 산책, 걷기, 가벼운 조깅

69 노인 대상자가 낙상에 의해 서혜부와 대퇴부에 통증이 있고 움직임에 제한을 보인다면 의심되는 근골격계 질환은?

① 퇴행성 관절염   ② 류마티스 관절염
③ 고관절 골절   ④ 추간판 탈출증
⑤ 척추관 협착증

> **해설** 고관절 골절의 증상 : 서혜부와 대퇴부의 통증/움직임의 제한/뼈가 부러지는 소리

70 다음 중 고관절 골절의 원인이 되는 근골격계 질환은?

① 퇴행성 관절염   ② 류마티스 관절염

③ 추간판 탈출증   ④ 척추관 협착증
⑤ 골다공증

> **해설** 노인의 골절은 주로 골다공증을 기반으로 한 낙상에 의해 발생한다.

71 다음 중 노인에게 고관절 골절을 일으키는 주요 요인은?

① 보조기 사용   ② 낙상
③ 비만   ④ 통증
⑤ 운동

> **해설** 노인의 골절은 주로 골다공증을 기반으로 한 낙상에 의해 발생한다.

72 고관절 골절의 예방으로 옳은 것은?

① 보조기구 사용법을 잘 설명한다.
② 집안의 조명을 어둡게 한다.
③ 굽이 높은 신발을 신는다.
④ 욕실에서는 맨발로 다닌다.
⑤ 골다공증의 진단과 치료와는 관련 없다.

> **해설**
> • 욕실에서는 미끄러짐을 예방해야 한다.
> • 골다공증을 진단받고 적절한 치료를 해야 한다.

73 다음 중 노화에 따른 비뇨·생식기계의 특성으로 옳은 것은?

① 성 호르몬 분비가 증가한다.
② 성적 욕구가 감소한다.
③ 여성 노인에서는 질의 수축 및 분비물 저하로 질염이 발생하기 쉽다.

④ 남성 노인에서는 전립선이 위축되어 요도 관련 증상이 나타난다.

⑤ 방광의 저장 능력이 증가한다.

해설
- 성 호르몬 분비가 감소한다(성적 욕구가 감소되는 것은 아니다).
- 남성 노인은 음경이 발기되는 데 시간이 오래 걸리고, 전립선 비대증이 나타난다.

74 여성 노인의 생식기 변화로 옳은 것은?

① 성 호르몬 증가
② 성적 욕구 감소
③ 질 분비물 저하
④ 방광의 저장 능력 증가
⑤ 골반 근육 조절 능력 증가

해설 여성 노인은 여성 호르몬 감소, 성적 욕구는 유지, 유방 위축, 질의 수축과 분비물 저하로 질염 발생 증가, 빈뇨증, 요실금, 야뇨증이 생긴다.

75 자신의 의지와 소변이 밖으로 흘러나오는 증상을 보인다면 의심되는 질환은?

① 요실금
② 요도염
③ 방광염
④ 신장염
⑤ 야뇨증

해설 요실금은 자신의 의지와 상관없이 소변이 밖으로 흘러나오는 증상이다.

76 대상자가 기침, 웃음, 재채기, 달리기 등 복부 내 압력 증가로 인해 소변이 나오는 증상이 나타나는 요실금은?

① 절박성 요실금
② 복압성 요실금
③ 역류성 요실금
④ 혼합성 요실금
⑤ 긴장성 요실금

해설 요실금에는 복압성 요실금, 절박성 요실금, 역류성 요실금이 있다.

77 대상자가 소변이 보고 싶다고 느끼자마자 바로 소변이 나오는 증상이 나타나는 요실금은?

① 절박성 요실금
② 복압성 요실금
③ 역류성 요실금
④ 혼합성 요실금
⑤ 긴장성 요실금

해설 요실금에는 복압성 요실금, 절박성 요실금, 역류성 요실금이 있다.

78 대상자가 소변 배출이 원활하지 않아 소변이 가득찬 방광에서 소변이 조금씩 넘쳐 계속적으로 흘러나오는 증상으로 나타나는 요실금은?

① 절박성 요실금
② 복압성 요실금
③ 역류성 요실금
④ 혼합성 요실금
⑤ 긴장성 요실금

해설 요실금에는 복압성 요실금, 절박성 요실금, 역류성 요실금이 있다.

79 요실금의 치료 및 예방으로 옳은 것은?

① 체중을 늘린다.
② 수분 섭취를 제한한다.
③ 섬유소가 적은 음식을 먹는다.

④ 소변을 장시간 참았다가 보도록 한다.

⑤ 골반 근육 강화 운동을 한다.

> **해설**
> • 체중을 조절한다.
> • 하루 2~3L의 수분 섭취로 방광의 기능을 유지한다.
> • 섬유소가 풍부한 채소와 과일 섭취로 변비를 예방한다.

80 요실금이 있는 대상자를 돕는 방법으로 옳은 것은?

① 골반 근육 조절 능력을 약화시킨다.

② 도뇨관을 삽입한다.

③ 피부 자극, 욕창 예방에 신경 쓴다.

④ 변비와 요실금과는 관련이 없다.

⑤ 과일과 야채 섭취는 도움이 안 된다.

> **해설**
> • 골반 근육 조절 능력을 강화시킨다(골반 근육 강화 운동을 한다).
> • 기저귀나 도뇨관 삽입은 최대한 자제한다.

81 대상자가 소변이 조금씩 새어 나온다고 말할 때 의심할 수 있는 것은?

① 장운동 저하   ② 기억력 감퇴

③ 골반 근육 강화   ④ 요도 기능 강화

⑤ 방광 저장 능력 감소

> **해설** 요실금 관련 요인
> 방광의 저장 능력 감소/골반 근육 조절 능력을 약화/요도 기능 약화/각종 약물 복용으로 인한 부작용 남성은 전립선 비대증/여성은 요로 감염 및 복압 상승이 관련됨/변비

82 전립선이 커져서 요도를 압박하여 배뇨 후 잔뇨감이 있고 소변 줄기가 가늘어지며 힘을 주어야 소변이 나오는 질환은?

① 요실금   ② 요도염

③ 방광염   ④ 신장염

⑤ 전립선 비대증

> **해설** 전립선 비대증은 남성에게만 있는 기관인 방광 바로 아래에 위치한 전립선이 커져서 요도를 압박하는 것이다.

83 다음 중 전립선 비대 증상으로 옳은 것은?

① 요도가 넓어져 소변을 자주 본다.

② 소변 줄기가 굵다.

③ 배뇨 후 잔뇨감이 없다.

④ 소변이 마려울 때 참기 힘들다.

⑤ 소변을 보는 횟수가 줄어든다.

> **해설**
> • 요도가 좁아져서 소변이 가늘어지며 잔뇨감이 있다.
> • 소변이 힘을 주어야 나오며 빈뇨, 긴박뇨, 야뇨 증상이 있다.

84 전립선 비대증의 치료 및 예방으로 옳은 것은?

① 체중을 늘린다.

② 맥주를 많이 마신다.

③ 도뇨관을 사용하여 정기적으로 소변을 빼준다.

④ 소변을 장시간 참았다가 보도록 한다.

⑤ 심하면 약물 치료를 한다.

해설
- 음주는 전립선 비대증을 악화시키므로 금주한다.
- 적정 체중을 유지한다. 심하면 전립선 절제 수술을 받는다.

85 노화에 따른 피부계의 특성으로 옳은 것은?

① 피하 지방의 감소로 기온에 민감해진다.
② 표피가 두꺼워진다.
③ 발톱과 손톱이 얇아진다.
④ 머리카락이 굵어진다.
⑤ 각질층에 수분 함량이 증가한다.

해설
- 표피가 얇아지고 손톱과 발톱이 두꺼워진다.
- 머리카락이 가늘어지고 탈색된다.

86 노화에 따른 피부계의 특성을 설명한 것으로 옳은 것은?

① 상처 회복이 잘된다.
② 피하 지방의 증가로 주름살이 생긴다.
③ 표피가 두꺼워진다.
④ 노인성 반점은 노화와 관련 없다.
⑤ 발톱과 손톱이 견고하고 두꺼워진다.

해설
- 상처 회복이 지연되고 궤양이 생기기 쉽다.
- 노인성 반점이 생긴다.

87 병상에 오랫동안 누워 있는 대상자의 피부가 바닥면에 접촉되어 혈액을 공급받지 못해서 피부가 괴사되는 질환은?

① 피부 건조증   ② 욕창

③ 대상포진   ④ 접촉성 피부염
⑤ 피부 소양증

해설
욕창이란 병상에 오래 누워 있는 대상자의 후두부, 등, 허리, 어깨, 팔꿈치, 발꿈치 등 바닥면과 접촉되는 피부가 혈액을 공급받지 못해서 괴사되는 상태이다.

88 욕창 발생의 주요 원인으로 옳은 것은?

① 충분한 영양 섭취
② 1~2 시간마다 체위 변경
③ 요실금과 변실금
④ 주름 없는 침대 시트
⑤ 젖은 침대 시트는 바로 교체함

해설 욕창 발생 원인
장기간의 와상 상태/체위 변경의 어려움/특정 부위의 지속적인 압력/부적절한 영양/요실금 및 변실금/부적절한 체위 변경

89 욕창 발생의 가능성이 가장 높은 경우는?

① 스스로 체위 변경이 가능한 대상자
② 요의, 변의가 있는 대상자
③ 피하 지방이 많은 대상자
④ 장기간 와상으로 영양 부족이 있는 대상자
⑤ 변비가 있는 대상자

해설 88번 해설 참조

90 욕창의 2단계 증상으로 옳은 것은?

① 피부가 분홍색 혹은 푸른색이다.
② 피부가 벗겨지고 물집이 생긴다.

③ 피부를 누르면 색깔이 일시적으로 없어져 하얗게 보인다.
④ 피부에 열감이 있다.
⑤ 뼈와 근육까지 괴사가 진행된다.

해설 욕창은 욕창1단계, 욕창2단계, 욕창3단계 욕창4단계로 진행된다.

91 깊은 욕창이 생기고 괴사 조직이 발생하는 욕창의 단계는?

① 욕창1단계 ② 욕창2단계
③ 욕창3단계 ④ 욕창4단계
⑤ 욕창5단계

해설 욕창은 욕창1단계, 욕창2단계, 욕창3단계 욕창4단계로 진행된다.

92 뼈와 근육까지 괴사 조직이 진행하는 욕창의 단계는?

① 욕창1단계 ② 욕창2단계
③ 욕창3단계 ④ 욕창4단계
⑤ 욕창5단계

해설 욕창은 욕창1단계, 욕창2단계, 욕창3단계 욕창4단계로 진행된다.

93 다음 중 욕창 초기 대처법으로 옳은 것은?

① 약간 미지근한 물수건으로 찜질해 준다.
② 젖은 수건으로 물기를 닦아 준다.
③ 피부를 주무르며 마사지한다.
④ 뜨거운 바람으로 건조시킨다.
⑤ 햇볕은 피한다.

해설
- 미지근한 물로 씻기고 미지근한 바람으로 건조시킨다.
- 30분 정도 햇볕을 쪼인다.

94 다음 중 욕창이 있는 대상자를 돕는 방법으로 옳은 것은?

① 대상자가 체위 변경을 원하지 않으면 하지 않는다.
② 욕창 예방을 위해 도넛 모양의 베개를 사용한다.
③ 단추가 달린 바지를 입힌다.
④ 몸에 꽉 끼는 옷을 입힌다.
⑤ 젖은 침대 시트는 바로 교환한다.

해설
- 2시간 마다 체위 변경을 한다.
- 단추가 달린 바지와 몸에 꽉 끼는 옷은 피한다.

95 다음 중 욕창을 예방하는 방법으로 옳은 것은?

① 뜨거운 물주머니를 대 준다.
② 1~2 시간마다 체위 변경을 한다.
③ 특정 부위에 압력이 가도록 눕힌다.
④ 피부 접히는 부위에 파우더를 사용한다.
⑤ 무릎 사이에 베개는 대 주지 않는다.

해설
- 뜨거운 물주머니는 피부에 화상을 입힐 수 있으므로 조심한다.
- 파우더는 화학 물질이 피부를 자극하거나 땀구멍을 막으므로 사용을 금해야 한다.

정답
91 ③ 92 ④ 93 ① 94 ⑤ 95 ②

96 욕창이 있는 대상자에게 도넛 모양의 베개를 사용하지 않는 이유는?

① 압박받는 부위에 혈액 순환이 저하된다.
② 압박받는 부위의 피부가 건조해진다.
③ 압박받는 부위의 피부가 습해진다.
④ 압박받는 부위의 피부를 마찰시킨다.
⑤ 체위 변경이 어렵다.

해설 도넛 모양의 베개는 압박받는 부위에 혈액 순환을 저해할 수 있으므로 사용을 삼간다.

97 욕창의 치료 및 예방을 위해 우선적으로 공급해야하는 영양소는?

① 칼슘   ② 단백질
③ 지방   ④ 비타민
⑤ 탄수화물

해설 욕창의 치료 및 예방을 위해 단백질 등의 영양분을 충분히 공급한다.

98 다음에서 설명하는 질환으로 옳은 것은?

- 수두를 일으키는 바이러스에 의하여 피부와 신경에 염증이 생기는 질환
- 피부 저림이나 작열감을 포함한 발진
- 피부 점막에 있는 감각 신경 말단 부위의 수포, 통증, 작열감, 가려움

① 피부 건조증   ② 욕창
③ 대상포진   ④ 접촉성 피부염
⑤ 피부 알레르기

해설 대상포진은 수두를 일으키는 바이러스에 의해 피부와 신경에 염증이 생기는 질환이다.

99 노화에 따라 피부 외층이 건조해지고 거칠어지는 피부 질환은?

① 피부 건조증   ② 욕창
③ 대상포진   ④ 접촉성 피부염
⑤ 피부 알레르기

해설 피부 건조증이란 피부의 외층이 건조해지며 거칠어지는 현상을 말한다.

100 다음 중 노인 대상자의 피부 건조를 예방하는 방법으로 옳은 것은?

① 뜨거운 물로 통 목욕을 한다.
② 매일 목욕한다.
③ 알코올이 함유된 피부 보습제를 사용한다.
④ 실내 온도는 서늘하고 건조하게 유지시킨다.
⑤ 목욕 후 물기를 문지르지 않고 두드려 말린다.

해설 피부 건조증 예방
가습기 사용, 수분 섭취, 자주 목욕하지 말 것, 순한 비누 사용, 목욕 후 보습제 사용

101 진드기에서 나오는 분비물이 알레르기 반응을 유발하여 밤에 가려움증이 심하고 사람에서 사람으로 직접 감염되는 질환은?

① 피부 건조증   ② 옴
③ 대상포진   ④ 접촉성 피부염
⑤ 수두

해설 옴은 옴벌레라는 작은 진드기가 피부 속에 기생하여 발생하는 병이다.

102 대상포진에 대한 설명으로 옳은 것은?

① 1~2주면 통증이 없어진다.
② 병소가 퍼지지 않도록 긁지 않는다.
③ 가려움증이 없는 수포가 발생한다.
④ 과거에 풍진을 앓은 사람에게 발생한다.
⑤ 세균성 피부 질환이다.

> **해설**
> • 발생 후 신경통은 수개월에서 1년 이상 지속된다.
> • 바이러스성 피부 질환이며 가려움증이 있으며 발진이 일어난다.
> • 과거에 수두를 앓은 사람에게 주로 발생한다.

103 다음 중 옴에 대한 설명으로 옳은 것은?

① 의류 및 침구류를 삶거나 소독한다.
② 옴은 피부 깊은 곳에 굴을 만든다.
③ 알레르기 질환이다.
④ 사람에서 사람에게로 직접 전염되지 않는다.
⑤ 낮에 가려움증이 심해진다.

> **해설**
> • 옴은 피부 표면에 굴을 만든다.
> • 감염성 피부 질환이며 특히 밤에 가려움증이 심하다.
> • 감염된 사람, 침구, 옷에 접촉하면 직접 감염된다.

104 노화에 따른 신경계의 특성으로 옳은 것은?

① 신경 세포의 기능이 증가한다.
② 감각이 예민해진다.
③ 정서 조절이 안정된다.
④ 단기 기억이 감퇴된다.
⑤ 균형을 유지 하는 능력이 증가한다.

> **해설**
> • 신경 세포의 기능이 저하되어 감각이 둔화해진다.
> • 균형을 유지 하는 능력이 감소되며 정서 조절이 불안정해진다.

105 노화에 따른 신경계의 특성을 바르게 설명한 것은?

① 근육의 긴장과 자극 반응성 저하로 신체 활동이 증가한다.
② 감각이 둔화된다.
③ 자세가 뒤로 쳐져 있다.
④ 장기 기억이 감퇴된다.
⑤ 불면증이나 수면 장애는 나타나지 않는다.

> **해설**
> • 단기 기억이 감퇴되고 장기 기억은 대체로 유지된다.
> • 운동 부족으로 불면증이나 수면 장애가 나타날 수 있다.

106 노화에 따른 시각의 특성으로 옳은 것은?

① 수정체 황화 현상으로 보라색, 남색, 납색의 구분이 어려워진다.
② 나이가 들어 지방이 감소하면서 눈꺼풀이 쳐지고 안구가 돌출된다.
③ 결막이 두꺼워진다.
④ 동공이 커진다.
⑤ 빛 순응의 어려움이 없다.

> **해설**
> • 나이가 들어 지방이 감소하면서 눈꺼풀이 쳐지고 눈이 깊게 들어간다(결막이 얇아진다).
> • 동공의 지름이 줄어들어 빛 순응의 어려움이 있다.

107 노화에 따른 시각의 특성으로 옳은 것은?

① 눈물양이 증가한다.

② 동공의 크기가 증가한다.

③ 각막 반사가 증가된다.

④ 눈부심이 감소된다.

⑤ 색을 식별하는 능력이 감소한다.

해설
- 눈물양이 감소하고 눈부심이 증가한다.
- 동공의 지름이 줄어들고 각막 반사가 저하된다.

108 노화에 따른 청각의 변화로 옳은 것은?

① 귓바퀴가 작아진다.

② 외이도의 건조증이 감소한다.

③ 고막이 얇아진다.

④ 노인성 난청은 남성에게 흔하게 나타난다.

⑤ 평형을 유지하는 능력은 문제되지 않는다.

해설
- 외이도의 가려움증과 건조증이 증가한다.
- 평행 유지 능력에 문제가 발생한다.

109 노화에 따른 미각의 변화로 옳은 것은?

① 혀에 미뢰 개수와 기능이 증가한다.

② 단맛 감지 기능이 증가한다.

③ 신맛, 쓴맛 감지 기능이 증가한다.

④ 짠맛 감지 기능이 증가한다.

⑤ 맛의 감지 기능이 증가한다.

해설
- 혀의 미뢰 개수와 기능이 감소한다.
- 단맛과 짠맛 감지 기능이 점차 떨어진다.

110 다음 중 노화에 따른 후각, 촉각의 변화로 옳은 것은?

① 후각 세포가 증가한다.

② 후각에는 변화가 없다.

③ 촉각에 의한 접촉감에 민감해진다.

④ 통증에 민감한 반응을 보인다.

⑤ 통증을 호소하는 정도는 증가한다.

해설
- 촉각에 의한 접촉의 강도가 높아야 접촉감을 느낄 수 있다.
- 통증의 민감성이 감소하여 둔감한 반응을 보인다.

111 안압 상승으로 인하여 시신경이 손상되어 시력이 점차 약해지는 질환은?

① 백내장

② 녹내장

③ 결막염

④ 각막염

⑤ 망막 박리

해설 녹내장은 방수가 안구 밖으로 배출되는 통로에 문제가 생겨 발생한다. 정상 안압은 15~20mmHg이다.

112 다음 증상이 나타나는 질환은?

- 좁은 시야, 눈의 이물감
- 뿌옇게 혼탁한 각막
- 안구 통증, 두통

① 백내장

② 녹내장

③ 결막염

④ 각막염

⑤ 망막 박리

해설 녹내장은 안압 상승으로 시력이 손상되는 질병이고 색깔 변화에 인식 장애가 나타난다.

113 노인에게 나타나는 통증에 대한 설명으로 옳은 것은?

① 노인 스스로 통증 부위와 상태를 정확히 설명할 수 있다.
② 만성적인 통증보다 급성 통증이 대부분이다.
③ 통증은 객관적인 도구로 정확히 알 수 있다.
④ '통증'이라는 단어를 사용하여 직접적으로 표현한다.
⑤ 통증으로 인해 우울증이 나타날 수 있다.

> **해설**
> • 노인은 스스로 통증 부위와 상태를 정확히 설명하지 못하는 경우가 많다.
> • 만성 통증이 대부분이며 '통증'이라는 단어를 사용하여 직접적으로 표현하기 어려워한다.

114 수정체가 혼탁해져서 빛이 들어가지 못하여 시력 장애가 발생하는 질환으로 동공에 백색혼탁이 나타나는 눈의 질환은?

① 백내장　　　② 녹내장
③ 결막염　　　④ 각막염
⑤ 망막 박리

> **해설** 백내장은 수정체가 혼탁해져서 빛이 들어가지 못하여 시력 장애가 발생하는 질환이다.

115 백내장의 주요 증상으로 옳은 것은?

① 두통, 구역질
② 색깔 변화의 인식 장애
③ 좁은 시야
④ 안구 통증

⑤ 밤과 밝은 불빛에서의 눈부심

> **해설** 백내장의 증상
> 밤과 밝은 불빛에서의 눈부심/색 구별 능력 상실/동공에 흐린 백색 혼탁/불빛 주위에 무지개/통증이 없는 흐릿한 시력과 시력 감소

116 백내장에 대한 설명으로 옳은 것은?

① 당뇨병과 고혈압이 원인이 된다.
② 조기 발견해서 일찍 수술하는 것이 좋다.
③ 안압 상승으로 시력이 손상되는 질병이다.
④ 색깔 변화에 인식 장애가 나타난다.
⑤ 두통과 눈의 통증이 있다.

> **해설** 백내장은 노화, 음주나 흡연, 질병의 합병증, 과도한 자외선 노출과 관련 있다.

117 다음 중 노화로 인해 수정체가 노란색으로 변하는 황화 현상으로 구분할 수 없는 색상은?

① 빨강, 초록　　　② 보라, 남색
③ 빨강, 노랑　　　④ 검정, 흰색
⑤ 노랑, 남색

> **해설** 노인은 수정체가 노란색으로 변하는 황화 현상으로 보라색, 남색, 파란색의 구분에 어려움을 느낀다.

118 시각 장애 대상자와 의사소통하는 방법으로 옳은 것은?

① 몸짓, 얼굴 표정 등으로 대화한다.
② 지시 대명사를 사용하여 대화한다.
③ 대상자의 반걸음 뒤에서 대화한다.
④ 요양보호사 위치를 중심으로 하여 방향을

설명한다.

⑤ 대상자를 만나면 먼저 자기소개를 하고 인사하고 악수를 청한다.

해설
• 먼저 자신을 소개해서 알리고 대화한다.
• 대상자의 앞에서 대화하고 대상자를 중심으로 하여 방향을 설명한다.

119 연령 증가에 따른 고막, 내이의 퇴행성 질환에 의해 청력이 감소되는 질환은?

① 중이염　　　② 외이도염
③ 노인성 난청　④ 이명
⑤ 이석증

해설 노인성 난청은 노화에 따른 고막, 내이의 퇴행성 변화에 의한 청력 감소를 말한다.

120 노인성 난청에 대한 설명으로 옳은 것은?

① 소리에 대한 민감성이 증가한다.
② 평형 감각이 증가한다.
③ '스, 츠, 트, 프, 크'와 같은 음에서의 난청이 있다.
④ 언어 구분 능력이 증가한다.
⑤ 연령과는 관계없다.

해설
• 소리에 대한 민감성이 감소한다.
• 언어 구분 능력이 감소하고 평형 감각이 감소한다.

121 노화에 따른 내분비계의 변화로 옳은 것은?

① 포도당 대사 능력이 증가한다.
② 공복 시 혈당이 증가한다.

③ 갑상선의 크기가 증가한다.
④ 갑상선 호르몬의 분비량이 증가한다.
⑤ 기초 대사율이 증가한다.

해설
• 포도당 대사 능력이 감소된다.
• 갑상선의 크기가 줄어들며 갑상선 호르몬의 분비량이 감소된다(기초 대사율이 감소한다).

122 노인성 난청이 있는 대상자와 의사소통하는 방법으로 옳은 것은?

① 소음이 있는 곳에서 대화한다.
② 대상자의 귀에 대고 큰소리로 말한다.
③ 대상자의 눈을 보며 천천히 또박또박 말한다.
④ 대상자를 측면에서 보며 대화한다.
⑤ 부드러운 목소리로 조용히 이야기한다.

해설
• 소음이 없는 장소에서 고음의 큰소리보다는 저음의 차분한 소리로 대화한다.
• 말하는 사람의 얼굴을 볼 수 있게 하고 천천히 또박또박 말한다.

123 인슐린이 분비되지 않거나 부족해서 혈중 포도당 수치가 올라가서 소변에 당이 섞여 나오는 질환은?

① 고혈압　　　② 통풍
③ 고지혈증　　④ 뇌졸중
⑤ 당뇨병

해설 당뇨병은 혈중 포도당 수치를 조절하는 인슐린이 분비되지 않거나, 부족한 경우 혈중 포도당 수치가 올라가서 소변에 당이 섞여 나오는 질환이다.

124 당뇨병의 주요 증상으로 옳은 것은?

① 소변 배설량 감소

② 체중 증가

③ 수분 섭취량 감소

④ 음식 섭취량 감소

⑤ 상처 치유가 지연

> **해설** 당뇨병의 증상
>
> 다음다식증/다뇨증/체중 감소/질 분비물 및 질 감염의 증가/흐릿한 시력과 두통/무기력, 발기 부전

125 인슐린 주사를 맞는 당뇨병 대상자에게 나타날 수 있는 저혈당 증상은?

① 식은땀　　　　② 소화 불량

③ 갈증　　　　　④ 과잉 행동

⑤ 소변량 증가

> **해설** 저혈당 증상
>
> 땀을 많이 흘림, 두통, 시야 동통, 배고픔, 어지럼 등

126 당뇨병이 있는 대상자의 식생활 돕기로 옳은 것은?

① 지방이 많은 육류를 섭취한다.

② 흰밥보다는 잡곡밥을 섭취한다.

③ 설탕, 꿀 등을 함유한 식품을 섭취한다.

④ 식사량을 늘린다.

⑤ 국, 찌개 등의 국물을 섭취한다.

> **해설**
>
> • 육류보다는 곡류, 콩, 과일, 야채 등 고섬유질 음식을 섭취한다.
> • 설탕, 꿀 등을 함유한 단 음식 섭취를 제한한다.
> • 식사량을 표준 체중에 알맞은 열량으로 섭취한다.

127 당뇨병 대상자가 땀을 흘리며 두통, 어지러움을 호소할 때 대처 방법으로 옳은 것은?

① 물을 마시게 한다.

② 휴식을 취하게 한다.

③ 심호흡을 하게 한다.

④ 오렌지 주스나 사탕을 먹인다.

⑤ 인슐린을 주사한다.

> **해설** 당뇨 환자는 저혈당에 대비하여야 하며 주스나 사탕을 항상 휴대한다.

128 당뇨병이 있는 대상자를 위한 효과적인 운동 방법은?

① 공복일 때에 한다.

② 하루에 10~20분 이내로 한다.

③ 일주일에 3회 이내로 한다.

④ 식후 30분~1시간 경에 시작한다.

⑤ 혈당이 300mg/dL 이상일 때 바로 시작한다.

> **해설**
>
> • 공복 시 운동은 저혈당이 나타날 수 있으므로 주의한다.
> • 1일 30분 일주일에 5회 이상 한다.
> • 혈당이 300mg/dL이상인 경우는 혈당을 조절한 후에 시작한다.

129 당뇨병이 있는 대상자의 발 관리 원칙으로 옳은 것은?

① 발을 건조하게 한다.

② 발을 뜨거운 물에 담근다.

③ 양말은 신지 않는다.

④ 발을 주의 깊게 관찰한다.

⑤ 발톱은 둥글게 자른다.

해설
• 발 건조를 예방하고 차갑거나 뜨거운 곳에 노출 금지
• 평상시 양말을 착용하고 발톱은 일자로 자른다.

130 노인에게 흔히 발생하는 정신 질환으로 불면, 불안, 초조, 무기력증이 나타나는 질환은?

① 치매　　　　② 우울증
③ 섬망　　　　④ 뇌졸중
⑤ 파킨슨 질환

해설 우울증
노인에게 흔히 발생하지만 스스로 자각하기 어렵고 우울증이 심한 경우 자살 위험이 증가한다.

131 노인 우울증의 특징은?

① 점진적으로 발병된다.
② 매사에 관심이 없고 말수가 적다.
③ 단기 기억력이 먼저 저하된다.
④ 주변 사람과의 관계가 활발해진다.
⑤ 초기 증상을 스스로 인지하는 경우가 많다.

해설
• 급격히 발병되며 단기 기억과 장기 기억이 동등하게 저하된다.
• 매사에 관심이 없고 즐거운 것이 없다.

132 우울증을 앓고 있는 대상자에게 나타날 수 있는 특징은?

① 기억력에 변화가 없다.
② 증세가 서서히 진행된다.
③ 인지 기능이 일관되게 저하된다.
④ 스스로 우울감을 드러내는 경우가 많다.
⑤ "모른다."라고 하면서 대답하기를 회피한다.

해설
• 인지 기능 저하 정도의 편차가 심하다.
• 본인 스스로 인지하기 어렵고 우울감을 드러내지 않는다.

133 노인 우울증의 치료 및 예방 방법으로 옳은 것은?

① 관심을 보이면 우울증이 더 심해진다.
② 일반적으로 괜찮을 것이라고 격려한다.
③ 대상자의 느낌, 분노를 인정해 주고 말로 표현하도록 돕는다.
④ 모임 등 사회적 활동을 자제하도록 한다.
⑤ 자살에 대한 이야기를 할 경우 못 들은 척한다.

해설
• 본인 스스로 극복하기 어렵기 때문에 주변에 긍정적인 지지가 필요하다.
• 모임 등 사회적 활동을 늘리고 자살에 대한 이야기를 할 경우 집중 관찰 치료가 필요하다.

134 의식 장애로 인해 주의력 저하, 인지 장애, 정서 불안 증상이 나타나며 수 시간 내지 수일에 걸쳐 급격히 발생하고 증상의 기복이 심한 것이 특징인 질환은?

① 치매　　　　② 우울증

③ 파킨슨 질환　④ 뇌졸중

⑤ 섬망

> **해설** 섬망은 의식 수준의 변화로 수 시간이나 수일에 걸쳐 호전과 악화가 반복된다.

135 다음 중 섬망의 증상으로 옳은 것은?

① 서서히 시작된다.

② 회복이 불가능하다.

③ 초기에는 사람을 알아본다.

④ 신체 생리적 변화가 심하다.

⑤ 주의 집중력이 유지된다.

> **해설**
> • 급격하게 발생하며 대체로 회복이 가능하다.
> • 주의 집중력이 떨어지고 초기에는 사람을 못 알아본다.

136 섬망이 있는 대상자의 증상을 치료하기 위한 비약물 요법으로 옳은 것은?

① 가족 사진, 시계, 달력을 가까이 둔다.

② 많은 사람들을 접촉하게 한다.

③ 가족 구성원의 방문을 제한한다.

④ 항상 강하고 큰 목소리로 말한다.

⑤ 밤에는 주변을 어둡게 한다.

> **해설**
> • 단호하고 부드러운 목소리로 말하여 초조감을 관리한다.
> • 밤에는 창문을 닫고 커튼을 치고 불을 켜 두어 혼돈을 방지한다.

137 섬망 증상이 있는 대상자가 자기 정체성을 유지할 수 있도록 돕는 방법은?

① 대상자의 말 경청하기

② 일상의 규칙 알려 주기

③ 가족이 자주 방문하도록 하기

④ 수동적 관절 운동 제공하기

⑤ 달력, 시계 등을 가까이 두기

> **해설** 대상자와 접촉하는 사람의 수를 줄이고 가족 구성원이 자주 방문하도록 격려하여 정체성을 유지시킨다.

6장
치매, 뇌졸중, 파킨슨 질환

01 나이가 들어가면서 뇌에 발생한 여러 가지 질환으로 인한 인지 장애로 일상생활을 수행할 수 없게 되는 노인성 질환은?

① 치매　　　　② 우울증
③ 파킨슨 질환　④ 뇌졸중
⑤ 섬망

> **해설** 치매는 정상적이던 사람이 나이가 들어가면서 뇌에 발생한 여러 가지 질환으로 인하여 인지 기능(기억, 인식, 추리, 판단, 시간, 장소, 사람을 인식하는 능력)을 상실하여 일상생활을 수행할 수 없게 되는 상태이다.

02 뇌에 베타아밀로이드 단백의 침착과 타우 단백질이 과인산화 되면서 결합한 비정상물질인 신경 섬유 다발이 뇌에 축척되어 뇌세포의 기능이 마비되어 발생하는 치매는?

① 혈관성 치매　② 알츠하이머병
③ 파킨슨 질환　④ 뇌졸중
⑤ 뇌종양

> **해설** 노인성 치매인 알츠하이머병은 뇌에 베타 아밀로이드 단백이 침착하여 생긴 노인성 신경반과 타우 단백질이 결합한 신경 섬유 다발로 불리는 비정상 물질이 뇌에 축적되어 세포의 기능을 마비시킴으로써 발생한다.

03 뇌혈관이 터지거나 막혀 산소와 영양분의 공급이 차단되어 뇌세포가 손상되면서 나타나는 치매는?

① 혈관성 치매　　② 알츠하이머병
③ 파킨슨 질환　　④ 뇌졸중
⑤ 뇌종양

> **해설** 혈관성 치매는 뇌혈관이 터지거나 막혀 산소와 영양분의 공급이 차단되어 뇌세포가 손상되면서 생긴다.

04 다음 중 치매 대상자의 지남력 저하로 인해 나타나는 증상은?

① 약속을 잊어버린다.
② 언어 구사 능력이 저하된다.
③ 날짜, 요일, 시간을 자주 착각한다.
④ 길을 잃고 헤맨다.
⑤ 혼자서 옷을 입을 수 없다.

> **해설** 지남력 저하
>
> 시간 개념이 떨어져 연도, 날짜, 요일, 시간을 자주 착각하고 실수한다.
> 오랫동안 지내던 집도 자신의 집이 아니라고 부인하고 가족의 얼굴을 알아보지 못하기도 한다.

05 다음과 같이 치매의 초기에 나타나는 인지 장애 증상은?

> • 옷매무새가 흐트러져 지저분한 인상을 준다.
> • 자신의 위생 상태에 관심이 없어지고 이전에 하던 집안일도 하지 못하게 된다.

① 기억력 저하　　② 언어 능력 저하
③ 지남력 저하　　④ 실행 기능 저하
⑤ 시공간 파악 능력 저하

> **해설** 실행 기능 저하 : 옷을 혼자서 입을 수 없다.

06 다음 중 지남력 장애가 있는 치매 대상자의 돕는 방법으로 옳은 것은?

① 대상자에게 일관성을 가지고 대하지 않도록 한다.
② 대상자에게 규칙을 정하지 않도록 한다.
③ 환경을 자주 바꾸어 주도록 한다.
④ 시간, 장소, 날짜, 달력, 시계 등을 자주 인식 시킨다.
⑤ 주체성 강화를 위해 '어르신' 등으로 부른다.

해설
• 일관성을 가지고 대하여야 하며 규칙을 정해서 일상생활을 한다.
• 환경을 단순하고 구조화되어 있으며 안정적인 환경을 제공한다.

07 다음은 같이 치매의 정신 행동 증상이다 해당하는 것은?

• 망상, 환청, 환시가 나타난다.
• 매우 당황해하고 불안해하거나 공포에 휩싸여 예기치 못한 행동을 보인다.

① 우울증
② 정신증
③ 초조 및 공격성
④ 수면 장애
⑤ 시공간 파악 능력 저하

해설 치매의 정신 행동 증상에는 우울증, 정신증, 초조 및 공격성, 수면 장애 등이 있다.

08 치매의 초기 증상으로 옳은 것은?

① 주소, 전화번호, 가까운 가족의 이름을 잊어버린다.
② 엉뚱한 대답을 하거나 말수가 줄어든다.
③ 배회 행동과 안절부절못하는 모습을 보인다.
④ 보행 장애가 있다.
⑤ 전화 통화 후 내용을 기억하지 못한다.

해설
① ~ ③ : 치매 중기 증상
④ : 치매 말기 증상

09 치매의 중기 증상으로 옳은 것은?

① 혼자 외출을 하지 못한다.
② 물건을 둔 장소를 기억하지 못한다.
③ 자기 물건을 잃어버리고 남이 훔쳐 갔다고 의심한다.
④ 공휴일, 납기일을 잊어버린다.
⑤ 평소 하던 일의 수행 기능이 저하된다.

해설 ② ~ ⑤ : 치매 초기 증상

10 치매의 말기 증상으로 옳은 것은?

① 집 주변에서도 길을 잃어버린다.
② 위생 상태를 유지하지 못한다.
③ 쓸모없는 물건을 모아둔다.
④ 집안일을 혼자서 하지 못한다.
⑤ 소리를 지르거나 심하게 화를 낸다.

해설 ① ~ ④ : 치매 중기 증상

11 치매 대상자가 갑작스런 행동 변화, 불면증, 환시, 주의력 장애를 등을 보일 경우 의심할 수 있는 합병증은?

① 우울증　　　　② 섬망
③ 뇌졸중　　　　④ 파킨슨 질환
⑤ 경련

> **해설** 섬망은 의식 장애로 인해 주의력 저하뿐만 아니라 감정, 정서, 사고, 언어 등 인지 기능 전반에 장애와 정신병적 증상이 나타난다. 급격하게 발생하고 증상의 기복이 심한 것이 특징이다.

12 치매의 치료 및 예방으로 옳은 것은?

① 치매 대상자는 2개월마다 병원에서 진료받는다.
② 수면 장애는 치매와는 상관없다.
③ 급성 질환을 철저히 관리한다.
④ 단순하고 안정적인 환경을 제공한다.
⑤ 인지 및 활동 자극을 제한한다.

> **해설**
> • 치매 대상자는 3~6개월마다 병원에서 진료받는다.
> • 인지 및 활동 자극을 꾸준히 지속한다.

13 다음 중 뇌에 혈액을 공급하는 혈관이 막히거나 터져서 뇌손상과 신체 장애가 나타나는 질환은?

① 치매　　　　② 우울증
③ 파킨슨 질환　④ 뇌졸중
⑤ 섬망

> **해설** 뇌졸중(중풍)은 뇌에 혈액을 공급하는 혈관이 막히거나(뇌경색) 터져서(뇌출혈) 뇌 손상이 오고 그에 따른 신체 장애가 나타나는 뇌혈관 질환이다.

14 뇌출혈로 오른쪽 뇌가 손상되었을 때 나타날 수 있는 증상은?

① 양쪽 다리 마비
② 오른쪽 팔다리 마비
③ 왼쪽 팔다리 마비
④ 전신 마비
⑤ 오른쪽 팔다리의 얼얼한 느낌

> **해설** 손상된 뇌의 반대쪽 팔다리에 마비가 온다.

15 뇌혈관이 막혀 왼쪽 뇌가 손상된 경우 나타날 수 있는 증상은?

① 양쪽 다리 마비
② 오른쪽 팔다리 마비
③ 왼쪽 팔다리 마비
④ 전신 마비
⑤ 오른쪽 팔다리 얼얼한 느낌

> **해설** 14번 해설 참조

16 소뇌에 뇌졸중이 발생하였을 때 술 취한 사람처럼 비틀거리고 한쪽으로 자꾸 쓰러지려 하고 물건을 정확하게 잡지 못하는 증상은?

① 어지럼증　　　　② 운동 실조증
③ 반신 마비　　　　④ 전신 마비
⑤ 의식 장애

> **해설** 운동 실조증은 소뇌에 뇌졸중이 발생하였을 때 나타난다. 술 취한 사람처럼 비틀거리고 한쪽으로 자꾸 쓰러지려 하고, 물건을 잡으려 할 때 정확하게 잡지 못한다.

17 뇌졸중의 증상으로 옳은 것은?

① 피부 소양증　　② 근육통
③ 언어 장애　　　④ 피부 건조증
⑤ 요통

> **해설** 뇌졸중의 증상
> 반신 마비, 전신 마비, 반신 감각 장애, 언어 장애, 두통 및 구토, 어지럼증, 의식 장애, 운동 실조증, 시력 장애 및 연하 곤란(삼킴장애), 치매

18 음식이나 물을 삼키기 힘든 뇌졸중의 증상을 무엇이라 하는가?

① 어지럼증　　　② 운동 실조증
③ 소화 불량　　　④ 의식 장애
⑤ 삼킴 장애

> **해설** 17번 해설 참조

19 뇌졸중 치료 및 예방으로 옳은 것은?

① 뇌경색 약물은 증상이 없으면 임의로 먹지 않아도 된다.
② 휴식 후 빠르게 자세를 바꾸어 준다.
③ 항응고제와 혈전 용해제는 사용하지 않는다.
④ 현기증, 팔다리 저림, 뒷골 통증 등과 같은 전구 증상을 잘 살핀다.
⑤ 재활 요법은 발병 후 시일이 경과된 후에 하도록 한다.

> **해설**
> •뇌경색 약물을 복용하던 대상자는 재발 가능성이 높으므로 갑자기 약을 끊으면 안 된다.
> •반신 마비 증상, 근육 위축·허약을 방지하기 위하여 발병 초기부터 재활 요법을 병행한다.

20 다음 중 뇌졸중이 있는 대상자가 연하 곤란 시 음식물로 인해 올 수 있는 합병증은?

① 폐렴　　　　　② 운동 실조증
③ 소화 불량　　　④ 의식 장애
⑤ 어지럼증

> **해설** 연하 곤란이 있거나 구음 장애가 있는 대상자는 음식을 삼킬 때 폐로 흡입되지 않도록 주의해야 한다.

21 동작이 느려지고 자주 넘어지며 안정 시 떨림이 있고 점차 근육이 굳어지는 증상을 보이는 질환은?

① 혈관성 치매　　② 우울증
③ 파킨슨 질환　　④ 뇌졸중
⑤ 섬망

> **해설** 파킨슨 질환은 중추 신경계에 서서히 진행되는 퇴행성 변화로 원인은 불명확하나 신경 전달 물질인 도파민을 만들어내는 신경 세포가 파괴되는 질환이다.

22 신경 세포가 파괴되어 무표정하고 안정 시에 떨림이 있으며 자세 반사의 소실로 자꾸 넘어지는 질환은?

① 혈관성 치매　　② 관절염
③ 파킨슨 질환　　④ 뇌졸중
⑤ 섬망

> **해설** 21번 해설 참조

23 파킨슨 질환의 증상으로 옳은 것은?

① 근육이완
② 자세 반사의 소실
③ 균형 감각의 증가
④ 얼굴 표정의 변화
⑤ 운동 시 떨림

> **해설** 파킨슨 질환의 증상
> 무표정/운동 완만/근육 경직/굽은 자세, 얼어붙는 현상/자세 반사 소실로 자주 넘어지거나 균형 감각의 소실/안정 시 떨림

24 다음 중 파킨슨 질환의 치료 및 예방으로 옳은 것은?

① 도파민 제제를 규칙적으로 복용한다.
② 근육 스트레칭은 하지 않는다.
③ 관절 운동은 필요 없다.
④ 식이 요법을 실시한다.
⑤ 두뇌 자극 활동을 규칙적으로 한다.

> **해설**
> • 관절과 근육이 경직 되지 않도록 근육 스트레칭과 관절 운동을 한다.
> • 약물을 규칙적으로 복용한다.

7장
노인의 건강 증진 및 질병 예방

01 노인에게 발생할 수 있는 영양 문제로 옳은 것은?

① 씹고 삼키는 능력 증가
② 미각과 후각 기능 저하
③ 소화 흡수 기능 증가
④ 침 분비량 증가
⑤ 칼슘의 섭취 및 흡수 증가

> **해설**
> • 침 분비가 줄어들고 음식물을 씹고 삼키는 능력이 저하되어 영양 문제가 발생할 수 있다.
> • 활동량 감소, 칼슘 섭취 및 흡수 감소로 골다공증이 발생할 수 있다.

02 노인의 영양 문제 설명으로 옳은 것은?

① 갈증에 대한 반응이 저하되어 탈수가 발생하기 쉽다.
② 인지 기능 증가로 음식을 적절이 섭취하기 어렵다.
③ 심리적인 이유는 영양 문제와 관련 없다.
④ 치아 소실, 의치는 영양 문제를 일으키지 않는다.
⑤ 신체의 수분량이 늘어나므로 탈수가 일어난다.

> **해설**
> • 인지 기능의 저하와 심리적인 이유로 음식을 적절이 섭취하기 어렵다.
> • 치아 소실, 의치가 맞지 않으면 음식 섭취에 어려움이 생겨 영양 부족이 올 수 있다.

03 노인의 건강 증진을 위한 영양 관리 방법은?

① 동물성 지방 섭취를 권장한다.

② 섬유질 섭취를 제한한다.

③ 염분 섭취를 줄인다.

④ 칼슘 섭취를 제한한다.

⑤ 한 번에 많은 양의 음식을 준비한다.

> **해설** 노인의 영양 관리 방법
> • 물이나 섬유소가 풍부한 야채나 과일 등의 식품을 섭취하여 변비를 예방한다.
> • 동물성 지방 섭취를 제한하고 칼슘을 섭취한다.

04 다음의 음식 섭취 습관 중 잘못된 경우는?

① 혈압 조절을 위해 염분을 제한한다.

② 칼슘을 보충하기 위해 매일 우유를 마신다.

③ 변비 예방을 위해 섬유소가 함유된 식품을 섭취한다.

④ 콜레스테롤 조절을 위해 콩이나 유제품을 제한한다.

⑤ 무기질과 비타민 섭취를 위해 버섯, 과일, 해조류를 먹는다.

> **해설** 콩이나 유제품을 매일 섭취한다.

05 칼슘 흡수를 위해 필요한 비타민은?

① 비타민 A   ② 비타민 B

③ 비타민 C   ④ 비타민 D

⑤ 비타민 K

> **해설** 칼슘 흡수를 돕기 위해서 비타민 D를 섭취한다.

06 암 발생 예방을 위한 식생활 방법은?

① 고기를 구워서 먹는다.

② 육가공품을 많이 먹는다.

③ 소금에 절인 음식을 많이 먹는다.

④ 채소와 과일은 줄여 먹는다.

⑤ 균형 잡힌 식사를 한다.

> **해설** 붉은 고기와 육가공품은 대장암 및 직장암을 유발할 수 있으며 햄, 소시지 등 육가공품에 사용되는 아질산염도 접촉 부위에 직접적으로 암을 유발한다.

07 항암 치료 중인 대상자가 구토와 메스꺼움을 호소할 때 도움이 되는 음식은?

① 뜨거운 우동

② 향이 진한 카레

③ 매운 주꾸미 볶음

④ 차가운 보리차

⑤ 달콤한 케이크

> **해설** 항암 치료 중인 대상자가 속이 메스껍다고 할 경우 차가운 음료가 도움이 될 수 있다.

08 만성 신부전증 대상자에게 식사를 제공할 때 올바른 것은?

① 인 섭취 증가

② 칼륨 섭취 증가

③ 나트륨 섭취 증가

④ 다량의 수분 섭취

⑤ 충분한 칼로리 섭취

> **해설** 만성 신부전증 대상자는 인과 칼륨, 수분과 나트륨의 섭취를 제한한다.

09 노인이 운동하기를 꺼려하는 가장 주된 이유는?

① 폐활량 감소
② 심장 수축력 증가
③ 관절 운동 범위 증가
④ 균형 감각 증가
⑤ 자극에 대한 민감성 증가

> **해설**
> • 심장 수축력이 감소하여 쉽게 피곤해진다.
> • 관절 움직임에 제한이 생기고 균형 및 조정 능력이 떨어져 잘 넘어진다.

10 노인의 운동 관리 방법으로 옳은 것은?

① 빠르게 방향을 바꾸어야 하는 운동으로 민첩성을 기른다.
② 고강도로 시작하여 저강도 운동으로 마무리한다.
③ 마무리 운동은 안정 시 심박동수로 돌아올 때까지 한다.
④ 휴식 시간은 운동을 모두 마친 후에 갖는다.
⑤ 운동의 강도, 기간, 빈도를 빠르게 증가 시키도록 한다.

> **해설**
> • 빠르게 방향을 바꾸어야 하는 운동이나 동작은 금한다.
> • 운동의 강도, 기간, 빈도를 서서히 증가시킨다.

11 다음 중 노화로 인해 나타날 수 있는 수면 변화 양상은?

① 낮잠이 없어진다.
② 자다가 자주 깬다.
③ 누우면 바로 잠든다.
④ 자는 시간이 늘어난다.
⑤ 아침에 늦게 일어난다.

> **해설**
> • 잠들기까지 시간이 오래 걸리고 전체적인 수면양이 줄어든다.
> • 아침에 일찍 일어나고 낮 시간 동안 졸림증이 많아진다.

12 노인의 숙면을 돕는 방법으로 옳은 것은?

① 기상 시간과 취침 시간을 일정하게 유지한다.
② 저녁 식사 후 따뜻한 녹차를 마시게 한다.
③ 잠들기 전 공복감 있을 때 많은 음식을 먹도록 한다.
④ 취침 전 집중할 수 있는 일거리를 제공한다.
⑤ 수면제를 규칙적으로 복용한다.

> **해설**
> • 오후에는 커피, 홍차 등 카페인이 함유 된 음료를 금한다.
> • 수면제나 진정제를 장기 복용하지 않는다.

13 수면 장애가 있는 노인을 돕는 방법으로 옳은 것은?

① 낮잠을 충분히 자게 한다.
② 저녁에 공복을 유지시킨다.
③ 잠들기 직전 술을 마시도록 한다.
④ 규칙적으로 적절한 양의 운동을 한다.
⑤ 잠들기 전 텔레비전을 시청하도록 한다.

14 노인에게 나타날 수 있는 성적 변화로 옳은 것은?

① 성적 욕구가 사라진다.
② 당뇨병이 있는 노인은 발기 부전을 경험할 수 있다.
③ 여성 노인은 질 분비물이 감소하여 성적 욕구가 감소한다.
④ 남성 노인은 성적 자극에 빠르게 반응한다.
⑤ 투여되는 약물은 성적 욕구 및 성생활 수행 능력을 높여 준다.

15 대상자의 질환이 성생활에 미치는 영향으로 올바르게 연결된 것은?

① 자궁 적출술 – 성 기능 감소
② 유방 절제술 – 성 기능 감소
③ 당뇨병 – 발기 부전
④ 전립선 절제술 – 성 욕구 감소
⑤ 알코올 중독 – 성 기능 증가

16 노인의 성 기능을 감소시키는 요인과 관계가 없는 대상자는?

① 이뇨제를 복용하는 대상자
② 고혈압약을 복용 중인 대상자
③ 당뇨병이 있는 대상자
④ 전립선 절제술을 받은 대상자
⑤ 관절염을 치료 중인 대상자

17 다음 중 노인에게 약물 중독의 위험을 증가시킬 수 있는 요인은?

① 약물의 흡수 능력 증가
② 위산 분비 증가
③ 신장으로 가는 혈류량 감소
④ 심장 근육의 수축력 증가
⑤ 간의 대사 능력 증가

18 노인의 약물 복용 방법으로 옳은 것은?

① 술을 마신 후에도 반드시 약을 복용한다.

② 증상이 유사한 경우 다른 사람의 약을 먹게 한다.

③ 증상이 좋아지면 복용하고 있는 약을 중단한다.

④ 약을 복용해야 할 시간이 지나면 2회 분량을 한꺼번에 복용한다.

⑤ 현재 복용 중인 약물에 대한 정보를 기록해서 가지고 있도록 한다.

해설
• 복용하고 있는 약물을 의사의 처방 없이 약을 중단하면 안 된다.
• 약을 복용을 잊어버렸다고 그다음 복용 시간에 2배로 복용하면 안 된다.

19 노인의 흡연에 대한 설명으로 옳은 것은?

① 오랫동안 흡연해도 금연하면 건강 개선 및 증진될 수 있다.

② 흡연은 체중 감소 효과가 있다.

③ 흡연은 우울증, 불면증을 개선한다.

④ 흡연과 골다공증은 관계가 없다.

⑤ 하루 1~2개가 적정 흡연량이다.

해설
• 오랫동안 피웠던 담배를 잠깐 끊는 것만으로도 노인의 손상된 건강을 증진시킬 수 있다.
• 현재 건강상에 문제가 있는 노인은 특히 금연해야 한다.

20 다음 중 노인 예방 접종에 대한 설명으로 옳은 것은?

① 파상풍은 매 5년마다 접종한다.

② 디프테리아는 매 5년마다 접종한다.

③ 대상포진은 과거 병력이 있는 사람만 접종이 가능하다.

④ 폐렴 구균은 65세 이상 노인에서 접종한다.

⑤ 인플루엔자는 매년 2회 접종한다.

해설 대상포진 예방 접종은 과거 대상포진 이환 여부에 상관없이 접종이 가능하다.

21 다음 중 노인 대상자에게 매년 1회 접종을 권유해야 하는 예방 접종은?

① 홍역　　　　　② 수두

③ 풍진　　　　　④ 간염

⑤ 인플루엔자

해설 노인의 예방 접종
• 인플루엔자 : 매년 1회 접종
• 파상풍과 디프테리아 : 매 10년마다 접종
• 폐렴구균 : 50~64세 위험군만 1~2회, 65세 이상 건강 상태에 따라 1~2회 접종
• 대상포진 : 50~59세 위험군만 1회 접종, 60세 이상 1회 접종

22 다음 중 노인 대상자에게 10년에 1회 접종해야 하는 예방 접종은?

① 폐렴　　　　　② 대상포진

③ 파상풍　　　　④ 간염

⑤ 인플루엔자

해설 파상풍과 디프테리아는 매 10년마다 접종한다.

23 여름 폭염 시 대처해야 할 안전 수칙으로 옳은 것은?

① 꽉 끼는 옷을 입는다.
② 외출할 때는 챙이 넓은 모자와 물통을 휴대한다.
③ 야외 활동을 권장한다.
④ 평소보다 물을 적게 마신다.
⑤ 두통이 있을 때는 가볍게 운동을 한다.

해설
- 헐렁한 옷을 입고 평소보다 물을 자주 마신다.
- 두통이 있을 때는 시원한 장소에서 쉬고 시원한 물이나 음료를 천천히 마신다.

24 겨울철 뇌졸중 예방을 위한 안전 수칙으로 옳은 것은?

① 운동 시간은 낮보다 새벽 시간을 이용한다.
② 실내 운동보다 실외 운동을 한다.
③ 술을 마신 다음 날 아침에 운동한다.
④ 외출 시 방한복과 모자를 착용한다.
⑤ 운동 시 준비 운동과 마무리 운동은 생략한다.

해설
- 실내 운동을 하고, 술을 마신 다음 날 아침에는 가급적 외출을 삼간다.
- 운동 시 준비 운동과 마무리 운동을 충분히 한다.

25 겨울철 대상자의 골절 예방을 위한 안전 수칙으로 옳은 것은?

① 운동 시간은 낮보다 새벽 시간을 이용한다.
② 두꺼운 옷을 여러 겹으로 입게 한다.
③ 실외 운동을 삼가고 실내 운동을 권장한다.
④ 외출 시 방한모를 쓰고 손을 주머니에 넣고 걷게 한다.
⑤ 가급적 평소에 운동을 삼가한다.

해설
- 움직임이 둔한 옷은 피하고 외출 시 방한모를 쓰고 손을 주머니에 넣고 걷지 않는다.
- 평소에 근력 강화 운동을 한다.

MEMO

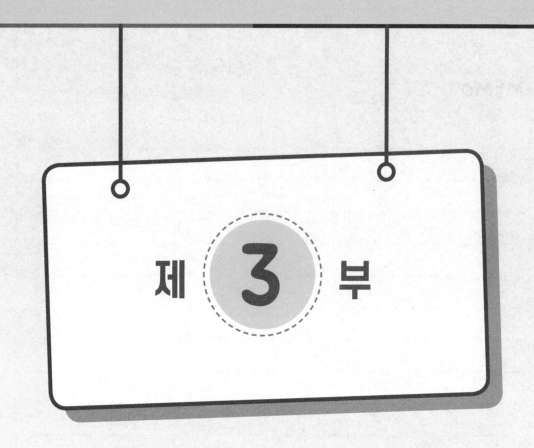

제 3 부

요양보호와 생활지원

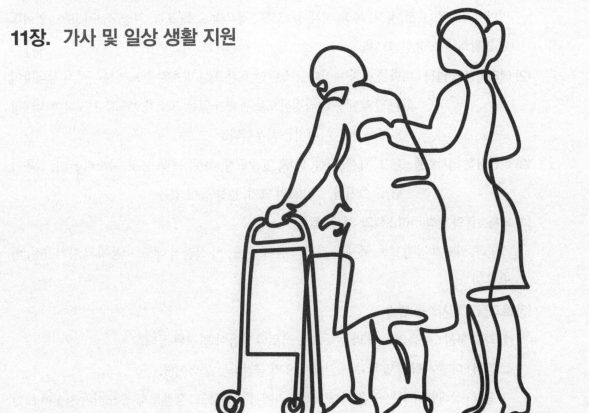

표준교재 핵심정리

8장. 의사소통과 정서 지원

9장. 요양 보호 기록 및 업무 보고

10장. 신체 활동 지원

11장. 가사 및 일상 생활 지원

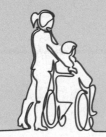

제 3 부
요양보호와 생활지원 핵심정리

8장. 의사소통과 정서 지원

1. 효과적인 의사소통과 정서지원

(1) 의사소통에 영향을 미치는 요소 순서

비언어적 요소(표정, 용모, 복장, 자세 등) 55% 〉청각적 요소(크기, 억양, 속도) 38% 〉언어적 요소(말의내용, 표현력) 7%

(2) 메라비언의 법칙 : 대화를 통하여 상대방에 대한 호감 또는 비호감을 느끼는 데에서 상대방이 하는 말의 내용과 직접적으로 관계가 없는 요소가 93%를 차지하여 상대방으로부터 받는 이미지를 좌우한다.

(3) 비언어적 의사소통 : 용모, 자세, 침묵, 말투, 얼굴표정, 손짓, 눈짓, 몸짓, 목소리 크기, 씰룩거림, 으쓱거림, 웃음소리 크기, 눈물 등이 있음.

(4) 의사소통의 원칙(바이스텍의 7원칙 활용)

개별화, 의도적 감정표현, 통제된 정서적 관여, 수용, 비 심판적 태도, 이용자의 자기결정, 비밀 유지

(5) 효과적인 의사소통 방법

① **라포 형성** : '마음의 유대'라는 뜻으로 서로의 마음이 연결된 상태.

② **경청** : 다른 사람의 말을 주의 깊게 들으며 공감하는 능력이다.

③ **공감** : 상대방이 하는 말을 상대방의 관점에서 이해하고, 감정을 함께 느끼며 자신이 느낀 바를 전달하는 것.

④ '나 - 전달법'

  ㉠ 상대방을 비난하지 않고 상대방의 행동이 나에게 미친 영향에 초점을 맞추어 이야기 하는 표현법이다.

  ㉡ '나 - 전달법'으로 대화하면, 본인의 의사를 진솔하고 명확히 전달하게 되어 다른 사람 과의 대화가 더 원활해진다.

2. 상황별 의사소통의 실제

(1) 의사소통장애가 있는 경우

① **노인성 난청** : 퇴행성 변화로 인해 생기는 청각기능의 저하.

  • 눈을 보며 입을 크게 벌려 정확하게, 몸짓 얼굴표정으로 의미전달을 도우며, 천천히 차 분하게 이야기한다.

② **시각장애** : 형태나 색상의 파악이 어려워 촉각, 후각 등에 의지해 대상물을 인지한다.

  • 대상자의 정면에서 사물을 시계방향으로 설명하며, 대상자 중심으로 오른쪽, 왼쪽을 설 명하며, 신체접촉을 하기 전에 먼저 말을 건네어 알게 한다.

③ **언어장애** : 외상이나 뇌 병변 등으로 말하고 듣고 이해하는 능력에 이상이 있는 상태.

  • 얼굴과 눈을 응시하며 천천히 말한다. 질문에 대한 답변이 끝나기 전에 다음 질문을 하 지 않는다. 실물, 그림판, 문자판 등을 이용한다.

④ **치매로 인한 장애** : 치매로 인한 판단력, 이해력 장애는 발생한 일의 성격을 제대로 이해 하지 못하는 상태

  • 노인의 페이스에 맞추기, 이해하기 쉬운 단어로 간결하게 전달하기, 말보다 감정표현 자주하기, 「그사람다움」을 소중히 하기, 스킨쉽 자주하기, 환경적 자극을 최대한 줄인 다. 대상자의 이름과 존칭을 함께 사용한다. 시간, 장소, 사람, 날짜, 달력, 시계 등을 인 식시킨다.

3. 여가활동 지원

① **여가활동의 필요성** : 자기효능감을 높인다. 생활만족도를 높인다. 건강증진에 도움이 된다. 지속적인 인간관계를 유지할 수 있다.

② **여가활동 유형** : 자기계발 활동(서예, 그림, 독서 등), 가족중심 활동, 종교참여 활동, 사교오락 활동, 운동 활동, 소일 활동

9장. 요양보호 기록 및 업무보고

1. 요양보호 기록

① 대상자에게 제공한 요양보호서비스의 일련의 과정과 결과를 기술한 것이다.

② 요양보호사가 시설장 및 관련전문가, 가족에게 대상자와 관련된 정보를 공유하고, 서로 협력하여 질 높은 요양보호서비스를 제공하기 위한 정형화된 기록이다.

2. 요양보호 기록의 목적

① 질 높은 서비스를 제공하는 데 도움이 된다.

② 요양보호사의 활동을 입증할 수 있다.

③ 요양보호사서비스의 연속성을 유지할 수 있다.

④ 시설장 및 관련 전문가에게 중요한 정보를 제공한다.

⑤ 요양보호서비스의 내용과 방법의 대한 지도 및 관리에 도움이 된다.

⑥ 가족과 정보공유를 통해 의사소통을 원활하게 한다.

⑦ 요양보호서비스의 표준화와 요양보호사의 책임성을 높인다.

3. 요양보호 기록종류

① 개인별장기요양이용계획서 : 공단에서 발급한다. 장기요양 현장에서 수행하는 모든 업무수행에 기초가 된다.

② 장기요양급여 제공계획서 : 장기요양기관은 개인별장기요양이용계획서에 따라 장기요양급여 제공계획서를 작성한다.

③ 장기요양급여 제공기록지 : 장기요양현장에서 요양보호사 등 제공인력이 대상자에게 제공한 서비스의 내용과 시간 특이사항을 기입한 것이다.

4. 요양기록의 원칙

① 사실을 있는 그대로 기록한다.

② 육하원칙을 바탕으로 기록한다.

③ 서비스의 과정과 결과를 정확하게 기록한다.

④ 기록을 미루지 않고, 그때그때 신속하게 작성한다.

⑤ 공식화된 용어를 사용한다.

⑥ 간단명료하게 기록한다.

⑦ 기록자를 명확히 한다.

⑧ 애매한 표현은 피하고 구체적으로 기록한다.

5. 요양보호 기록 시 주의사항

① 개인정보 보호 　　　② 비밀 유지 　　　③ 사생활 존중

6. 업무보고

업무보고는 일상적인 담당업무나 특별히 지시받은 업무에 대해 상사에게 그 경과나 결과를 알리는 것이다.

(1) 업무보고 시기

① 대상자의 상태에 변화가 있을 때

② 서비스를 추가하거나 변경할 필요가 있을 때

③ 새로운 정보를 파악했을 때

④ 새로운 업무방법을 찾았을 때

⑤ 업무를 잘못 수행했을 때

⑥ 사고가 발생했을 때

(2) 업무보고 형식으로 구두보고, 서면보고, 전산망보고가 있다.

7. 사례관리지원과 업무회의

(1) 장기요양 사례관리 체계의 주요특성

① 보험자인 국민건강보험공단과 제공기관인 장기요양기관의 상호연계를 통한 협업모델에
기초하고 있다.

② 수급자를 중심으로 한 사정과 계획수립, 실행과 평가의 순환체계를 구성하고 있다.

③ 수급자의 기능상태와 욕구에 따른 개별화된 서비스 계획수립과 실천을 강조하고 있다.

(2) 사례회의

대상자의 상황과 제공되는 서비스를 점검하고 평가하여 대상자의 욕구에 맞는 서비스를 제
공하기 위한 회의다.

(3) 월례회의

월례회의는 요양보호사들이 정보와 경험을 서로 공유하고 장기요양기관이 요양보호사들에
게 업무에 관련된 정보를 전달하거나 요양보호사들로부터 애로사항을 듣기 위해 개최하는
회의이다. 주로 월 단위로 이루어지며 간담회라는 명칭으로 불리기도 한다.

10장. 신체활동 지원

1. 식사와 영양 요양보호

① **일반식** : 음식의 종류와 관계없이 저작과 연하능력에 문제가 없고 소화를 잘 시킬 수 있는
대상자에게 제공한다.

② **저작 도움식** : 저작능력이 떨어져 단단하고 질긴 음식을 부드럽게 조리하거나 잘게 썰어 저작하기 편한 형태로 제공한다.

③ **연하곤란** : 음식물이나 물을 삼키려 할 때 곤란해 하거나 힘들어지는 현상을 말함.

④ **연하 도움식** : 저작과 연하능력이 떨어져 씹기 어려운 대상자에게 부드럽게 갈아 제공하거나 액체는 증점제를 첨가하여 점도를 높여 목넘김을 좋게 하여 제공한다.

⑤ **경구 유동식** : 입으로 먹는 수분이 많은 미음 형태의 삼키기 쉬운 음식

⑥ **경관 유동식** : 긴 관(비위관)을 코에서 위까지 넣어 제공하는 액체 형 음식.

⑦ **비위관** : 부드러운 관을 한쪽 코를 통하여 위 안까지 넣어서 영양식을 공급하는 것을 말함.

⑧ **경관 영양** : 구멍이 있는 긴 관을 한쪽 코를 통해 위까지 넣어 영양을 제공하는 것.

  • 거동이 가능한 대상자는 앉게 하고 거동이 어려운 대상자는 오른쪽으로 눕힌다(기도로의 역류 가능성이 줄어들고 중력에 의해 영양액이 잘 흘러 내려간다).

2. 배설 요양보호

① **배설물 닦는 방향** : 항문 앞에서 뒤로 닦아야 요로감염을 예방할 수 있음.

② **유치도뇨관 사용 시 주의사항**

  ㉠ 유치도뇨관을 삽입한 대상자는 감염증이 생기기 쉬우므로 감염예방에 주의해야 함.

  ㉡ 소변주머니는 반드시 방광보다 아래에 둔다.

  ㉢ 소변량과 색깔을 2~3시간마다 확인한다.

  ㉣ 연결관이 꺾여 있거나 눌려서 소변이 제대로 배출되지 못하는지 잘 살핀다.

  ㉤ 도뇨관의 교환, 삽입, 방광 세척 등은 절대로 하지 않음

③ **요루 관리**

  요루는 소변을 정상적인 경로로 배출하지 못하는 경우 회장의 일부분을 이용하여 요관과 연결하여 복벽에 만든 구멍으로 소변을 이곳을 통해 배출하게 된다. 요루주머니에 ⅓~½ 정도 소변이 차면 비우고 요루 주머니는 주 2~3회 교환하게 된다.

④ 장루관리

장루는 복벽을 통하여 체외로 대변을 배설시키기 위해 만든 구멍으로 인공항문이라고 한다.
장루에 주머니를 연결하여 사용한다. 배설물이 3/1~2/1정도 채워지면 주머니를 비우며 주1회
정도 주기로 교환한다.

3. 개인위생 및 환경관리

① 의치세척 및 보관

　㉠ 칫솔을 이용하여 닦아내며 헹굴때는 찬물을 사용한다(변형 우려가 있으므로).

　㉡ 하루에 8시간은 의치를 빼놓아 잇몸의 압박을 줄인다. 또 장기간 빼두면 맞지 않는다는
　　것도 염두에 둔다.

　㉢ 취침 시 반드시 의치를 빼서 물 안에 담가 놓는다(변형방지).

② 손발청결 돕기 : 손톱은 둥글게 발톱은 일자로 자른다.

③ 회음부 청결 돕기

회음부는 요도 질 항문 순서로 되어 있어 감염예방을 위하여 앞쪽에서 뒤쪽으로 닦아낸다.

4. 옷 갈아입기 도움

① 편마비 환자의 옷 입고 벗기 : ㉠ 윗옷 입기 순서 : 마비된 쪽 팔 → 머리 → 건강한 쪽 팔
　　　　　　　　　　　　　　　　㉡ 윗옷 벗기 순서 : 건강한 쪽 팔 → 머리 → 마비된 쪽 팔

5. 휠체어 이동 돕기

① 움직이지 않을 때는 반드시 브레이크를 잠근다.

② 하반신마비 및 스스로 자세를 움직일 수 없을 경우에는 1~2시간마다 자세를 바꿔주고 침대에
　서의 휴식 없이 3시간 이상 휠체어에 앉혀두지 않는다.

③ 엘리베이터를 타고 내릴 때는 뒤로 들어가서 앞으로 밀고 나온다.

④ 도로의 턱이나 문턱을 오를 때는 휠체어를 뒤쪽으로 기울여 앞바퀴를 들어 턱이나 문턱을 오른다.

⑤ 도로의 턱이나 문턱을 내려 갈때는 뒤에 서서 휠체어를 뒷바퀴를 내려놓고 앞바퀴를 들어 올린 상태에서 뒤로 천천히 이동하면서 앞바퀴를 조심히 내려놓는다.

6. 보행 돕기

① 건강한 손으로 지팡이를 사용하도록 한다.

② 지팡이 위치는 지팡이를 사용하는 쪽 발앞 15cm, 바깥쪽옆 15cm 지점에 지팡이 끝을 놓는다.

③ **지팡이 길이** : 지팡이를 한 걸음 앞에 놓았을 때 팔꿈치가 약 30° 구부러지는 정도

④ **지팡이 보행** : ㉠ 평지 이동: 지팡이 → 마비된 다리 → 건강한 다리

㉡ 계단 올라갈 때: 지팡이 → 건강한 다리 → 마비된 다리

㉢ 계단 내려올 때: 지팡이 → 마비된 다리 → 건강한 다리

⑤ **요양보호사의 위치** : 항상 대상자의 기능이 불안정한 쪽에 서서 돕는다.

※ **보행벨트** : 대상자를 이동(침대 → 휠체어, 휠체어 → 침대)시킬 때 또는 보행시킬 때 사용하는 보조도구이다.

7. 복지용구

(1) 옮기기 이동관련 복지용구

① **휴대용 경사로** : 휠체어를 이용하는 대상자의 이동을 돕기 위한 이동식 경사로.

② **성인용보행기**

㉠ 보행보조차 : 실버카라고도 하며 의자와 바구니가 달린 것이 특징이며 어느 정도 보행 능력이 있는 사람이 사용한다.

㉡ 보행차 : 잘 걷지 못하는 대상자가 주로 실내와 실외에서 사용하는 보행 보조도구.

8. 욕창예방 관련 복지용구

① **욕창예방 방석** : 오랫동안 앉아 있거나 휠체어 이용 시 사용한다.

② **욕창예방 매트리스** : 욕창예방 등에 사용하며 보온성, 통기성, 탄력성, 흡습성 등이 뛰어나야 한다.

9. 배설 관련 복지용구

① **간이변기** : 이동이 불편한 대상자가 침대 등에서 용변을 해결하기 위해 사용됨.

② **이동변기** : 화장실까지 이동하기 어려운 경우 편리한 장소에서 쉽게 배설할 수 있게 도와준다.

10. 안전 관련 복지용구

배회감지기 : 치매증상이 있거나 배회 또는 길 잃기 등의 문제행동을 보이는 대상자의 실종을 미연에 방지하는 장치.

11장. 가사 및 일상생활 지원

1. 일상생활 지원 : 취사, 청소 및 주변정돈, 세탁을 의미함

2. 일상생활 지원의 중요성

① 일상생활 지원이 적절하게 이루어져야만 신체활동 지원이 안정적으로 유지될 수 있다.

② 일상생활 지원이야말로 대상자가 자립적으로 생활하는데 중요한 역할을 한다.

3. 도마 및 칼 사용 순서 : 과일, 채소 → 육류 → 생선류 → 닭고기 순으로 사용.

※ 조리한 식품은 실온에 2시간 이상 방치하지 않는다.

4. 의복관리

① 얼룩이나 더러움이 심한 것은 즉시 세탁한다.

② 수선이 필요한 경우에는 수선 후 세탁한다.

③ 의류의 손상을 피하기 위해 오염이 심할 때는 불리거나 부분 세탁을 병행하는 것이 좋다.

④ 세탁물이 반쯤 잠길 정도로 비눗물을 넣고 삶는다.

⑤ 삶을 때는 뚜껑을 덮고 세탁물이 공기에 노출되지 않게 한다.

⑥ 다림질은 다리미가 앞으로 나갈 때는 뒤에 힘을 주고 뒤로 보낼 때는 앞에 힘을 준다.

5. 외출동행

장보기, 병원, 은행, 나들이, 물품구매 등을 목적으로 대상자와 함께 외출하는 것

6. 일상 업무 대행

물품구매, 약 타기, 은행, 관공서 가기 등을 대신해 주는 것이다.

7. 주거환경관리

① 일반적으로 여름 22~25℃, 겨울 18~22℃가 쾌적한 온도이다. 개인차를 고려한다.

② 습도는 40~60%가 적합하다. 여름에는 제습기 겨울에는 가습기를 사용한다.

③ 자연채광이 좋지만 직사광선은 커튼이나 블라인드를 사용한다.

④ 조명은 밝게 하며 야간은 야간등을 사용한다.

⑤ 환기는 하루에 2~3시간 간격으로 3번, 최소한 10~30분 창문을 열어 환기한다.

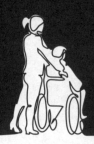

제 3 부
요양 보호와 생활 지원 예상문제

1장
의사소통과 정서 지원

01 의사소통을 하는 데 영향을 미치는 요소 중 가장 중요한 것은?

① 얼굴 표정　　② 말의 속도
③ 목소리의 크기　④ 말의 내용
⑤ 신체적 거리

> **해설** 의사소통에 영향을 미치는 요소 순서
> 비언어적 요소(시각 요소-얼굴 표정) → 청각적 요소(음성) → 언어적 요소(말의 내용)

02 언어적 의사소통으로 옳은 것은?

① 얼굴 표정　　② 눈 맞춤
③ 말하기　　　④ 어조
⑤ 자세

> **해설** 비언어적 의사소통 기법
> 눈 맞춤, 얼굴 표정,자세, 어조, 옷차림과 외양

03 비언어적 의사소통 시 요양보호사의 자세로 옳은 것은?

① 시선을 한 곳에 고정한다.
② 대상자를 향해 약간 기울인 자세
③ 희미한 미소

④ 습관적인 머리 끄덕임
⑤ 너무 긴 침묵

> **해설** 비언어적 의사소통
> 용모, 자세, 침묵, 말투, 얼굴 표정, 손짓, 눈짓, 몸짓, 목소리 크기, 씰룩거림, 으쓱거림, 웃음소리 크기, 눈물 등

04 대상자와 대화 시 비언어적 의사소통의 기법으로 옳은 것은?

① 입을 꼭 다문다.
② 들뜬 듯한 목소리로 말한다.
③ 간간히 온화한 미소를 짓는다.
④ 대상자보다 눈높이를 낮게 한다.
⑤ 팔짱을 끼고 앉는 자세를 취한다.

> **해설**
> •자연스럽고 여유 있는 입 모양, 크지 않은 온화한 목소리로 말한다.
> •대상자와 같은 눈높이에서 팔과 손을 자연스럽게 놓고 적절한 자세를 취한다.

05 대상자와 의사소통 시 효과적인 방법으로 옳은 것은?

① 듣기 전에 대답할 말을 미리 준비한다.
② 다른 사람과 비교하면서 설득한다.
③ 듣는 중간에 계속해서 조언한다.
④ 요양보호사의 경험을 근거로 대답한다.

⑤ 대상자의 말과 표정이 일치하는지 확인
한다.

> **해설**
> • 듣기 전에 대답할 말을 미리 준비하는 것은 효과적
> 인 듣기를 방해한다.
> • 충분히 듣지 않은 상태에서 조언하는 것은 효과적
> 인 듣기를 방해한다.

06 대상자와 성공적인 라포 형성의 방법으로 옳은 것은?

① 대상자를 형식적으로 대하기
② 대상자의 감정에 적합하게 반응하기
③ 요양보호사의 주관대로 이야기하기
④ 대상자의 말을 나 자신의 경험에 맞추기
⑤ 요양보호사 자신의 생각과 감정을 중심으로 표현하기

> **해설** 라포 형성
> '마음의 유대'라는 뜻으로 서로의 마음이 연결된 상태, 즉 서로 마음이 통하는 상태이다.

07 대상자와 효과적인 의사소통을 위한 경청의 방법으로 옳은 것은?

① 듣고 싶지 않은 말은 걸러서 듣는다.
② 대상자의 말을 나의 경험에 맞춘다.
③ 이해하기 어려울 때에는 대충 짐작하여 듣는다.
④ 상대방에게 잘 듣고 있음을 표현한다.
⑤ 대상자의 표정을 보고 의미를 짐작한다.

> **해설** 경청
> 다른 사람의 말을 주의 깊게 들으며 공감하는 능력이다.

08 대상자가 "여기저기 너무 아파. 갈수록 더 아픈 것 같아."라고 말할 때 공감적 대화로 옳은 것은?

① 저도 여기저기 아파요.
② 병원 가서 치료 받으세요.
③ 그 연세가 되면 다 아파요.
④ 약 잘 챙겨 드시면 좋아지실 거예요.
⑤ 건강하게 살고 싶은데 아프니까 많이 힘드시죠.

> **해설** 공감적 대화는 상대방의 말에 충분히 귀를 기울이고 그 말을 자신의 말로 요약해서 다시 반복해 주는 것이다.

09 다음 중 요양보호사의 공감적 대화로 옳은 것은?

> 대상자 : 전의 요양보호사는 일 그만두었어요? 그분이 일을 참 잘했었는데….
> 요양보호사 :(   )

① 그런 식으로 말씀하지 마세요. 부탁드립니다.
② 전에 계시던 분이 참 잘하셨나 봐요. 저도 열심히 할게요.
③ 제가 마음에 안 드시면 다른 분 소개시켜 드릴까요?
④ 그렇게 말씀하시니 기분이 안 좋네요. 서로 적응하면 나아질 거예요.
⑤ 일 그만둔 사람을 왜 찾으세요? 섭섭하네요.

> **해설** 공감적 대화는 상대방의 말에 충분히 귀를 기울이고 그 말을 자신의 말로 요약해서 다시 반복해 주는 것이다.

10 다음 중에서 나-전달법 의사소통으로 옳은 것은?

> 대상자와 관련된 중요한 전화를 기다리고 있는데 동료 요양보호사가 사적인 전화 통화를 계속하고 있다.

① 언제까지 기다려야 하나요?
② 사적인 전화는 본인 휴대폰으로 해 주세요.
③ 중요한 전화를 받아야하니 빨리 끊어 주세요.
④ 중요한 전화를 받지 못할까 조바심도 나고 걱정이 되네요.
⑤ 사적인 통화는 용건만 간단히 하세요.

> **해설** 나-전달법
> • 상대방을 비난하지 않고 상대방의 행동이 나에게 미친 영향에 초점을 맞추어 이야기하는 표현법이다.
> • 나-전달법으로 대화하면, 본인의 의사를 진솔하고 명확히 전달하게 되어 다른 사람과의 대화가 더 원활해진다.

11 실금을 한 대상자가 옷 갈아입는 것을 거부할 때 '나-전달법' 의사소통 방법으로 옳은 것은?

① 옷 갈아입는 것이 왜 싫으셔요?
② 제가 마음에 안 들어서 그러셔요?
③ 옷 갈아입으면 개운하실 거예요.
④ 계속 그러시면 냄새가 나서 사람들이 싫어해요.
⑤ 옷 갈아입지 않으시면 피부 발진이 생길까봐 걱정이 돼요.

> **해설** 10번 해설 참조

12 대상자와 의사소통 시 침묵을 사용하는 이유는?

① 대상자에게 생각을 정리할 시간을 주기 위해
② 대상자의 자존감을 높이기 위해
③ 요양보호사 생각을 주장하기 위해
④ 대상자에게 긴장감을 갖게 하기 위해
⑤ 대상자에게 신뢰감을 높이기 위해

> **해설** 때로는 침묵이 어떤 말보다 훨씬 중요하다. 침묵은 서로 생각을 정리하고 표현할 수 있는 기회를 준다.

13 대상자의 표현을 긍정도 비판 없이 있는 그대로 받아들이는 의사소통의 기술은?

① 공감하기   ② 경청하기
③ 수용하기   ④ 침묵하기
⑤ 말벗하기

> **해설** 대상자의 말에 충고나 답을 주는 것이 아니라 있는 그대로의 감정을 수용하면서 지지해야 한다.

14 다음 대상자와 대화 중 요양보호사의 반응에 해당되는 것은?

> 대상자 : 손자 생일선물을 사다주기로 약속했어요. 나를 좀 마트에 데려가 주어요.
> 요양보호사 : 손자가 아주 좋아하겠어요.

① 감정 공감   ② 적극적 청취
③ 존중과 관심   ④ 정보제공
⑤ 증상완화보조

해설 공감이란 상대방이 하는 말을 상대방 관점에서 이해하고 감정을 함께 느끼며 자신이 느낀 바를 전달하는 것을 의미한다.

15 대상자에게 좋은 '말벗'이 되기 위한 요양보호사의 태도로 옳은 것은?

① 대상자와 의존 관계를 형성한다.

② 대상자의 삶을 옳고 그름으로 판단한다.

③ 친해지면 가끔 반말을 한다.

④ 대상자의 기분이나 감정에 주의를 기울인다.

⑤ 대상자에 대한 좋고 싫은 감정을 솔직하게 표현한다.

해설 대상자의 삶을 '옳고 그름', '좋고 싫음'으로 판단하지 않고 차이와 다양성으로 이해하는 자세가 필요하다.

16 요양보호사가 대상자의 가족과 의사소통할 때 유의해야 할 사항으로 옳은 것은?

① 대상자에 대한 정보를 수시로 주고받는다.

② 가족과 대상자를 이끌어 가는 마음으로 대한다.

③ 의료진으로부터 받은 정보를 가족에게 전달하지 않는다.

④ 대상자의 대한 정보를 주관적으로 해석하여 가족에게 전달한다.

⑤ 대상자의 부정적인 느낌을 직설적으로 가족에게 전달한다.

해설
• 가족과 대상자를 함께 보조한다는 마음으로 대한다.
• 대상자의 부정적인 느낌을 직설적으로 하지 않는다.

17 노인성 난청이 있는 대상자와 의사소통하는 방법으로 옳은 것은?

① 조명이 어두운 실내에서 대화한다.

② 신체 접촉을 하지 않는다.

③ 대상자의 등 뒤에서 큰소리로 말한다.

④ 의사소통을 위한 정보 제공 시간을 짧게 한다.

⑤ 보청기의 전원 스위치가 작동하는지 확인한다.

해설 노인성 난청
퇴행성 변화로 인해 생기는 청각 기능의 저하이다.

18 노인성 난청 대상자와 대화하는 방법으로 옳은 것은?

① 굳은 표정으로 차분하게 말한다.

② 입 모양을 작게 해서 말한다.

③ 말의 의미를 이해할 때까지 반복해서 설명한다.

④ 보청기의 입력은 낮게 출력은 높게 한다.

⑤ 대상자의 옆에서 큰 소리로 이야기한다.

해설
• 입 모양으로 이야기를 알 수 있도록 입을 크게 벌리며 정확하게 말한다.
• 보청기의 입력은 크게 출력은 낮게 조절한다.

19 시각 장애 대상자와 의사소통하는 방법으로 옳은 것은?

① 사물의 위치를 시계 방향으로 설명한다.

② 요양보호사를 중심으로 오른쪽, 왼쪽을 설명한다.

③ 대상자와 눈이 마주쳤을 때 대화를 시도한다.
④ 여기, 이쪽 등으로 정확히 방향을 제시해 준다.
⑤ 대상자가 먼저 말을 건네고 악수할 때까지 기다린다.

> **해설** 시각 장애 대상자
> • 형태나 색상의 파악이 어려워 촉각, 후각 등에 의지해 대상물을 인지한다.
> • 대상자를 중심으로 오른쪽, 왼쪽을 설명한다.

20 시각 장애 대상자와 대화하는 방법으로 옳은 것은?

① 대상자 뒤에서 이야기한다.
② 몸짓, 얼굴 표정 등으로 내용을 전달한다.
③ 조금 빠르게 이야기한다.
④ 대상자를 만나면 신체 접촉 전에 먼저 말을 건네어 알게 한다.
⑤ 이미지 전달하기 어려운 형태나 사물은 촉각보다는 말을 사용하여 이해시킨다.

> **해설**
> • 대상자를 만나면 먼저 말을 건네고 악수를 청하고 헤어질 때도 먼저 말을 건넨다.
> • 이미지 전달하기 어려운 형태나 사물은 촉각으로 이해시킨다.

21 언어 장애가 있는 대상자와 의사소통 하는 방법은?

① 빠르게 반복하여 말한다.
② 비언어적 의사소통은 피한다.

③ 그림판, 문자판은 사용하지 않는다.
④ 대상자의 말이 끝나기도 전에 답변한다.
⑤ 이해가 된 경우에는 예, 아니요 등으로 짧게 대답한다.

> **해설**
> • 비언어적 의사소통으로 표현하게 한다.
> • 실물, 그림판, 문자판 등을 이용한다.

22 알아듣기는 해도 말로 표현이 어려운 대상자와 의사소통 하는 방법은?

① 귀에 대고 천천히 또박또박 말한다.
② 몸짓, 얼굴 표정 등으로 이야기 전달을 돕는다.
③ 그림판, 문자판을 이용한다.
④ 날짜, 달력, 시계 등을 자주 인식시킨다.
⑤ 말이 끝나기 전에 짐작하여 답변한다.

> **해설**
> • 얼굴과 눈을 응시하며 천천히 말한다.
> • 알아듣고 이해가 된 경우에는 예, 아니요 등으로 짧게 대답한다.

23 상대방의 말을 쉽게 이해하지 못하는 대상자와 대화하는 방법으로 옳은 것은?

① 긴 문장으로 설명한다.
② 실물, 그림을 이용하여 설명한다.
③ 빠르게 반복하여 말한다.
④ 작은 소리로 다정하게 말한다.
⑤ 친근감 있게 반말을 사용하여 말한다.

해설
- 어려운 표현을 사용하지 않고 짧은 문장으로 천천히 이야기한다.
- 몸짓, 손짓을 이용해 천천히 상대의 속도에 맞추어 이야기한다.

해설
- 명확하고 간단하게 단계적으로 반복 제시한다.
- 주의력에 영향을 주는 환경적 자극을 최대한 줄인다.

24 다음과 같은 방법으로 의사소통해야 하는 대상자는?

> - 대상자와 눈을 맞춘다.
> - 단순한 활동을 먼저 제시한다.
> - 환경적 자극을 최대한 줄인다.
> - 메시지를 천천히 조용히 반복한다.

① 시각 장애 대상자
② 언어 장애 대상자
③ 주의력결핍 장애 대상자
④ 이해력 장애 대상자
⑤ 지남력 장애 대상자

해설 주의력결핍 장애
주의가 산만하고 활동량이 많으며, 충동성과 학습 장애를 보이는 정신적증후군이다.

25 주의력 장애가 있는 대상자와 의사소통하는 방법으로 옳은 것은?

① 긴 문장으로 천천히 말한다.
② 한 번에 여러 가지 내용을 말한다.
③ 빠르게 여러 번 반복해서 말한다.
④ 환경적 자극을 증가시킨다.
⑤ 구체적이고 익숙한 사물에 대하여 말한다.

26 치매로 인한 지남력 장애가 있는 대상자와 의사소통하는 방법으로 옳은 것은?

① 질문할 내용에 대해 다양한 정보를 준다.
② 대상자의 이름과 존칭을 함께 사용한다.
③ 대상자를 일관성 없이 대한다.
④ 사람, 시간, 장소를 자주 바꾼다.
⑤ 모든 물품을 색상으로 구분시킨다.

해설
- 시간, 장소, 사람, 날짜, 달력, 시계 등을 자주 인식시킨다.
- 모든 이름에 이름표를 붙이고 주의 사항을 문서화 시킨다.

27 노인의 여가 활동 중 사교오락 활동에 해당하는 것은?

① TV보기　　② 책읽기
③ 음악회　　④ 텃밭 가꾸기
⑤ 악기연주

해설 사교오락 활동
영화, 연극, 음악회, 전시회, 노래교실

28 다음의 여가 활동 유형 중 자기계발 활동에 해당하는 것은?

① TV보기　　　　② 가벼운 산책
③ 음악회　　　　④ 그림그리기
⑤ 가족소풍

> **해설** 자기계발 활동
>
> 책읽기, 서예교실, 독서교실, 그림그리기, 시낭송, 악기연주, 백일장, 판소리교실

29 다음의 여가 활동 유형 중 소일 활동에 해당하는 것은?

① TV보기　　　　② 가벼운 산책
③ 음악회　　　　④ 그림그리기
⑤ 가족소풍

> **해설** 소일 활동
>
> 텃밭 야채 가꾸기, 식물 가꾸기, TV보기, 신문보기, 종이접기, 퍼즐놀이

30 서예교실, 책읽기를 하고 있는 노인 대상자의 여가 활동 유형은?

① 운동 활동　　　② 자기계발 활동
③ 소일 활동　　　④ 사교 오락 활동
⑤ 가족 중심 활동

> **해설** 자기계발 활동
>
> 책읽기, 서예교실, 독서교실, 그림그리기, 시낭송, 악기연주, 백일장, 판소리교실

31 아침에 약수터로 산책 다니는 여가 활동 유형은?

① 운동 활동
② 자기계발 활동
③ 소일 활동
④ 사교 오락 활동
⑤ 가족 중심 활동

> **해설** 운동 활동 - 체조, 걷기, 산책

32 다음에서 설명하는 여가 활동 유형은?

> 텃밭 야채 가꾸기, 식물 가꾸기, 신문보기, TV보기, 퍼즐놀이

① 운동 활동
② 자기계발 활동
③ 소일 활동
④ 사교 오락 활동
⑤ 가족 중심 활동

> **해설** 소일 활동
>
> 텃밭 야채 가꾸기, 식물 가꾸기, TV보기, 신문보기, 종이접기, 퍼즐놀이

33 대상자의 상태에 따라 권장할 수 있는 여가 활동으로 옳은 것은?

① 거동이 불편한 대상자에게 그림을 그리게 한다.

② 우울증 대상자에게 조용히 책을 읽도록 한다.

③ 섬망 대상자에게 영화를 보게 한다.

④ 치매 대상자에게 처음 가 보는 길을 산책하게 한다.

⑤ 신체 기능 저하 대상자에게 등산을 하게 한다.

> **해설** 거동이 불편한 대상자를 위한 여가 활동은 어렵지 않고 흥미를 느낄 수 있는 것이 좋다.

2장

요양 보호 기록 및 업무 보고

01 다음 중 요양 보호 기록의 목적으로 옳은 것은?

① 서비스의 효과를 높이기 위해

② 전문가의 지시에 따르기 위해

③ 대상자의 건강 사정을 위해서

④ 대가를 지불받기 위해서

⑤ 요양 보호 서비스의 표준화에 기여하기 위해서

> **해설** 요양 보호 기록이란
>
> 요양보호사가 시설장 및 관련 전문가, 가족에게 대상자와 관련된 정보를 공유하고, 서로 협력하여 질 높은 요양 보호 서비스를 제공하기 위한 정형화된 기록이다.

02 요양보호사가 대상자에게 제공한 서비스 내용을 기록하는 이유는?

① 기록하는 습관 유지

② 전문가에게 중요한 정보 제공

③ 요양보호사에 대한 평가

④ 서비스의 중복성 유지

⑤ 가족에게 직접 급여 청구

> **해설** 요양 보호 기록의 목적
>
> 요양 보호 활동을 입증할 수 있다./질 높은 서비스를 제공하는 데 도움이 된다./서비스의 연속성을 유지할 수 있다./전문가와 업무협조 및 의사소통을 원활히 할 수 있다./지도, 관리를 받는 데 도움이 된다./대상자 및 가족과의 정보를 공유한다./요양 보호 서비스의 표준화에 기여한다./요양보호사의 책임성을 재고한다.

03 요양보호사가 대상자에게 제공한 서비스 내용을 기록하는 이유는?

① 요양 기간 연장
② 대상자의 사생활 공유
③ 요양보호사의 느낌 반영
④ 서비스 활동에 대한 입증
⑤ 요양보호사 간의 경쟁 유도

해설 2번 해설 참고

04 요양보호사가 대상자에게 제공한 서비스의 내용과 시간, 특이 사항을 기록하는 것은?

① 장기 요양 급여 제공기록지
② 업무일지
③ 상태기록지
④ 인수인계서
⑤ 상담일지

해설 장기 요양 급여 제공기록지
요양보호사가 대상자에게 제공한 서비스의 내용과 시간, 특이 사항을 기입한 것이다.

05 배설, 목욕, 식사 섭취, 수분 섭취, 체위 변경, 외출 등의 상태 및 제공 내용을 기록하는 것은?

① 욕구사정　　　② 방문일지
③ 상태기록지　　④ 상담일지
⑤ 인수인계서

해설 상태기록지
배설, 목욕, 식사 섭취, 수분 섭취, 체위 변경, 외출 등의 상태 및 제공 내용을 기록하는 것이다.

06 요양보호사가 퇴직, 휴직, 등으로 인하여 업무를 그만둘 때 직원 간의 업무 인수인계를 위해 기록하는 것은?

① 욕구사정　　　② 방문일지
③ 상태기록지　　④ 상담일지
⑤ 인수인계서

해설 인수인계서
요양보호사가 퇴직, 휴직 등으로 인하여 업무를 그만둘 때 직원간의 업무 인수인계가 이루어지기 위한 기록이다.

07 요양보호사의 업무 기록 원칙으로 옳은 것은?

① 기록을 미루지 않고 그때그때 신속하게 작성한다.
② 서비스 결과를 중심으로 기록한다.
③ 비공식 용어를 포함하여 자세히 기록한다.
④ 기록의 초점이 분명하도록 장황하고 길게 기록한다.
⑤ 애매한 표현을 사용하여 기록한다.

해설 요양 보호 기록의 원칙
사실을 있는 그대로 기록한다./육하원칙을 바탕으로 기록한다./서비스의 과정과 결과를 정확하게 기록한다./기록은 미루지 않고 그때그때 신속하게 작성한다./공식화된 용어를 사용한다./간단명료하게 기록한다./기록자를 명확하게 한다./애매한 표현을 피하고 구체적으로 기록한다.

08 요양보호사의 업무 기록 방법으로 옳은 것은?

① 기록은 길고 자세하게 한다.
② 기록은 모아서 한꺼번에 한다.
③ 요양보호사의 판단 기준으로 작성한다.

④ 요양 보호 서비스의 내용을 정확히 기록한다.

⑤ 주관적 판단에 근거하여 작성한다.

> **해설** 7번 해설 참조

09 요양보호사가 관찰한 내용을 기록한 방법으로 옳은 것은?

① 대상자가 식사를 많이 했다.

② 대상자가 오전 11시, 오후 1시 묽은 변을 2회 보았다.

③ 대상자가 오랜만에 산책을 했다.

④ 대상자가 며칠 전부터 기침을 한다.

⑤ 대상자 엉덩이에 욕창이 많이 발생하였다.

> **해설** 7번 해설 참조

10 요양 보호 기록 시 주의 사항으로 옳은 것은?

① 개인 정보는 제3자에게 노출할 수 있다.

② 업무상 알게 된 정보는 외부에 유출할 수 있다.

③ 대상자의 동의 없이 개인 정보를 수집할 수 있다.

④ 기록은 반드시 잠금장치가 되어 있는 장소에 보관한다.

⑤ 대상자의 기록은 누구나 열람할 수 있다.

> **해설** 요양 보호 기록 시 주의 사항
> 1. 개인정보 보호 2. 비밀 유지 3. 사생활 존중

11 장기요양급여 제공기록지에 기재되지 않는 것은?

① 장기요양 유효기간

② 장기요양 등급

③ 서비스 시작시간 및 종료시간

④ 장기요양 인정번호

⑤ 장기요양 기관명

> **해설** 장기요양 급여 제공기록지 - 요양보호사가 대상자에게 제공한 서비스의 내용과 시간, 특이사항을 기입한 것이다. 장기요양 유효기간은 기재되어 있지 않다.

12 업무 보고의 중요성으로 옳은 것은?

① 대상자의 변화 상태를 책임지지 않아도 된다.

② 시설장과의 관계가 친밀해진다.

③ 대상자의 질병을 치료할 수 있다.

④ 업무 성과를 평가받을 수 있다.

⑤ 사고 대응을 신속하게 할 수 있다.

> **해설**
> • 보다 나은 요양 보호 서비스를 제공할 수 있다.
> • 타 전문직과의 협조 및 의사소통을 원활히 할 수 있다.
> • 사고 대응을 신속하게 할 수 있으며, 피해를 최소한으로 할 수 있다.

13 요양보호사가 업무 수행 후 보고할 때 유의해야 할 사항은?

① 모든 보고는 구두로 한다.

② 보고한 문서는 개인이 보관한다.

③ 보고 내용이 중복되지 않도록 한다.

④ 여유를 가지고 한꺼번에 모아서 보고한다.
⑤ 주관적 판단에 근거하여 보고한다.

해설 업무 보고 원칙
객관적인 사실을 보고한다./육하원칙에 따라 보고한다./신속하게 보고한다./보고 내용이 중복되지 않도록 한다.

14 요양보호사가 업무 수행 후 보고할 때 유의해야 할 사항은?

① 중요한 내용은 반복해서 보고한다.
② 요양 보호 업무를 모두 마치고 천천히 보고한다.
③ 업무를 잘못 수행했을 때에는 해결 후 보고한다.
④ 업무 중 느낀 점을 정확하게 기록하여 보고한다.
⑤ 예기치 못한 사고 시 시설장에게 보고한다.

해설 13번 해설 참조

15 다음 중 업무 보고 시기로 맞지 않은 것은?

① 대상자의 상태에 변화가 있을 때
② 계획된 서비스를 수행할 때
③ 새로운 정보를 파악했을 때
④ 업무를 잘못 수행했을 때
⑤ 사고가 발생 했을 때

해설 업무 보고 시기
대상자의 상태에 변화가 있을 때/서비스의 추가 및 변경이 필요할 때/새로운 정보를 파악했을 때/업무상 새로운 방법을 찾았을 때/업무를 잘못 수행했을 때/사고가 발생했을 때

16 다음 중 요양 보호 업무 시 시설장에게 꼭 보고해야 할 사항은?

① 현관문이 고장 났을 때
② 공과금 고지서를 발견했을 때
③ 대상자의 가족이 방문 할 때
④ 대상자가 당뇨를 진단받게 되었을 때
⑤ 대상자가 자녀 세탁을 요구할 때

해설 15번 해설 참조

17 요양보호사가 근무 중 대상자와 관련하여 상황이 급하거나 사안이 가벼울 때 적절한 업무 보고는?

① 구두 보고   ② 서면 보고
③ 전산망 보고   ④ 주간 보고
⑤ 월간 보고

해설
• 업무 보고 형식으로 구두 보고, 서면 보고, 전산망 보고가 있다.
• 구두 보고는 상황이 급하거나 사안이 가벼울 때, 일상 업무의 사전 보고, 서면 보고의 사전 보고 시에 한다.

18 다음과 같은 경우에 해당하는 업무 보고 형식은?

• 정확성을 필요로 할 때
• 자료를 보존할 필요가 있을 때
• 정기 보고

① 구두 보고   ② 서면 보고
③ 전산망 보고   ④ 수시 보고
⑤ 사전 보고

해설 서면 보고

정확성을 필요로 할 때, 자료를 보존할 필요가 있을 때, 정기 보고 시에 주로 한다.

19 대상자의 상황과 제공되는 서비스의 질을 점검하고 평가하여 대상자욕구에 맞는 서비스를 제공하기 위한 회의는?

① 업무 보고 회의 　② 사례 회의
③ 월례 회의 　④ 직원 회의
⑤ 장기 요양 회의

해설 사례 회의

대상자의 상황과 제공되는 서비스의 질에 대해 점검하고 평가하여 대상자 욕구에 맞는 서비스를 제공하기 위한 회의다.

20 다음에서 설명하는 회의는?

• 요양보호사들이 정보와 경험을 서로 공유한다.
• 요양보호사들에게 업무에 관련된 정보와 업무 준수 사항을 전달한다.
• 요양보호사들의 애로 사항을 듣기 위해 개최한다.

① 업무 보고 회의 　② 사례 회의
③ 월례 회의 　④ 직원 회의
⑤ 장기 요양 회의

해설 월례 회의

요양보호사들이 정보와 경험을 서로 공유하고 장기 요양 기관이 요양보호사들의 애로 사항을 듣기위해 개최하는 회의를 말한다.

3장
신체 활동 지원

01 다음 중 대상자 중심 요양 보호의 원칙으로 옳은 것은?

① 대상자에게 부정적 인식을 갖지 않는다.
② 대상자가 졸고 있을 때는 몸을 두드려 깨우고 말을 시킨다.
③ 대상자가 아무 말도 안 하고 있으면 말을 걸지 않는다.
④ 대상자를 만질 경우 손가락만을 이용하여 잡도록 한다.
⑤ 대상자가 느리게 움직이면 부축하여 빨리 움직이게 한다.

해설

• 대상자가 졸고 있을 때는 침대판을 두드려 깨운 뒤 말을 시킨다.
• 대상자를 만질 경우 대상자의 피부와 넓은 면적이 닿게 만져야 한다.

02 섭취 요양 보호의 일반적 원칙으로 옳은 것은?

① 대상자의 식사 습관과 소화 능력을 고려하지 않는다.
② 사례, 구토, 청색증이 있는지 주의 깊게 관찰한다.
③ 식사 방법, 식사 속도는 요양보호사에게 맞춘다.
④ 식사 중에 주변 환경을 청결히 정리한다.
⑤ 대상자가 느리게 행동하면 요양보호사가 먹여 준다.

03 노인에게 영양 부족을 초래하는 위험 요인으로 옳은 것은?

① 경제적 여유
② 안정된 심리 상태
③ 신체적 건강
④ 오심, 연하 곤란
⑤ 식욕 증가

04 노인에게 영양 부족을 확인할 수 있는 지표로 옳은 것은?

① 체중 증가
② 약물 사용
③ 상처 회복 지연
④ 사회적 고립
⑤ 급성 또는 만성 질환

05 아주 잘게 썰어도 삼키기 힘든 대상자에게 제공하는 식이의 종류는?

① 일반식
② 잘게 썬 음식
③ 갈아서 만든 음식
④ 경구 유동식
⑤ 경관 유동식

06 다음 중 대상자가 연하 능력이 없고 의식 장애가 있을 때 비위관을 통하여 제공하는 식이의 종류는?

① 일반식
② 잘게 썬 음식
③ 갈아서 만든 음식
④ 경구 유동식
⑤ 경관 유동식

07 대상자가 식탁에 앉아 식사를 할 때 올바른 자세는?

① 식탁의 높이는 의자에 앉았을 때 가슴의 높이로 한다.
② 의자의 높이는 발바닥이 바닥에 닿지 않는 것이 좋다.
③ 의자에 앉을 때는 걸터앉은 자세가 좋다.
④ 팔 받침이 없는 의자가 좋다.

⑤ 휠체어에 앉을 때는 식탁 가까이 붙이고 앉게 한다.

> **해설**
> • 식탁의 높이는 의자에 앉았을 때 배꼽의 높이로 하고 의자의 높이는 발바닥이 바닥에 닿을 수 있게 한다.
> • 의자는 팔 받침이 있는 의자가 좋고 앉을 때는 안쪽 깊숙이 앉은 자세가 좋다.

08 편마비 대상자가 침대에서 식사를 할 때 올바른 자세는?

① 건강한 쪽을 위로 하여 약간 옆으로 누운 자세로 한다.

② 건강한 쪽에 베개나 쿠션을 넣어 지지해 준다.

③ 의자에 앉을 수 없는 대상자는 가능한 한 침대 머리를 낮춘다.

④ 건강한 쪽을 밑으로 하여 약간 옆으로 누운 자세로 한다.

⑤ 음식을 먹을 때 삼키기 쉽도록 머리를 들고 턱을 들어 준다.

> **해설**
> • 건강한 쪽을 밑으로 하여 약간 옆으로 누운 자세로 한다.
> • 음식을 먹을 때 삼키기 쉽도록 머리를 숙이고 턱을 당기는 자세로 들어 준다.

09 왼쪽 편마비 대상자의 식사를 돕는 방법으로 옳은 것은?

① 오른쪽을 밑으로 하여 약간 옆으로 누운 자세로 한다.

② 대상자의 오른쪽에 베개나 쿠션을 넣어 지지해 준다.

③ 반듯이 누운 상태에서 천천히 음식을 제공한다.

④ 식사 도중 사레가 들리면 물을 마시도록 한다.

⑤ 식사 후 오른쪽 뺨 부위에 음식물이 남았는지 확인한다.

> **해설**
> • 식사 도중 사레가 들리면 식사를 중단하고 즉시 시설장이나 관리 책임자에게 알려야 한다.
> • 식사 후 마비된 쪽(왼쪽) 뺨 부위에 음식물이 남았는지 확인한다.

10 식욕이 없는 대상자의 식사를 돕는 방법으로 옳은 것은?

① 식사 전에 수면을 취하게 한다.

② 식사 전에 몸을 움직이게 한다.

③ 식사 전에 가벼운 과자류를 제공한다.

④ 음식을 미지근하게 준비한다.

⑤ 조명을 어둡게 하여 편안한 분위기를 제공한다.

> **해설** 식사 전에 몸을 움직이거나 잠시 밖에 나가서 맑은 공기를 마시면 기분이 좋아지고 식욕이 증진된다.

11 입맛이 없다며 식사를 거부하는 대상자의 식욕을 증진하는 방법은?

① 간식을 수시로 제공한다.

② 국에 밥을 말아 제공한다.

③ 국을 미지근하게 제공한다.

④ 색깔이 다양한 반찬을 제공한다.

⑤ 큰 그릇에 음식을 가득 담아 제공한다.

> **해설** 입맛이 없는 경우에는 다양한 음식을 조금씩 준비하여 반찬의 색깔을 보기 좋게 담아내 식욕을 돋운다.

12 대상자에게 음식을 제공할 때 숟가락 사용하는 방법으로 옳은 것은?

① 숟가락 끝부분을 입술 옆쪽에 대고 숟가락 손잡이를 약간 올려서 먹인다.

② 숟가락 끝부분을 입술 중앙에 대고 숟가락 손잡이를 약간 올려서 먹인다.

③ 숟가락 끝부분을 입술 옆쪽에 대고 숟가락 손잡이를 약간 내려서 먹인다.

④ 숟가락 끝부분을 입술 옆쪽에 대고 숟가락 손잡이를 많이 내려서 먹인다.

⑤ 숟가락 끝부분을 입속 중앙에 대고 숟가락 손잡이를 약간 올려서 먹인다.

> **해설** 숟가락 끝부분을 입술 옆쪽에 대고 숟가락 손잡이를 머리 쪽으로 약간 올려서 음식을 먹인다.

13 음식물을 삼키기 힘들어 하는 대상자를 돕는 방법으로 옳은 것은?

① 음식을 먹을 때 삼키기 쉽도록 턱을 들고 식사를 제공한다.

② 대상자가 원하는 만큼의 양을 입에 넣어 준다.

③ 완전히 삼켰는지 확인한 후 음식을 제공한다.

④ 천천히 식사하도록 자주 질문을 한다.

⑤ 신맛이 있는 음식을 제공한다.

> **해설** 편마비가 있는 대상자는 음식을 삼키기 어려워하므로 식사하는 동안 더욱 주의한다.

14 사레가 걸리지 않게 대상자를 돕는 방법으로 옳은 것은?

① 수분이 적은 음식을 제공한다.

② 상체를 숙여서 턱을 당기는 자세로 음식을 먹도록 한다.

③ 위와 가슴을 압박하는 음식을 준비한다.

④ 입안에 음식물이 있어도 계속 준다.

⑤ 식사 중에 자주 질문을 한다.

> **해설** 사레가 걸리지 않게 대상자를 돕는 방법
> 가능하면 앉아서 상체를 숙여서 턱을 당기는 자세로 음식을 먹도록 한다.

15 편마비 대상자의 식사를 도울 때 신맛이 강한 음식을 제한해야 하는 가장 중요한 이유는?

① 음식물이 역류되어 구토할 수 있으므로

② 장운동이 촉진되어 설사할 수 있으므로

③ 강한 신맛이 식욕을 감소시킬 수 있으므로

④ 침이 많이 나와 사레가 발생할 수 있으므로

⑤ 수분 흡수가 감소되어 변비가 생길 수 있으므로

> **해설** 수분이 적은 음식은 삼키기 어렵고, 신맛이 강한 음식은 침을 많이 나오게 하여 사레들릴 수 있으니 주의한다.

16 연하 곤란 대상자에게 음식을 제공 시 주의해서 관찰할 사항은?

① 청색증 ② 부종
③ 탈수 ④ 경련
⑤ 변비

> **해설** 연하 곤란 대상자
> • 음식물이나 물을 삼키려 할 때 곤란해하거나 힘들어지는 현상
> • 사레, 구토, 청색증이 있는지 주의 깊게 관찰한다.

17 다음 중 사레에 걸리기 쉬운 대상자가 주의해야 할 과일은?

① 배 ② 참외
③ 수박 ④ 바나나
⑤ 자두

> **해설** 신맛이 강한 음식은 침을 많이 나오게 하여 사레들릴 수 있으니 주의한다.

18 다음 중 경관 영양을 해야 하는 대상자는?

① 식사를 거부하는 대상자
② 영양 공급이 충분한 대상자
③ 의식이 없거나 혼수상태에 빠진 대상자
④ 의치를 착용하고 있는 대상자
⑤ 편식하는 대상자

> **해설** 경관 영양을 해야 하는 경우
> 대상자가 의식이 없거나 혼수상태에 빠진 경우, 얼굴, 목 머리 부위에 부상이나 수술 또는 마비가 있을 때, 삼키기 힘들 때

19 경관 영양을 하는 대상자를 돕는 방법으로 옳은 것은?

① 의식이 없는 경우에만 비위관을 통해 영양을 공급한다.
② 고농도의 진한 영양액을 준비 한다.
③ 비위관이 막히거나 혼탁할 경우 세척을 위해 빼낸다.
④ 비위관이 빠지면 즉시 밀어 넣는다.
⑤ 새거나 역류하면 비위관이 열려 있는지 확인한다.

> **해설**
> • 너무 진한 농도의 영양을 주입하거나 너무 빠르게 주입하면, 설사나 탈수를 유발할 수 있다.
> • 비위관이 빠지거나 막히고 혼탁할 경우 비위관을 잠근 후 시설장이나 관리 책임자에게 알려야 한다.

20 경관 영양을 하는 대상자를 돕는 방법으로 옳은 것은?

① 영양액을 뜨겁게 준비한다.
② 대상자의 침상 머리를 올린다.
③ 영양액 주머니는 대상자의 위장 높이와 같은 위치에 건다.
④ 영양액 주머니는 하루에 한 번 깨끗이 씻어 말린다.
⑤ 영양액이 새거나 역류하면 즉시 제거한다.

> **해설**
> • 영양액이 중력에 의해 들어가도록 영양액 주머니는 대상자의 위장보다 높은 위치에 건다.
> • 영양액 주머니는 매번 깨끗이 씻어 말린 후 사용한다.

21 의식이 없는 대상자에게 경관 영양을 돕는 방법으로 옳은 것은?

① 청색증이 나타나면 천천히 주입한다.

② 영양액 주입 후 알코올 솜으로 입안을 닦아 준다.

③ 영양액 보충을 위해 진한농축액을 제공한다.

④ 식사의 시작과 끝을 알려 준다.

⑤ 영양액이 역류하면 영양 주머니를 높여 준다.

> **해설**
> • 청색증이 나타나면 비위관을 잠근 후 즉시 시설장이나 관리 책임자에게 알려야 한다.
> • 경관 영양 대상자는 입안을 자주 청결히 하고, 입술 보호제를 발라 준다.

22 경관 영양액 주입 시 대상자가 구토를 할 때 가장 먼저 해야 하는 행동은?

① 비위관을 잠근다.

② 영양액을 교체한다.

③ 비위관을 밀어 넣는다.

④ 비위관을 즉시 제거한다.

⑤ 영양액 주입 속도를 줄인다.

> **해설** 비위관을 잠근 후 즉시 시설장이나 관리 책임자에게 알려야 한다.

23 영양액 주입이 빠르거나 고농도의 영양을 주입할 때 나타날 수 있는 증상은?

① 설사   ② 변비

③ 혈변   ④ 지방변

⑤ 단백뇨

> **해설** 너무 진한 농도의 영양을 주입하거나 너무 빠르게 주입하면, 설사나 탈수를 유발할 수 있다.

24 배설 돕기의 일반적 원칙으로 옳은 것은?

① 편안하게 배설하도록 배려하여 준다.

② 배설물은 하루에 한 번 모아서 치운다.

③ 전적으로 도와준다.

④ 항문은 뒤에서 앞으로 닦는다.

⑤ 배설물은 관찰하지 않고 버린다.

> **해설**
> • 배설물은 잘 관찰하고 오래 두지 말고 바로 깨끗이 치운다.
> • 항문은 앞에서 뒤로 닦는다.

25 다음 중 대상자의 배설 요구 표현으로 볼 수 있는 것은?

① 손을 자주 입으로 가져가는 행위

② 안절부절못하며 허리를 들썩이는 행위

③ 음식을 거절하는 행위

④ 얼굴 표정이 편안한 행위

⑤ 윗옷을 벗으려고 하는 행위

> **해설** 배설 요구의 비언어적 표현
> 끙끙거림/안절부절못함/손으로 배 또는 엉덩이를 가리킴/얼굴 표정이 일그러짐/허리를 들썩임/바지를 내리려고 함 등

26 대상자가 배설할 때 배설 전에 관찰해야 할 내용은?

① 하복부 팽만   ② 통증

③ 불편함   ④ 배뇨 어려움

⑤ 불안정도

해설 배설 전 관찰 내용
요의나 변의 유무, 하복부 팽만, 이전 배설과의 간격, 배설 억제

27 대상자가 배설할 때 배설 중에 관찰해야 할 내용은?

① 배설 시간　　② 통증
③ 요의, 변의 유무　④ 배설량
⑤ 잔변감

해설 배설 중 관찰 내용
통증, 불편함, 불안 정도, 배변 어려움, 배뇨 어려움

28 대상자가 배설할 때 배설 후에 관찰해야 할 내용은?

① 하복부 팽만
② 이전 배설과의 간격
③ 색깔, 혼탁 여부
④ 배뇨 어려움
⑤ 불안 정도

해설 배설 후 관찰 내용
색깔, 혼탁 여부, 배설 시간, 잔뇨감, 잔변감, 배설량

29 대상자의 화장실 이용을 돕는 방법으로 옳은 것은?

① 프라이버시를 배려하여 혼자 가게 한다.
② 요양보호사가 최대한 도와준다.
③ 화장실 바닥에 물기가 있도록 한다.
④ 대상자가 침대에서 휠체어로 이동 시 잠금 장치를 걸어 둔다.

⑤ 화장실 조명을 어둡게 한다.

해설 화장실은 조명을 밝게 하고 바닥에 물기가 없도록 한다.

30 혼자서 걸을 수 있는 대상자가 화장실을 이용할 때 낙상 위험을 줄이는 방법으로 옳은 것은?

① 화장실의 문턱을 낮추어 준다.
② 처음부터 끝까지 돕는다.
③ 화장실 바닥에 작은 깔개를 깔아 둔다.
④ 변기 옆에 손잡이를 설치하여 잡도록 한다.
⑤ 이동 변기를 가져다준다.

해설
• 화장실의 문턱은 없어야 한다.
• 불필요한 물건이나 발에 걸려 넘어질 우려가 있는 물건을 치운다.

31 대상자가 화장실에서 배변한 후 요양보호사의 도움받기를 꺼릴 때 대처 방법은?

① 조명을 어둡게 한다.
② 음악을 크게 틀어 준다.
③ 혼자 있게 하고 요양보호사는 다른 업무를 한다.
④ 대상자 안전을 위해 요양보호사가 반드시 뒤처리를 해 준다.
⑤ 할 수 있는 부분은 스스로 하도록 기다려 준다.

해설 항상 대상자를 관찰하고 손 뻗으면 닿을 수 있는 위치에 있다가 필요하면 즉각 낙상 사고에 대비한다.

32 대상자가 휠체어 사용 시 화장실 이용을 돕는 방법으로 옳은 것은?

① 침대에 최대한 멀리 휠체어를 놓는다.
② 휠체어를 마비된 쪽에 30~45° 비스듬히 붙인다.
③ 대상자를 일으켰을 때 어지러움을 호소하는지 확인한다.
④ 휠체어에 걸터앉힌다.
⑤ 대상자가 배설이 끝날 때까지 바로 옆에서 기다린다.

> **해설**
> • 휠체어를 건강한 쪽에 30~45° 비스듬히 붙인다.
> • 휠체어에 깊숙이 앉힌다.

33 침상에서 허리를 들어 올릴 수 있으나 앉을 수는 없는 대상자가 변의를 호소할 때, 이용할 수 있는 가장 적절한 물품은?

① 휠체어   ② 기저귀
③ 소변기   ④ 간이 변기
⑤ 이동 변기

> **해설** 간이 변기는 이동이 불편한 대상자가 침대 등에서 용변을 해결하기 위해 사용된다.

34 침상 배설 돕기에 대한 설명 중 알맞은 것은?

① 냄새를 없애기 위해 문을 열어 놓는다.
② 배에 힘을 주기 쉽도록 침대를 올려 준다.
③ 변기는 차게 해서 사용한다.
④ 편안하게 배변할 수 있도록 TV나 음악은 꺼 둔다.
⑤ 배변 후 뒤에서 앞쪽으로 닦아 준다.

> **해설**
> • 편안한 배설을 위해 불필요한 노출을 방지한다.
> • 변기는 따뜻하게 데워서 사용한다.

35 대상자의 침상 배설을 돕는 방법으로 옳은 것은?

① 차가운 변기를 대 주어 변의를 자극한다.
② 편안한 배설을 위해 최대한 노출을 한다.
③ 다리를 똑바로 편 상태에서 둔부를 들어 방수포를 깔아 준다.
④ 대상자의 무릎 밑에 한 손을 넣고 변기를 둔부로 밀어 넣는다.
⑤ 배설 시 소리 나는 것을 방지하기 위해 변기 안에 휴지를 깔아 준다.

> **해설**
> • 무릎을 세운 상태에서 둔부를 들어 방수포를 깔아 준다.
> • 대상자의 허리 밑에 한 손을 넣고 변기를 둔부로 밀어 넣는다.

36 대상자의 침상 배변을 돕는 방법으로 옳은 것은?

① 복부 마사지를 제공하여 장운동을 돕는다.
② 배에 힘을 주기 쉽도록 침대 머리를 낮추어 준다.
③ 배변이 어려우면 변의가 생길 때 까지 변기를 대어 준다.
④ 배변 후 항문에서 요도 쪽으로 닦아 준다.
⑤ 대변에 피가 섞여 있으면 즉시 버리고 기록한다.

해설
- 배에 힘을 주기 쉽도록 침대 머리를 올려 준다.
- 배변이 어려우면 복부 마사지를 제공하여 장운동을 돕는다.

37 변기를 따뜻하게 해서 사용하는 이유는?

① 피부를 수축시키기 위해
② 항문 괄약근을 이완시키기 위해
③ 요실금을 예방하기 위해
④ 치질을 예방하기 위해
⑤ 감염을 예방하기 위해

해설 차가운 변기가 바로 피부에 닿았을 경우 피부와 근육이 수축하여 변의가 감소될 수 있다.

38 여성 대상자가 침상 배뇨를 할 때 소리로 인한 수치심을 덜 느끼도록 돕는 방법은?

① 스크린을 가려 준다.
② 무릎에 담요를 덮어 준다.
③ 변기에 물을 부어 놓는다.
④ 음악을 틀어 준다.
⑤ 허리를 받쳐 준다.

해설
- 편안하게 배변할 수 있도록 TV나 음악을 틀어 준다.
- 배설 시 소리 나는 것을 방지하기 위해 변기 안에 휴지를 깔아 준다.

39 배설이 어려울 때 미지근한 물을 항문이나 요도에 끼얹어 주는 이유는?

① 청결하게 하기 위해
② 냄새 제거를 위해
③ 요실금을 예방하기 위해
④ 괄약근을 이완시켜 변의를 자극하기 위해
⑤ 감염을 예방하기 위해

해설 미지근한 물을 항문이나 요도에 끼얹으면 괄약근과 주변 근육이 이완되면서 변의를 느낄 수 있다.

40 배설물의 특이 사항으로 시설장이나 간호사에게 보고하지 않아도 되는 경우는?

① 소변이 탁하고 뿌옇다.
② 소변에 거품이 많이 나온다.
③ 소변이 연한 노란색이다.
④ 소변 냄새가 심하다.
⑤ 소변에 피가 섞여 나온다.

해설 배설물의 특이 사항

소변이 탁하고 뿌옇다./소변에 거품이 많이 나온다./소변의 색이 진하다./소변 냄새가 심하다./소변에 피가 섞여 나오거나 푸른 빛의 소변이 나온다.

41 배설물의 특이 사항으로 시설장이나 간호사에게 보고하지 않아도 되는 경우는?

① 대변이 굵고 황금색이다.
② 대변에 심하게 묽다.
③ 대변에 점액질이 섞여 나온다.
④ 대변에 피가 섞여 나온다.
⑤ 대변이 검붉은 색이다.

해설 배설물의 특이 사항
- 대변에 심하게 묽다.
- 대변에 점액질이 섞여 나온다.
- 대변에 피가 섞여 나와 선홍색이거나 검붉다.

42 서거나 앉는 것은 가능하나 화장실까지는 걷기 어려운 대상자의 배설을 돕는 방법은?

① 화장실 사용　　② 침상 배설
③ 기저귀 사용　　④ 도뇨관 사용
⑤ 이동 변기

해설 이동 변기는 화장실까지 이동하기 어려운 경우 용변을 안전하게 볼 수 있도록 도와주는 용품이다.

43 대상자의 이동 변기 사용을 돕는 방법으로 옳은 것은?

① 이동 변기는 하루에 1번 세척한다.
② 이동 변기는 대상자와 마주 보게 놓는다.
③ 변기 밑에 미끄럼 방지 매트를 깐다.
④ 대상자의 두 발이 바닥에 닿지 않게 한다.
⑤ 배설 시 조용한 환경을 마련해 준다.

해설
• 다리를 내려 대상자의 두 발이 바닥에 닿게 한다.
• 배설 시 화장지를 변기 안에 깔아주거나 음악을 틀어 준다.

44 오른쪽 편마비 대상자의 이동 변기 사용을 돕는 방법으로 옳은 것은?

① 이동 변기 높이는 침대보다 낮게 한다.
② 이동 변기는 대상자의 오른쪽에 놓는다.
③ 이동 변기는 침대와 90도 각도로 놓는다.
④ 변기 높이를 조절하여 발바닥이 바닥에 닿게 한다.
⑤ 배설하는 동안 환기를 위해 창문을 열어 둔다.

해설
• 이동 변기 높이와 침대 높이가 같도록 맞춘다.
• 배설을 다 마치고 환기를 한다.

45 오른쪽 편마비 대상자를 이동 변기로 옮겨 앉힐 때 휠체어 위치로 옳은 것은?

①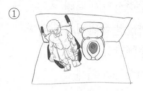

②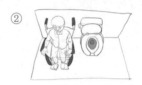

③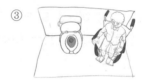

④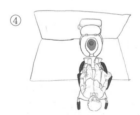

⑤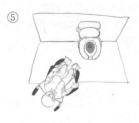

해설 이동 변기는 대상자의 건강한 쪽에 빈틈없이 붙이거나 30~45° 비스듬히 붙인다.

46 침대에서 내려오지 못하는 대상자의 배뇨를 돕는 방법은?

① 이동 변기를 사용한다.
② 휠체어로 화장실에 데려간다.
③ 유치 도뇨관을 삽입한다.
④ 간이 변기를 대 준다.
⑤ 기저귀를 채워 준다.

해설 간이 변기는 이동이 불편한 대상자가 침대 등에서 용변을 해결하기 위해 사용된다.

47 다음 중 기저귀를 사용하지 않아도 되는 경우는?

① 실금이 가끔씩 나타나는 경우
② 대소변을 전혀 가리지 못하는 경우
③ 배설 욕구를 느끼지 못하는 경우
④ 치매로 실금이 빈번한 경우
⑤ 외상으로 허리를 들 수 없는 경우

해설 기저귀를 쓰게 되면
• 대상자가 기저귀에 의존하게 된다.
• 스스로 배설하던 습관이 사라지고 치매 증상 및 와상 상태가 더욱 심해질 수 있다.

48 누워 있는 대상자의 기저귀 사용의 기본 원칙으로 옳은 것은?

① 대상자가 실금하면 바로 기저귀를 채운다.
② 정해진 시간에만 기저귀를 갈아 준다.
③ 기저귀를 교환하기 위하여 최대한 신체 노출을 한다.
④ 기저귀 사용을 시작했으면 계속 기저귀를 사용한다.

⑤ 배뇨, 배변 시간에 맞추어 자주 살펴본다.

해설
1. 배변 시간에 맞추어 자주 살펴보고 젖었으면 속히 기저귀를 갈아 준다.
2. 기저귀를 사용했던 대상자라도 이동 변기나 간이 변기 사용을 시도해 본다.

49 대상자가 몇 차례 실금을 했다고 기저귀를 바로 사용하면 안 되는 이유는?

① 수치심을 느끼기 때문에
② 경제적 부담 때문에
③ 기저귀에 의존성이 생기기 때문에
④ 게을러지기 때문에
⑤ 배설 욕구가 증가하기 때문에

해설 문제 47번 해설 참조

50 기저귀가 젖었을 때 속히 갈아 주어야 하는 이유는?

① 욕창을 예방하기 위해
② 냄새를 예방하기 위해
③ 수치심을 예방하기 위해
④ 요실금을 예방하기 위해
⑤ 요의를 느끼기 위해

해설 기저귀를 사용하면 피부 손상과 욕창이 잘 생긴다.

51 대상자의 기저귀를 교환하는 방법으로 옳은 것은?

① 오염을 방지하기 위하여 상하의를 모두 벗긴다.

② 바지를 벗긴 후 면 덮개로 하체를 덮는다.

③ 사용한 기저귀는 바깥으로 말아서 처리한다.

④ 회음부를 닦을 때 뒤에서 앞으로 닦는다.

⑤ 둔부와 회음부를 따뜻한 물티슈로 닦는다.

> **해설**
> • 면 덮개 밑에서 윗옷을 허리까지 올리고 바지를 내린다.
> • 사용한 기저귀는 바깥면(깨끗한 면)이 보이도록 말아 넣는다.

52 침상에 누워 있는 대상자의 기저귀를 교환하는 방법은?

① 냄새 제거를 위해 창문을 열어 놓고 기저귀를 교환한다.

② 허리를 들 수 있는 대상자는 옆으로 눕힌다.

③ 사용한 기저귀는 바깥면이 보이도록 말아 처리한다.

④ 물수건으로 회음부 부위를 닦은 후 바로 기저귀를 채운다.

⑤ 둔부 주변을 강한 압력으로 마사지한다.

> **해설**
> • 기저귀 교환을 다 마치고 환기를 한다.
> • 물수건으로 회음 부위를 닦은 후 마른 수건으로 물기를 닦아 말린 후 둔부 마사지하고 기저귀를 채운다.

53 허리를 들 수 없는 대상자의 기저귀를 교환하는 방법으로 적절한 것은?

① 몸을 일으켜 세워서 교환한다.

② 옆으로 돌려 눕힌 후 기저귀를 교환한다.

③ 무릎을 세워서 둔부를 들게 하고 교환한다.

④ 대상자를 안아 일으켜 교환한다.

⑤ 기저귀 교환이 쉽게 이불을 젖혀 놓고 한다.

> **해설**
> • 허리를 들 수 있는 대상자는 무릎을 세워서 둔부를 들게 하고 기저귀를 교환한다.
> • 허리를 들 수 없는 대상자는 옆으로 돌려 눕힌 후 기저귀를 교환한다.

54 유치 도뇨관이 삽입되어 있는 대상자를 돕는 방법으로 옳은 것은?

① 수분 섭취를 제한한다.

② 움직이지 못하게 한다.

③ 소변량과 색깔은 하루에 한 번 확인한다.

④ 이동 시에 소변 주머니는 방광보다 아래로 유지한다.

⑤ 유치 도뇨관이 막히면 소변 주머니를 세척한다.

> **해설**
> • 금기 사항이 없는 한 수분 섭취를 권장한다.
> • 소변량과 색깔을 2~3 시간마다 확인한다.

55 소변 주머니를 방광의 위치보다 아래에 두어야 하는 이유는?

① 역류성 감염을 예방하기 위해

② 냄새 유출을 방지하기 위해

③ 보행이 편하도록 하기 위해

④ 도뇨관이 빠지는 것을 예방하기 위해

⑤ 요의를 느끼기 위해

> **해설** 소변 주머니를 방광 위치보다 높게 두면 역류하여 감염의 원인이 된다.

56 유치 도뇨관을 삽입하고 있는 대상자가 아랫배가 불편하다고 할 때 우선적으로 해야 할 일은?

① 소변의 색깔을 확인한다.
② 연결관이 막히거나 꺾여 있는지 확인한다.
③ 유치 도뇨관을 제거한다.
④ 소변 주머니를 비워 준다.
⑤ 더운물 주머니를 대 준다.

> **해설** 유치 도뇨관을 삽입한 대상자는 감염 예방에 주의해야 한다.
> • 소변 주머니는 반드시 방광 위보다 높게 두지 않는다.
> • 연결관이 꺾여 있거나 눌려서 소변이 제대로 배출되지 않을 수 있으므로 주의한다.

57 유치 도뇨관을 강제로 빼낼 경우 발생할 수 있는 문제는?

① 방광 감염   ② 요도 감염
③ 요실금   ④ 요도 점막 손상
⑤ 신우염

> **해설** 유치 도뇨관을 강제로 빼면 요도 점막이 손상되므로 심하게 당겨지지 않게 주의한다.

58 대상자가 유치 도뇨관을 사용할 때 간호사에게 보고하지 않아도 되는 경우는?

① 소변색이 이상한 경우
② 소변색이 탁해진 경우
③ 소변량이 적어진 경우
④ 소변이 도뇨관 밖으로 새는 경우
⑤ 소변이 잘 나오는 경우

> **해설** 시설장이나 간호사에게 보고해야 하는 경우
> 소변색이 이상해지거나 탁해진 경우/소변량이 적어진 경우/소변이 도뇨관 밖으로 새는 경우

59 대상자의 구강 청결 돕기의 기본 원칙으로 옳은 것은?

① 입안에 염증이 있는지 확인한다.
② 스펀지 브러시로 목젖 안까지 닦아 준다.
③ 똑바로 눕히고 상반신을 낮춘다.
④ 요양보호사는 장갑을 착용하지 않아도 된다.
⑤ 입안에 상처가 있다면 직접 치료해 준다.

> **해설**
> • 구토나 질식을 일으킬 수 있으므로 너무 깊숙이 닦지 않는다.
> • 앉은 자세나 옆으로 누운 자세를 취하며 똑바로 누운 자세일 때는 상반신을 높여 준다.

60 의식이 없거나 사레들리기 쉬운 대상자에게 제공하는 구강 청결 방법은?

① 입안 헹구기
② 칫솔질 하기
③ 의치 손질하기
④ 입안 닦아 내기
⑤ 치실 사용하기

> **해설** 입안 닦아 내기 – 치아가 없거나 연하 장애가 있는 대상자, 의식이 없는 대상자, 사레들리기 쉬운 대상자의 구강 청결을 돕는 방법이다.

61 입안 닦아 내기를 해서 구강 청결을 도와야 하는 대상자를 모두 고르시오.

> 가. 치아가 없는 대상자
> 나. 연하 장애가 있는 대상자
> 다. 사레가 잘 들리는 대상자
> 라. 의식이 있는 대상자

① 가, 나, 다   ② 가, 다
③ 나, 라   ④ 라
⑤ 가, 나, 다, 라

해설 60번 해설 참조

62 입안 닦아 내기를 해서 구강 청결을 도와야 하는 대상자의 입안을 닦을 때 순서는?

> 가. 윗니와 잇몸
> 나. 아래쪽 잇몸과 아랫니
> 다. 입천장
> 라. 혀
> 마. 볼 안쪽

① 가 – 나 – 다 – 라 – 마
② 나 – 다 – 가 – 라 – 마
③ 가 – 다 – 나 – 라 – 마
④ 나 – 가 – 다 – 라 – 마
⑤ 다 – 라 – 가 – 나 – 마

해설 입안 닦아 내기로 구강 청결을 돕기 시 먼저 윗니와 잇몸을 닦고 거즈를 바꾸어 아래쪽 잇몸과 이를 닦는다. 그 다음으로 입천장, 혀, 볼 안쪽을 닦아낸다.

63 침대에 누워 있는 대상자의 입안 닦아 내기 방법으로 옳은 것은?

① 똑바로 눕히고 상반신을 낮춘다.
② 마른 스펀지 브러시로 닦아 준다.
③ 혀 안쪽과 목젖 안까지 깊숙이 닦는다.
④ 건조해지지 않도록 입 주변의 물기는 닦지 않는다.
⑤ 입안을 닦아 내는 동안 치아, 잇몸 등을 세심하게 관찰한다.

해설
• 스펀지 브러시를 물에 적셔 닦아 준다.
• 건조해지지 않도록 입 주변의 물기는 닦아 내고 입술 보호제를 발라 준다.

64 다음 중 식사 전에 대상자의 입안 헹구기를 하는 이유는?

① 구강 건조를 막고 식욕을 촉진한다.
② 식도 역류를 예방한다.
③ 사레를 예방한다.
④ 구강 내 음식물을 제거해 준다.
⑤ 음식물로 인한 질식을 예방한다.

해설 입안 헹구기는 식사 전과 후에 모두 할 수 있다.
• 식전 입안 헹구기는 구강 건조를 막고, 타액이나 위액 분비를 촉진하여 식욕을 촉진한다.
• 식후 입안 헹구기는 구강 내 음식물을 제거하여 구강을 청결히 하고 음식물로 인한 질식을 예방한다.

65 다음 중 칫솔질하기를 돕는 방법으로 옳은 것은?

① 치약은 칫솔 위에 두툼하게 올려서 많이 짠다.

② 치약을 묻힌 칫솔을 90도 각도로 치아에 댄다.

③ 잇몸에서 치아 방향으로 회전하면서 닦는다.

④ 가로 방향으로 강하게 닦는다.

⑤ 혈액 응고 장애가 있어도 치실을 사용한다.

해설
- 칫솔모 아래쪽까지 깊게 치약을 눌러 짜야 한다.
- 치약을 묻힌 칫솔을 45도 각도로 치아에 댄다.

66 침대에 누워 있는 대상자의 칫솔질을 돕는 방법으로 옳은 것은?

① 똑바로 누운 자세로 칫솔질한다.

② 치아에서 잇몸 방향으로 닦는다.

③ 입안을 차가운 물로 한 번만 헹군다.

④ 칫솔질은 잠자기 전과 식후 30분 이내에 3분 동안 한다.

⑤ 편마비 환자는 마비된 쪽이 아래로 오도록 눕힌 후에 칫솔질한다.

해설
- 앉은 자세 또는 건강한 쪽이 아래로 오도록 옆으로 누운 자세로 칫솔질한다.
- 입안이 깨끗해질 때까지 여러 번 헹군다.

67 다음 중 의치를 사용하는 대상자를 돕는 방법으로 옳은 것은?

① 부분 의치는 클래스프를 엄지와 검지로 끌어 올려 빼낸다.

② 의치는 아래쪽 의치부터 먼저 제거한다.

③ 의치는 세정제를 묻혀 미온수로 닦는다.

④ 의치는 건조하게 보관한다.

⑤ 의치를 착용하고 자도록 한다.

해설
- 부분 의치는 클래스프를 손톱으로 끌어 올려 빼낸다.
- 잇몸 압박 자극을 해소하기 위해 자기 전에는 의치를 빼서 보관한다.

68 다음 중 의치 변형을 예방하기 위한 방법으로 옳은 것은?

① 흐르는 물에 씻어 건조시킨다.

② 물에 담가 보관한다.

③ 거즈에 싸서 보관한다.

④ 뜨거운 물로 소독한다.

⑤ 알코올로 닦아 준다.

해설 의치 세척 및 보관
- 칫솔에 세정제를 묻혀 닦고 흐르는 미온수에 헹군다.
- 취침 시 반드시 의치를 빼서 물 안에 담가 놓는다 (변형 방지).

69 대상자의 의치를 관리하는 방법으로 옳은 것은?

① 의치를 끼울 때는 아랫니부터 먼저 끼운다.

② 마비가 있는 경우 의치의 위치를 자주 확인한다.

③ 흐르는 물에 칫솔로 닦고 실온에서 건조시킨다.

④ 과산화수소를 사용하여 의치를 닦아 준다.

⑤ 깨끗한 티슈로 싸서 보관한다.

해설 의치는 의치 세정제나 물이 담긴 용기에 보관하여 변형을 막는다.

70 대상자의 의치를 손질하는 방법으로 옳은 것은?

① 건조하게 말린 후 착용한다.
② 표백제에 담가 소독한다.
③ 소금물이 담긴 용기에 보관한다.
④ 식후에는 의치를 착용한 상태로 물로 헹군다.
⑤ 의치를 뺄 때 윗니부터 뺀다.

71 대상자의 의치 세정제가 떨어졌을 때 대체 사용 가능한 것은?

① 주방세제   ② 알코올
③ 과산화수소   ④ 표백제
⑤ 소금

72 침상에서 머리 감기기 돕는 방법으로 옳은 것은?

① 창문을 열어 놓는다.
② 귀막이 솜은 사용하지 않는다.
③ 머리 감기기 전에 대소변을 보게 한다.
④ 두피를 손톱 끝으로 마사지한다.
⑤ 머리의 장신구는 그대로 둔다.

73 대상자의 머리 감기기 가장 적당한 시간은?

① 공복 시   ② 식사 직후
③ 아침에 일어난 즉시   ④ 따뜻한 낮 시간
⑤ 저녁 잠자기 전

74 침대에서 머리 감을 때 돕는 방법으로 옳은 것은?

① 문과 창문을 열어 놓는다.
② 머리 밑에 베개를 넣는다.
③ 머리가 침대 중간에 놓이도록 한다.
④ 이불은 발까지 접어 내린다.
⑤ 방수포를 어깨 밑까지 깐다.

75 상반신 마비 대상자를 침상에서 머리 감기기 방법으로 옳은 것은?

① 베개를 치우고 침대 모서리에 어깨가 오도록 한다.
② 목욕 담요를 덮고, 이불을 허리까지 접어 내린다.
③ 샴푸를 묻혀 손톱으로 마사지한다.

④ 린스를 한 후 찬물로 마무리한다.

⑤ 마른 수건으로 물기를 제거 후 자연건조 시킨다.

> **해설** 마른 수건으로 물기를 제거 후 헤어 드라이어로 머리를 말린다.

76 물을 사용하기 어려운 상황이거나 신체적으로 힘든 상황에서 두발 청결을 돕는 방법으로 옳은 것은?

① 두발 전용 세정제를 사용한다.

② 침대에서 머리를 감긴다.

③ 통 목욕을 실시하여 머리를 감긴다.

④ 머리를 짧게 자른다.

⑤ 참빗으로 빗어 준다.

> **해설** 물을 사용하기 힘든 상황에는 두발 전용 세정제를 사용할 수 있다.

77 대상자의 머리카락이 엉켰을 경우에 손질 방법으로 옳은 것은?

① 헤어로션을 발라 준다.

② 물을 적신 후에 손질한다.

③ 머리를 짧게 자른다.

④ 세게 잡아당겨 빗질한다.

⑤ 모발을 잡고 두피 방향으로 빗어 준다.

> **해설** 빗질은 머리카락이 엉켰을 경우에는 물을 적신 후에 손질한다.

78 노인의 피부가 건조하지 않도록 관리하는 방법으로 옳은 것은?

① 순한 비누와 보습제를 사용한다.

② 매일 뜨거운 물로 샤워한다.

③ 실내 습도를 30~40%를 유지한다.

④ 수시로 때를 문질러 닦는다.

⑤ 목욕 후 물기를 그대로 둔다.

> **해설**
> • 주 1~2회 따뜻한 정도의 물로 샤워한다.
> • 목욕 후 한기를 느끼지 않도록 물기를 빨리 닦는다.

79 대상자의 손발 관리 방법으로 옳은 것은?

① 가능한 한 비누는 사용하지 않는다.

② 손톱은 일자로 자른다.

③ 보습을 위해 로션이나 오일을 발라 준다.

④ 발톱이 살 안쪽으로 파고 들어갈 경우 짧게 자른다.

⑤ 찬물을 사용한다.

> **해설**
> • 따뜻한 정도의 물로 순한 비누를 사용한다.
> • 발톱이 살 안쪽으로 파고 들어갈 경우 시설장이나 간호사 등에 보고한다.

80 대상자의 손발 청결을 돕는 방법으로 옳은 것은?

① 손톱과 발톱은 모두 일자로 자른다.

② 손톱과 발톱은 모두 둥근 모양으로 자른다.

③ 발톱 주위에 염증이 있을 경우 연고를 바른다.

④ 따뜻한 물에 손과 발을 10~15분간 담근 후 씻는다.

⑤ 무좀 예방을 위해 보습제는 바르지 않는다.

> **해설** 노인 피부는 건조하여 각질이 생기기 쉬우므로 보습제를 발라 주어야 한다.

81 대상자의 손톱과 발톱을 깎는 모양으로 옳은 것은?

①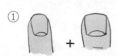

②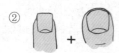

③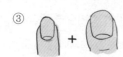

④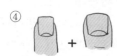

⑤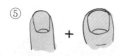

82 대상자의 발톱이 살 안쪽으로 심하게 파고 들었을 경우 올바른 대처 방법은?

① 발톱을 짧게 자른다.
② 발톱을 둥글게 자른다.
③ 간호사에게 보고한다.
④ 발톱 주변을 소독해 준다.
⑤ 온찜질을 해 준다.

83 대상자의 회음부 청결을 돕는 기본 원칙으로 옳은 것은?

① 요도에서 항문 쪽으로 닦는다.
② 침대 머리를 높이고 돕는다.
③ 커튼이나 스크린은 사용하지 않는다.
④ 누워서 무릎을 펴게 한다.
⑤ 찬물로 음부를 적신다.

84 대상자의 회음부 청결을 돕는 방법으로 옳은 것은?

① 물수건으로 회음부 뒤쪽에서 앞쪽으로 닦는다.
② 따뜻한 물을 음부에 끼얹은 다음 비누 물을 묻힌다.
③ 회음부에 염증이 있으면 치료해 준다.
④ 요양보호사가 처음부터 끝까지 닦아 준다.
⑤ 남성은 수건으로 음낭을 잡고 닦는다.

85 회음부 청결을 위해 닦아주는 순서는?

① 항문 → 질 → 요도
② 항문 → 요도 → 질
③ 질 → 요도 → 항문

④ 요도 → 항문 → 질

⑤ 요도 → 질 → 항문

> **해설** 회음부는 요도, 질, 항문 순서로 되어 있어 뒤쪽에서 앞쪽으로 닦을 경우 감염을 일으킬 수 있다.

86 침상에 누워 있는 대상자의 세수를 돕는 방법으로 옳은 것은?

① 수건의 한 면을 사용하여 양쪽 눈을 닦아 준다.

② 눈곱이 있는 눈부터 닦는다.

③ 면봉으로 귀 안쪽의 귀지를 제거한다.

④ 코 밖으로 나와 있는 코털은 깎아 준다.

⑤ 뺨, 눈, 코, 입 순으로 닦는다.

> **해설**
> • 면봉으로 귀 입구의 귀지를 닦아 낸다.
> • 눈, 코, 뺨, 입, 이마 귀, 목 순으로 닦는다.

87 대상자의 세수를 돕는 방법으로 옳은 것은?

① 한 번 사용한 수건의 면은 사용하지 않는다.

② 마른 수건으로 닦는다.

③ 코 안쪽의 코털을 깎아 준다.

④ 귓바퀴와 귀의 뒷면은 닦지 않는다.

⑤ 눈은 바깥쪽에서 안쪽으로 닦는다.

> **해설**
> • 부드럽고 깨끗한 수건을 따뜻한 물에 적셔 닦는다.
> • 눈은 안쪽에서 바깥쪽으로 닦는다.

88 대상자의 면도를 돕는 방법으로 옳은 것은?

① 턱에서 귀밑 방향으로 면도한다.

② 주름진 피부는 위로 잡아당겨 면도한다.

③ 면도 전에 따뜻한 물수건을 얼굴에 대어 준다.

④ 면도날은 얼굴 피부와 90도 정도의 각도를 유지하며 면도한다.

⑤ 전기면도기는 사용하지 않는다.

> **해설**
> • 귀밑에서 턱 쪽으로 면도하고 주름진 피부는 아래 방향으로 잡아당겨 면도한다.
> • 면도날은 얼굴 피부와 45도 정도의 각도를 유지하며 면도한다.

89 대상자의 목욕을 돕는 기본 원칙으로 옳은 것은?

① 식사 직후에 목욕한다.

② 목욕 중에 자주 따뜻한 물을 뿌려 준다.

③ 목욕 중에는 스스로 하도록 혼자 둔다.

④ 목욕 후에 대소변을 보게 한다.

⑤ 물 온도는 32도~35도를 유지한다.

> **해설**
> • 식사 직전·직후에는 목욕을 피하고 목욕 전에 대소변을 보게 한다.
> • 목욕물의 온도는 40도가 적당하고 대상자의 상태를 자주 확인한다.

90 목욕 돕기 중 대상자에게 자주 따뜻한 물을 뿌려 주는 이유는?

① 몸이 젖어 있도록 하기 위해

② 냄새를 없애기 위해

③ 안정감을 위해

④ 물 부족을 예방하기 위해

⑤ 체온이 떨어지는 것을 막기 위해

> **해설** 체온이 떨어지지 않도록 목욕 중에는 자주 따뜻한 물을 뿌려 준다.

91 대상자의 통 목욕을 돕는 방법으로 옳은 것은?

① 물의 온도는 30도~35도를 유지한다.

② 목욕 직전에 따뜻한 우유나 차를 제공한다.

③ 목욕 중에 창문은 열어 놓고 한다.

④ 욕조 안에 미끄럼 방지 매트를 깔아 둔다.

⑤ 통 목욕은 힘드니 전적으로 도와준다.

> **해설** 목욕 후에 따뜻한 유유나 차를 제공한다.

92 편마비 대상자의 통 목욕을 돕는 방법으로 옳은 것은?

① 회음부, 팔, 다리 순서로 씻은 후 욕조에 들어가게 한다.

② 욕조 턱의 높이보다 욕조 의자 높이를 높게 조절해서 앉게 한다.

③ 건강한 다리부터 욕조에 들어가게 한다.

④ 욕조에 있는 시간은 20~30분 정도로 한다.

⑤ 심장 가까운 곳부터 닦는다.

> **해설**
> •욕조 턱의 높이와 욕조 의자 높이를 맞추어 조절해서 앉게 한다.
> •욕조에 있는 시간은 5분 정도로 하고 말초에서 중심으로 닦는다.

93 대상자의 통 목욕 시 욕조에 들어가기 전에 씻는 순서로 옳은 것은?

① 팔 → 다리 → 회음부 → 몸통 → 발

② 팔 → 몸통 → 회음부 → 다리 → 발

③ 발 → 다리 → 팔 → 몸통 → 회음부

④ 발 → 다리 → 회음부 → 몸통 → 팔

⑤ 회음부 → 발 → 다리 → 팔 → 몸통

> **해설** 다리. 팔, 몸통의 순서로 물로 헹구고 회음부를 씻은 후 욕조에 들어가게 한다.

94 편마비 대상자의 통 목욕 시 욕조에 들어가고 나가는 방법으로 옳은 것은?

① 건강한 쪽 다리 먼저 들어가고 건강한 쪽 다리 먼저 나온다.

② 건강한 쪽 다리 먼저 들어가고 마비된 쪽 다리 먼저 나온다.

③ 마비된 쪽 다리 먼저 들어가고 건강한 쪽 다리 먼저 나온다.

④ 마비된 쪽 다리 먼저 들어가고 마비된 쪽 다리 먼저 나온다.

⑤ 어느 쪽이든 상관없다.

> **해설** 욕조에 들어가고 나올 때 건강한 쪽 다리, 마비된 쪽 다리 순으로 옮겨 놓게 한다.

95 대상자의 침상 목욕을 돕는 방법으로 옳은 것은?

① 얼굴은 이마를 먼저 닦는다.

② 팔은 팔에서 손목 쪽으로 닦는다.

③ 다리는 허벅지에서 발끝 방향으로 닦는다.

④ 유방은 위에서 아래로 닦는다.

⑤ 복부는 배꼽을 중심으로 시계 방향으로 닦는다.

해설
- 팔과 다리는 말초 쪽에서 중심 쪽으로 닦는다.
- 유방은 원을 그리듯이 닦는다.

96 대상자의 침상 목욕을 돕는 방법으로 옳은 것은?

① 얼굴은 입을 먼저 닦는다.
② 유방은 원을 그리듯이 닦는다.
③ 등과 둔부는 옆으로 눕게 하여 둔부에서 어깨까지 닦는다.
④ 목욕 후 등 마사지는 하지 않는다.
⑤ 목욕을 마친 후 식사를 하게 한다.

해설
- 등과 둔부는 옆으로 눕게 하여 목뒤에서 둔부까지 닦는다.
- 목욕 후 등 마사지를 해 주고 물을 마시게 하고 휴식을 취하게 한다.

97 침상 목욕 시 대상자의 얼굴을 닦는 순서로 옳은 것은?

① 눈 → 입 → 코 → 뺨 → 이마 → 귀 → 목
② 눈 → 입 → 코 → 뺨 → 이마 → 귀 → 목
③ 눈 → 코 → 뺨 → 입 → 이마 → 귀 → 목
④ 입 → 눈 → 코 → 뺨 → 이마 → 귀 → 목
⑤ 이마 → 눈 → 코 → 뺨 → 입 → 귀 → 목

해설 얼굴은 눈, 코, 뺨, 입, 이마, 귀, 목 순으로 닦는다.

98 침상 목욕 시 대상자의 복부를 시계 방향으로 마사지 하는 이유는?

① 혈액 순환을 위해서
② 복부 안정감을 위해서
③ 장 감염을 예방하기 위해서
④ 장운동을 촉진하기 위해서
⑤ 소화 기능을 돕기 위해서

해설 복부는 배꼽을 중심으로 시계 방향으로 닦는다. 이는 장운동을 활발하게 하여 배변에 도움이 된다.

99 목욕을 마친 대상자가 먼저 섭취해야 하는 것은?

① 식사　② 간식
③ 약　④ 떡
⑤ 물

해설 목욕을 마친 후 물을 마시게 하고 휴식을 취하게 한다.

100 쾌적한 침상 환경을 유지하는 방법으로 옳은 것은?

① 방, 복도, 화장실의 온도는 일정하게 유지한다.
② 습도를 높게 조절해 준다.
③ 공기가 직접 피부에 닿도록 환기한다.
④ 직사광선이 들어오도록 커튼을 제거한다.
⑤ 문턱을 만들어 방과 거실을 구분한다.

해설 환기 시 공기가 직접 피부에 닿아 피로나 한기를 느끼지 않게 주의한다.

101 쾌적한 침상 환경을 유지하는 방법으로 옳은 것은?

① 복도, 화장실, 계단의 조명은 어둡게 한다.

② 복도, 화장실, 계단에는 미끄럼 방지 매트, 안전 손잡이를 설치한다.

③ 시끄러운 환경을 만든다.

④ 휠체어, 보행기, 지팡이 사용 시 공간은 필요치 않다.

⑤ 바닥, 벽, 마루, 문, 선반은 무채색이 좋다.

해설
• 휠체어, 보행기, 지팡이를 사용할 수 있는 공간을 확보한다.
• 넘어지지 않게 바닥, 벽, 마루, 문, 선반은 색깔을 칠해 구분한다.

102 대상자의 침상 정리 방법으로 옳은 것은?

① 창문을 닫고 더러워진 시트를 벗긴다.

② 반 시트 위에 방수포를 깐다.

③ 침구는 정기적으로 세탁하고 햇볕에 말려야 한다.

④ 침구는 모직이 따뜻하고 좋다.

⑤ 시트 중앙선이 침대 모서리에 오도록 편다.

해설
• 시트 중앙선이 침대 중앙에 오도록 펴고 방수포 위에 반 시트를 덧깐다.
• 침구는 부드럽고 땀 흡수가 잘되는 면제품이 좋다.

103 대상자의 옷을 선택하는 방법으로 옳은 것은?

① 무게감이 있고 두꺼운 옷이 좋다.

② 신축성이 없는 옷이 좋다.

③ 상의와 하의가 연결된 옷이 좋다.

④ 허리와 소매가 조이는 옷이 좋다.

⑤ 입고 벗기 쉬운 옷이 좋다.

해설 상의와 하의가 분리되어 입고 벗기 쉬우며 가볍고 신축성이 좋은 옷을 선택하는 것이 좋다.

104 편마비 대상자의 옷을 갈아입히는 방법으로 옳은 것은?

① 건강한 쪽부터 벗고 불편한 쪽부터 입힌다.

② 건강한 쪽부터 벗고 건강한 쪽부터 입힌다.

③ 불편한 쪽부터 벗고 건강한 쪽부터 입힌다.

④ 불편한 쪽부터 벗고 불편한 쪽부터 입힌다.

⑤ 대상자가 원하는 대로 한다.

해설 편마비 환자의 옷 입고 벗기
• 윗옷 입기 순서 : 마비된 쪽 팔 → 머리 → 건강한 쪽 팔
• 윗옷 벗기 순서 : 건강한 쪽 팔 → 머리 → 마비된 쪽 팔

105 왼쪽 편마비 대상자에게 단추 없는 티셔츠를 입히는 방법으로 옳은 것은?

① 머리 → 오른쪽 팔 → 왼쪽 팔

② 왼쪽 팔 → 머리 → 오른쪽 팔

③ 왼쪽 팔 → 오른쪽 팔 → 머리

④ 오른쪽 팔 → 왼쪽 팔 → 머리

⑤ 오른쪽 팔 → 머리 → 왼쪽 팔

해설 윗옷 입기 순서
마비된 쪽 팔 → 머리 → 건강한 쪽 팔

106 오른쪽 편마비 대상자에게 단추 없는 티셔츠를 입히는 방법으로 옳은 것은?

① 머리 → 오른쪽 팔 → 왼쪽 팔
② 왼쪽 팔 → 머리 → 오른쪽 팔
③ 왼쪽 팔 → 오른쪽 팔 → 머리
④ 오른쪽 팔 → 왼쪽 팔 → 머리
⑤ 오른쪽 팔 → 머리 → 왼쪽 팔

해설 윗옷 입기 순서
마비된 쪽 팔 → 머리 → 건강한 쪽 팔

107 수액이 있는 왼쪽 편마비 대상자에게 단추가 있는 옷을 입힐 때 순서로 옳은 것은?

① 오른쪽 팔 → 수액 주머니 → 왼쪽 팔
② 오른쪽 팔 → 왼쪽 팔 → 수액 주머니
③ 왼쪽 팔 → 수액 주머니 → 오른쪽 팔
④ 오른쪽 팔 → 왼쪽 팔 → 수액 주머니
⑤ 수액 주머니 → 왼쪽 팔 → 오른쪽 팔

해설 수액이 있는 대상자 윗옷 입기 순서
마비된 쪽 팔 → 수액 → 건강한 쪽 팔

108 왼쪽 편마비 대상자에게 단추 없는 티셔츠를 벗기는 방법으로 옳은 것은?

① 머리 → 오른쪽 팔 → 왼쪽 팔
② 왼쪽 팔 → 머리 → 오른쪽 팔
③ 왼쪽 팔 → 오른쪽 팔 → 머리
④ 오른쪽 팔 → 왼쪽 팔 → 머리
⑤ 오른쪽 팔 → 머리 → 왼쪽 팔

해설 윗옷 벗기 순서
건강한 쪽 팔 → 머리 → 마비된 쪽 팔

109 오른쪽 편마비 대상자에게 단추 없는 티셔츠를 벗기는 방법으로 옳은 것은?

① 머리 → 오른쪽 팔 → 왼쪽 팔
② 왼쪽 팔 → 머리 → 오른쪽 팔
③ 왼쪽 팔 → 오른쪽 팔 → 머리
④ 오른쪽 팔 → 왼쪽 팔 → 머리
⑤ 오른쪽 팔 → 머리 → 왼쪽 팔

해설 윗옷 벗기 순서
건강한 쪽 팔 → 머리 → 마비된 쪽 팔

110 대상자를 이동시킬 때 우선적으로 고려해야 할 사항으로 옳은 것은?

① 신속성   ② 안전성
③ 기호성   ④ 편리성
⑤ 심리성

해설 체위 변경과 이동은 모든 과정에서 안전하고 편안하게 실시해야 한다.

111 대상자에게 요양보호사가 체위 변경이나 이동 시 신체 정렬 하는 목적은?

① 관절의 굳어짐을 증가시킨다.
② 관절의 변형을 증가시킨다.
③ 근육의 사용을 감소시킨다.
④ 관절의 굳어짐과 변형을 예방한다.
⑤ 관절이나 뼈대의 사용을 감소한다.

해설 체위 변경과 이동은 관절의 굳어짐과 변형을 예방하고 편안함을 제공한다.

112 올바른 신체 정렬을 유지하는 방법으로 옳은 것은?

① 대상자의 몸에서 멀리 잡고 보조한다.
② 두 발을 모아서 지지면을 좁힌다.
③ 무릎을 펴고 무게 중심을 높인다.
④ 대상자 이동 시 몸의 작은 근육을 사용한다.
⑤ 갑작스러운 동작은 피한다.

> **해설**
> • 두 발을 적당히 벌리고 서서 한 발은 다른 발보다 약간 앞에 놓아 지지면을 넓힌다.
> • 무릎을 굽히고 무게 중심을 낮게 한다.

113 대상자를 이동 시킬 때 요양보호사의 부상을 예방하는 방법으로 옳은 것은?

① 동작을 빠르게 한다.
② 대상자와 최대한 가까이 위치한다.
③ 허리와 무릎을 펴고 몸의 무게 중심을 높인다.
④ 손발과 같은 작은 근육을 사용한다.
⑤ 방향 전환 시 다리는 고정하고 몸통을 돌린다.

> **해설**
> • 상자 이동 시 다리와 몸통의 큰 근육을 사용한다.
> • 방향 전환 시 다리를 돌려서고 몸통을 돌린다.

114 그림과 같이 대상자가 누워서 엉덩이를 들어 올리는 운동을 하는 이유는?

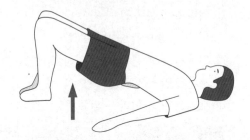

① 침대 위에서 이동이나 보행 시 신체 안정에 도움이 된다.
② 와상 상태에서 욕창을 예방한다.
③ 관절의 변형을 예방한다.
④ 폐 기능을 강화하여 호흡에 도움을 준다.
⑤ 두통, 어지러움 등의 증상을 완화시킨다.

> **해설** 누워서 엉덩이를 들어 올리는 운동은 휴대용 변기 사용과 침대 위에서 이동, 보행 시 신체 안정에 도움이 된다.

115 체위 변경이나 이동 시 요양보호사가 올바른 신체 정렬을 유지하는 방법은?

① 빠른 동작으로 움직인다.
② 두 발을 벌리고 한 발은 약간 앞으로 놓아 지지면을 넓힌다.
③ 허리를 구부려서 무게 중심을 낮춘다.
④ 대상자 이동 시 허리 근육을 사용한다.
⑤ 방향 전환 시 다리는 고정하고 몸통을 돌린다.

> **해설**
> • 갑작스런 동작은 피한다.
> • 무릎을 굽히고 무게 중심을 낮게 한다.

116 침대 위에서 이동 후 안면 창백, 어지러움, 오심, 구토 등의 증상이 나타날 경우 대처 방법은?

① 이동 후의 자세를 유지시킨다.

② 침대의 머리 쪽을 올려 준다.

③ 잠시 쉬었다가 이동한다.

④ 옆으로 눕히고 간호사에게 보고한다.

⑤ 원래 자세로 눕히고 간호사에게 보고한다.

> **해설** 이동 후 안면 창백, 어지러움, 오심, 구토, 식은 땀 등의 증상이 나타나면 원래 자세로 눕히고 시설 장이나 간호사 등에 보고한다.

117 대상자를 침대 머리 쪽으로 이동 시 협조가 가능한 경우 돕는 방법은?

① 침대 상체를 올린다.

② 침대 시트를 잡아서 끌어 올린다.

③ 대상자의 어깨 쪽 상의를 잡아당겨서 올린다.

④ 한쪽 팔을 대퇴 아래에 넣고 나머지 한 팔은 침상면을 민다.

⑤ 양팔을 잡고 당겨서 올린다.

> **해설** 침대 머리 쪽으로 옮기기(대상자가 협조 할 수 있는 경우)
> 침대 머리 쪽 난간을 잡게 한 후 요양보호사는 대상자의 대퇴 아래에 한쪽 팔을 넣고 나머지 한 팔은 침상면을 밀며 신호를 하여 대상자와 같이 침대 머리 쪽 방향으로 움직인다.

118 대상자가 협조할 수 있을 경우 침대 머리 쪽으로 이동시키는 방법으로 옳은 것은?

①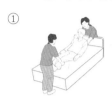

②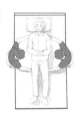

③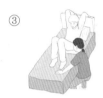

④

⑤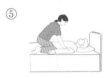

> **해설** 117번 해설 참조

119 대상자가 협조할 수 없을 경우 침대 발치 쪽으로 미끄러져 내려가 있을 때 침대 머리 쪽으로 이동시키는 방법으로 옳은 것은?

①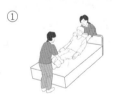

②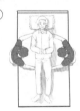

③

④

⑤

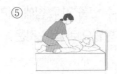

해설 침대 머리 쪽으로 옮기기(대상자가 협조할 수 없는 경우)

침상 양면에 한 사람씩 마주 서서 한쪽 팔은 머리 밑으로 넣어 어깨와 등 밑을, 다른 팔은 둔부와 대퇴를 지지하여 신호에 맞춰 두 사람이 동시에 대상자를 침대 머리 쪽으로 옮긴다.

120 그림과 같이 대상자가 침대 아래쪽으로 미끄러져 내려가 있을 때 위쪽으로 이동시키는 순서는?

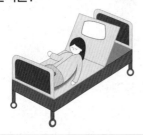

가. 베개를 머리 쪽에 옮긴다.
나. 침대 매트를 수평으로 눕힌다.
다. 침대 커버와 구겨진 옷을 잘 펼쳐 준다.
라. 침상 양편에 한 사람씩 마주 서서 한쪽 팔은 어깨와 등 밑을, 다른 팔은 둔부와 대퇴를 지지하여 옮긴다.

① 가 – 나 – 다 – 라
② 가 – 다 – 나 – 라
③ 나 – 다 – 라 – 가
④ 나 – 가 – 라 – 다
⑤ 다 – 나 – 가 – 라

해설 119번 해설 참조

121 침상 이동 돕기 시 대상자를 왼쪽으로 옮길 때 요양보호사의 위치는?

① 대상자의 왼쪽   ② 대상자의 오른쪽
③ 대상자의 머리 쪽   ④ 대상자의 발쪽
⑤ 위치는 상관없다.

해설 침대 오른쪽 또는 왼쪽으로 이동하기
대상자를 이동하고자 하는 쪽에 선다.

122 오랜 시간 누워 있는 대상자가 좌우 한쪽으로 쏠려 있을 때 침대 중앙으로 이동시키는 순서는?

가. 요양보호사는 이동하고자 하는 쪽에 선다.
나. 목에서 겨드랑이 쪽과 허리 아래에 손을 넣어서 상반신을 이동시킨다.
다. 하반신은 허리와 엉덩이 밑을 받쳐서 이동시킨다.
라. 대상자의 두 팔을 가슴 위에 포갠다.
마. 머리에 베개를 받치고 침대 시트를 바르게 한다.

① 가 – 나 – 다 – 라 – 마
② 가 – 다 – 나 – 마 – 라
③ 가 – 라 – 나 – 다 – 마
④ 나 – 다 – 가 – 라 – 마
⑤ 다 – 나 – 가 – 마 – 라

해설 침대 오른쪽 또는 왼쪽으로 이동하기
• 상반신과 하반신을 나누어서 이동시킨다.
• 한 손은 목에서 겨드랑이 쪽과 다른 한 손은 허리 아래에 손을 넣어서 상반신을 이동시킨다.
• 하반신은 허리와 엉덩이 밑을 받쳐서 이동시킨다.

123 왼쪽 편마비 대상자가 그림과 같이 침대의 오른쪽으로 쏠려 있을 때, 중앙으로 이동시키는 방법은?

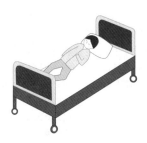

① 침대의 오른쪽에 서서 이동시킨다.
② 대상자의 두 팔을 몸통 옆에 가지런히 붙인다.
③ 몸통 밑을 받쳐 한 번에 당겨 이동시킨다.
④ 상반신을 먼저 이동시킨 후 하반신을 이동시킨다.
⑤ 상반신은 두 손으로 머리와 목을 바쳐서 이동시킨다.

해설 122번 해설 참조

124 대상자가 오른쪽으로 쏠려 누워있을 때, 침대 중앙으로 이동시키는 방법은?

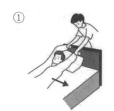
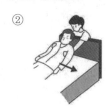

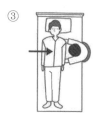
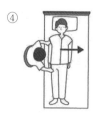

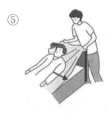

해설 침대 오른쪽 또는 왼쪽으로 이동하기
대상자를 이동하고자 하는 쪽에 선다.

125 편마비 대상자를 옆으로 돌려 눕히는 방법으로 옳은 것은?

① 얼굴을 돌려 눕히려는 반대쪽으로 돌린다.
② 돌려 눕히려는 앞쪽에서 어깨와 엉덩이를 잡고 돌려 눕힌다.
③ 돌려 눕히려는 앞쪽에서 팔과 무릎을 잡고 돌려 눕힌다.
④ 대상자의 양쪽 어깨를 잡고 돌려 눕힌다.
⑤ 요양보호사는 돌려 눕히려는 반대쪽에 선다.

해설 옆으로 눕히기
① 요양보호사가 돌려 눕히려고 하는 쪽에 선다.
② 돌려 눕히려고 하는 쪽으로 머리를 돌린다.
③ 양손을 가슴에 포개 놓는다.
④ 무릎을 굽히거나 돌려 눕는 방향과 반대쪽 발을 다른 쪽 발위에 올려놓는다.
⑤ 돌려 눕히려는 앞쪽에서 어깨와 엉덩이를 잡고 돌려 눕힌다.

126 침상에 반듯이 누워 있는 편마비 대상자를 오른쪽으로 돌려 눕히려 할 때 돕는 방법으로 옳은 것은?

① 대상자의 왼쪽에 서서 돌려 눕힌다.
② 대상자의 양손을 엉덩이 옆에 붙이고 돌려 눕힌다.
③ 다리, 엉덩이, 어깨, 얼굴 순으로 돌려 눕힌다.
④ 옷을 잡고 끌어당겨서 돌려 눕힌다.
⑤ 왼발을 오른발 위에 올려놓고 돌려 눕힌다.

해설 125번 해설 참조

127 대상자를 옆으로 돌려 눕히는 순서로 옳은 것은?

> 가. 엉덩이를 뒤로 당겨 준다.
> 나. 돌려 눕히고자 하는 쪽에 요양보호사가 선다.
> 다. 엉덩이와 어깨를 지지하여 돌려 눕힌다.
> 라. 무릎을 세우고 양팔을 가슴에 놓는다.

① 가 – 나 – 다 – 라   ② 가 – 다 – 나 – 라
③ 나 – 라 – 다 – 가   ④ 나 – 가 – 라 – 다
⑤ 다 – 라 – 가 – 나

해설 125번 해설 참조

128 편마비 대상자를 침대에서 일으켜 앉히는 방법으로 옳은 것은?

① 요양보호사는 대상자의 마비된 쪽에 선다.
② 대상자의 양손을 가슴 위에 올려놓는다.
③ 대상자의 양쪽 무릎을 곧게 편다.

④ 어깨와 넙다리를 지지하여 건강한 쪽이 위로 오도록 돌려 눕힌다.
⑤ 건강한 손으로 짚고 일어날 수 있게 한다.

해설 편마비 대상자 일어나 앉기
① 요양보호사는 대상자의 건강한 쪽에 선다.
② 대상자의 마비된 손을 가슴 위에 올려놓는다.
③ 양쪽 무릎을 굽혀 세운 후 어깨와 엉덩이 또는 넙다리를 지지하여 요양보호사 쪽으로(마비된 측이 위로 오게) 돌려 눕힌다.
④ 요양보호사의 팔을 대상자의 목 밑에 깊숙이 넣어 손바닥으로 등과 어깨를 지지하고, 반대 손은 넙다리를 지지하여 일으킨다.

129 침상에 누워 있는 편마비 대상자를 앉히는 방법으로 옳은 것은?

① 건강한 쪽으로 돌아 눕힌 후 앉힌다.
② 양쪽 어깨를 잡아서 앉힌다.
③ 양쪽 팔을 잡고 일으켜 앉힌다.
④ 양쪽 다리를 침대 아래로 내린 후 앉힌다.
⑤ 마비된 손으로 짚고 일어나게 한다.

해설 128번 해설 참조

130 침상에 누워 있는 사지 마비 대상자를 일으켜 앉히는 방법으로( )안에 알맞은 말은?

> 요양보호사는 한쪽 팔을 대상자의( ) 밑을 받쳐 깊숙하게 넣은 후 손바닥으로 반대쪽( ) 밑을 받쳐 준다.

① 어깨 – 허리   ② 목 – 허리
③ 엉덩이 – 어깨   ④ 목 – 어깨
⑤ 어깨 – 무릎

> **해설** 사지 마비 대상자 일어나 앉기
> • 대상자의 마비된 양손을 가슴 위에 올려놓는다.
> • 요양보호사는 한쪽 팔을 대상자의 목 밑을 받쳐 깊숙하게 넣은 후 손바닥으로 반대쪽 어깨 밑을 받쳐 준다.

131 누워 있는 사지 마비 대상자를 일으켜 앉히려고 할 때의 방법은?

① 대상자를 옆으로 돌려서 앉힌다.
② 머리를 받쳐서 앉힌다.
③ 양쪽 팔 몸통에 붙여서 앉힌다.
④ 요양보호사에게 등이 보이도록 앉힌다.
⑤ 대상자의 두 다리를 무리하게 펴지 않은 상태에서 앉힌다.

> **해설** 두 다리를 편 상태에서 무리하게 똑바로 앉히고자 시도하면 넙다리뼈가 골절될 수 있다.

132 대상자를 침대에 걸터앉힐 때 돕는 방법으로 옳은 것은?

① 앉히고자 하는 반대쪽에서 대상자를 향하여 선다.
② 다리를 침대 아래로 내리면서 어깨를 들어 올린다.
③ 한 손으로 대상자의 팔을 잡는다.
④ 다른 한 손으로 대상자의 엉덩이를 잡는다.
⑤ 양발이 바닥에 닿지 않도록 한다.

> **해설** 대상자를 침대에 걸터앉힐 때 돕는 방법
> ① 앉히고자 하는 쪽에서 대상자를 향하여 선다.
> ② 돌려 눕힌 자세에서 목과 어깨, 무릎을 지지한다.
> ③ 다리를 침대 아래로 내리면서 어깨를 들어 올린다.
> ④ 양쪽 발이 바닥에 닿도록 지지하여 안정되게 한다.

133 요양보호사가 대상자를 앞에서 보조하며 일으켜 세우는 방법으로 옳은 것은?

① 대상자의 발을 무릎보다 앞으로 옮겨 준다.
② 양손은 대상자의 어깨를 잡는다.
③ 요양보호사의 무릎을 대상자의 마비된 쪽 앞쪽에 댄다.
④ 대상자의 상체를 곧게 세우며 일으켜 세운다.
⑤ 대상자가 선 자세를 취하면 바로 손을 뗀다.

> **해설** 대상자를 앞에서 보조하여 일으켜 세우기
> ① 대상자는 침대에 걸터앉아 발을 무릎보다 살짝 안쪽으로 옮겨 준다.
> ② 요양보호사의 무릎을 대상자의 마비된 쪽 앞쪽에 댄다.
> ③ 양손은 대상자의 허리를 잡아 지지하고 상체를 앞으로 숙이며 천천히 일으켜 세운다.
> ④ 요양보호사는 넘어지지 않도록 선 자세에서 균형을 잡을 수 있을 때까지 잡아 준다.

134 편마비 대상자를 옆에서 보조하며 일으켜 세우는 순서로 옳은 것은?

> 가. 대상자를 양발을 무릎보다 조금 뒤쪽에 놓고 상체를 약간 숙이게 한다.
> 나. 요양보호사는 마비된 쪽 가까이 서고 발을 대상자의 마비된 발 바로 뒤에 놓는다.
> 다. 마비된 대퇴부와 반대쪽 허리를 부축하여 일으켜 세운다.
> 라. 무릎과 상체를 펴서 자세가 안정될 수 있도록 한다.

① 가 – 나 – 다 – 라
② 가 – 다 – 나 – 라
③ 나 – 라 – 다 – 가
④ 나 – 가 – 라 – 다
⑤ 다 – 라 – 가 – 나

135 오른쪽 편마비 대상자를 침대에서 일으켜 세울 때 돕는 방법으로 옳은 것은?

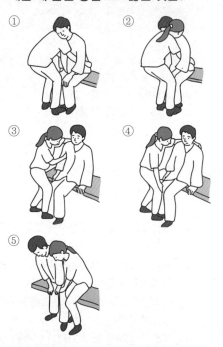

136 오른쪽 편마비 대상자를 침대에서 일으켜 세울 때 돕는 방법으로 옳은 것은?

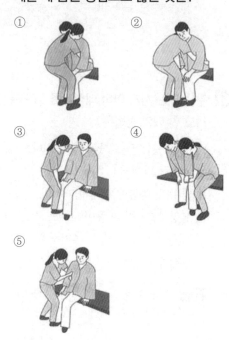

137 체위 변경의 목적으로 옳은 것은?

① 호흡 기능이 감소된다.
② 관절의 변형을 증가시킨다.
③ 부종과 혈전을 예방한다.
④ 욕창을 증가시킨다.
⑤ 자세를 고정시켜 준다.

138 침상 안정 중인 대상자가 숨이 차다고 할 때 취하게 해야 할 자세는?

①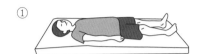

②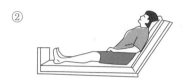

③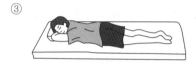

④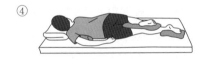

⑤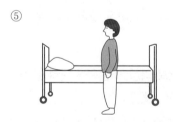

> **해설**
> • 바로 누운 자세(앙와위) - 휴식하거나 잠을 잘 때 자세
> • 반 앉은 자세(반좌위) - 숨이 차거나 얼굴을 씻을 때, 식사 시나 위관 영양을 할 때 자세
> • 엎드린 자세(복위) - 등에 상처가 있거나 등 근육을 쉬게 해 줄 때 자세
> • 옆으로 누운 자세(측위) - 둔부에 압력을 피하고 관장할 때 자세

139 대상자의 등에 상처가 있거나 등 근육을 쉬게 해 줄 때의 취하게 할 자세는?

① 엎드린 자세
② 서 있는 자세
③ 앉은 자세
④ 바로 누운 자세
⑤ 옆으로 누운 자세

> **해설** 엎드린 자세(복위) - 등에 상처가 있거나 등 근육을 쉬게 해 줄 때 자세

140 그림과 같이 엎드린 대상자를 베개와 타월로 지지하는 이유는?

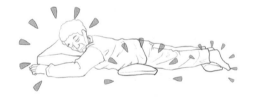

① 다리 근육 근력 강화
② 척추 디스크 완화
③ 무릎 관절 변형 예방
④ 허리 긴장 완화
⑤ 혈액 순환 증진

> **해설** 엎드린 자세에서 아랫배와 발목 밑에 타월을 받치면 허리와 넙다리 긴장을 완화할 수 있다.

141 대상자 상황에 맞는 체위가 바르게 연결된 것은?

① 휴식할 때 – 엎드린 자세
② 관장할 때 – 옆으로 누운 자세
③ 세수할 때 – 바로 누운 자세

④ 호흡 곤란이 있을 때 – 바로 누운 자세
⑤ 둔부에 발진이 있을 때 – 반 앉은 자세

해설 138번 해설 참조

142 휠체어를 접는 순서로 옳은 것은?

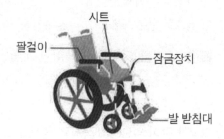

가. 발 받침대를 올린다.
나. 시트를 들어 올린다.
다. 팔걸이를 접는다.
라. 잠금장치를 잠근다.

① 가 – 나 – 다 – 라
② 나 – 가 – 라 – 다
③ 다 – 가 – 나 – 라
④ 라 – 가 – 나 – 다
⑤ 라 – 나 – 가 – 다

해설 휠체어를 접는 법
잠금장치를 잠근다. → 발 받침대를 올린다. → 시트를 들어 올린다. → 팔걸이를 접는다.

143 휠체어를 펴는 순서로 옳은 것은?

① 잠금장치 → 팔걸이 펼침 → 시트 누름 → 발 받침대 내림
② 잠금장치 → 발 받침대 내림 → 팔걸이 펼침 → 시트 누름

③ 잠금장치 → 시트 누름 → 팔걸이 펼침 → 발 받침대 내림
④ 발 받침대 내림 → 잠금장치 → 팔걸이 펼침 → 시트 누름
⑤ 팔걸이 펼침 → 시트 누름 → 발 받침대 내림 → 잠금장치

해설 휠체어를 펴는 법
잠금장치를 잠근다. → 팔걸이를 펼친다. → 시트를 눌러 편다. → 발 받침대를 내린다.

144 휠체어로 이동 시 문턱을 오를 때 방법으로 옳은 것은?

① 지그재그로 오른다.
② 발받침을 접은 후 오른다.
③ 뒷바퀴를 들고 앞으로 밀며 오른다.
④ 뒤로 돌려서 앞바퀴를 들고 오른다.
⑤ 뒤쪽으로 기울이고 앞바퀴를 들고 오른다.

해설 휠체어 이동 시 문턱을 오를 때
뒤쪽으로 기울이고 앞바퀴를 들고 문턱을 오른다.

145 휠체어로 이동 시 문턱을 내려 갈 때 방법으로 옳은 것은?

① 지그재그로 내려간다.
② 앞바퀴를 들고 뒷바퀴로 내려간다.
③ 뒷바퀴를 들고 앞으로 말며 내려간다.
④ 뒤로 돌려서 앞바퀴를 들어 올린 상태로 내려간다.
⑤ 뒤로 돌려서 뒷바퀴를 들고 앞바퀴로 내려간다.

해설 휠체어 이동 시 문턱을 내려갈 때
휠체어를 뒤로 돌려서 앞바퀴를 들어 올린 상태로
뒷바퀴를 천천히 뒤로 빼면서 앞바퀴를 조심히 내려
놓는다.

146 휠체어로 이동 시 오르막길을 갈 때와 내리막
길을 갈 때의 방법으로 옳은 것은?

오르막길을 갈 때	내리막길을 갈 때
① 지그재그로 올라간다.	뒤로 돌려 내려간다.
② 앞바퀴를 들고 올라간다.	뒷바퀴를 들고 내려간다.
③ 뒷바퀴를 들고 올라간다.	뒤로 돌려 내려간다.
④ 뒤로 돌려 올라간다.	지그재그로 내려간다.
⑤ 뒤로 돌려 올라간다.	앞바퀴를 들고 올라간다.

해설
① 휠체어 이동 시 오르막길 갈 때 – 지그재그로 밀
고 올라간다.
② 휠체어 이동 시 내리막길 갈 때 – 뒤로 돌려 내려
간다.

147 대상자를 휠체어로 이동 시 휠체어 앞바퀴
를 들어 올려 뒤로 젖힌 상태에서 이동해야
하는 경우는?

① 오르막길을 올라 갈 때
② 내리막길을 내려 갈 때
③ 울퉁불퉁한 길을 갈 때
④ 평지를 이동 할 때

⑤ 엘리베이터를 타고 내릴 때

해설 휠체어로 울퉁불퉁한 길을 갈 때는 휠체어
앞바퀴를 들어 올려 뒤로 젖힌 상태에서 이동한다.

148 휠체어로 이동 시 엘리베이터를 타고 내릴
때 방법으로 옳은 것은?

① 앞으로 들어가서 뒤로 나온다.
② 뒤로 들어가서 앞으로 나온다.
③ 앞으로 들어가서 돌려서 앞으로 나온다.
④ 뒤로 들어가서 돌려서 뒤로 나온다.
⑤ 대상자가 원하는 대로 한다.

해설 뒤로 들어가서 앞으로 나온다.

149 대상자를 휠체어에 태우고 이동 시 방법으
로 옳지 않은 것은?

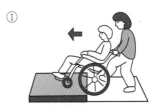

①

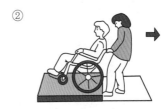

②

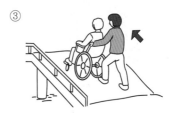

③

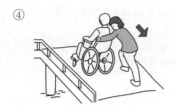

④

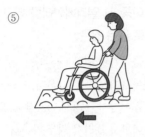

⑤

해설 144, 145, 146, 147번 해설 참조

150 왼쪽 편마비 대상자를 침대에서 휠체어로 이동 시킬 때 휠체어의 위치와 각도가 옳은 것은?

①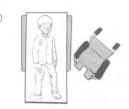

②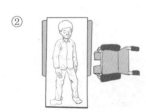

③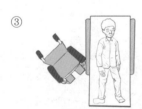

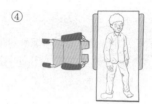

④

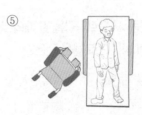

⑤

해설 대상자의 건강한 쪽의 침대 난간에 휠체어를 30~45° 비스듬히 놓은 다음 반드시 잠금장치를 잠근다.

151 대상자를 침대에서 휠체어로 옮기는 순서로 옳은 것은?

가. 건강한 쪽의 휠체어를 놓고 잠금장치를 잠근다.
나. 건강한 손으로 휠체어의 팔걸이를 잡게 한다.
다. 요양보호사 무릎으로 대상자의 마비된 무릎을 지지하여 준다.
라. 휠체어에 앉힌 후 깊숙이 당겨 앉힌다.

① 가 - 나 - 다 - 라   ② 가 - 다 - 나 - 라
③ 나 - 라 - 다 - 가   ④ 나 - 가 - 라 - 다
⑤ 다 - 라 - 가 - 나

해설 침대에서 휠체어로 옮기기
① 건강한 쪽의 휠체어를 놓고 잠금장치를 잠근다.
② 요양보호사 무릎으로 대상자의 마비된 무릎을 지지하여 준다.
③ 건강한 손으로 휠체어의 팔걸이를 잡게 한다.
④ 휠체어에 앉힌 후 깊숙이 당겨 앉힌다.

152 왼쪽 편마비 대상자를 휠체어에서 침대로 이동 시 휠체어 놓는 위치로 옳은 것은?

①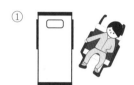

②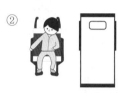

③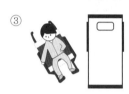

④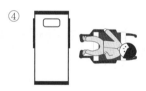

⑤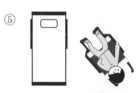

해설 대상자의 건강한 쪽이 침대와 평행되도록 또는 30~45° 비스듬히 휠체어를 두고 잠금장치를 잠근다.

153 대상자를 휠체어에서 침대로 옮기는 순서로 옳은 것은?

> 가. 건강한 쪽의 휠체어를 놓고 잠금장치를 잠근다.
> 나. 대상자는 허리를 굽혀서 건강한 손으로 침대를 지지한다.
> 다. 요양보호사 무릎으로 대상자의 마비된 무릎을 지지하여 준다.
> 라. 발 받침대를 올리고, 발을 바닥에 내려 놓는다.
> 마. 겨드랑이 밑으로 손을 넣어 등을 지지하고 일으켜 앉힌다.

① 가 – 나 – 다 – 라 – 마
② 가 – 다 – 나 – 마 – 라
③ 가 – 라 – 다 – 나 – 마
④ 나 – 가 – 마 – 라 – 다
⑤ 다 – 라 – 마 – 가 – 나

해설 휠체어에서 침대로 옮기기
① 건강한 쪽의 휠체어를 놓고 잠금장치를 잠근다.
② 발 받침대를 올리고, 발을 바닥에 내려놓는다.
③ 요양보호사 무릎으로 대상자의 마비된 무릎을 지지하여 준다.
④ 대상자는 허리를 굽혀서 건강한 손으로 침대를 지지한다.
⑤ 겨드랑이 밑으로 손을 넣어 등을 지지하고 일으켜 앉힌다.
⑥ 다리를 들어 올려 침대에 눕힌다.

154 방바닥에 있는 대상자를 휠체어로 옮기는 순서로 옳은 것은?

> 가. 건강한 쪽의 무릎을 세워 힘주어 일어나 앉게 한다.
> 나. 양쪽 무릎을 꿇고 엉덩이를 들어 허리를 펴게 한다.
> 다. 건강한 손으로 휠체어를 잡게 한다.
> 라. 건강한 쪽의 휠체어를 놓고 잠금장치를 잠근다.
> 마. 대상자 뒤에서 허리와 어깨를 지지하여 준다.

① 가 – 나 – 다 – 라 – 마
② 가 – 다 – 나 – 마 – 라
③ 나 – 라 – 다 – 가 – 마
④ 다 – 가 – 마 – 라 – 나
⑤ 라 – 다 – 나 – 마 – 가

해설 바닥에서 휠체어로 옮기기
① 건강한 쪽의 휠체어를 놓고 잠금장치를 잠근다.
② 건강한 손으로 휠체어를 잡게 한다.
③ 양쪽 무릎을 꿇고 엉덩이를 들어 허리를 펴게 한다.
④ 대상자 뒤에서 허리와 어깨를 지지하여 준다.
⑤ 건강한 쪽의 무릎을 세워 힘 주어 일어나 앉게 한다.

155 왼쪽 편마비 대상자를 바닥에서 휠체어로 옮길 때 휠체어 놓는 위치로 옳은 것은?

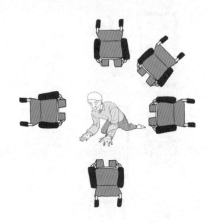

① (가)   ② (나)
③ (다)   ④ (라)
⑤ (마)

해설 대상자의 건강한 쪽의 가까이에 휠체어를 가져와 놓고 잠금장치를 잠근다.

156 오른쪽 편마비 대상자의 이동을 돕는 방법으로 옳은 것은?

①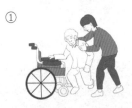

②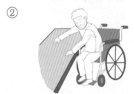

③
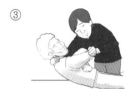

④
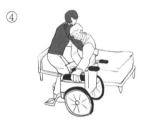

⑤
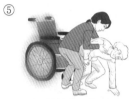

해설 건강한 쪽에 휠체어를 놓고 건강한 손으로 휠체어를 잡고 대상자 뒤에서 허리와 어깨를 지지하여 준다.

157 대상자를 침대에서 침대로 이동시킬 때 요양보호사의 두 사람의 위치로 옳은 것은?

①
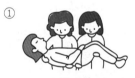

②
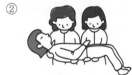

③
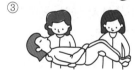

④
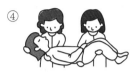

⑤
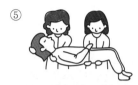

해설 대상자를 침대에서 침대로 옮기기
① 대상자의 두 팔을 가슴에 모아 준다.
② 대상자의 두 다리를 모으고 무릎을 세운다.
③ 한 사람은 어깨와 허리 아래를 지지한다.
④ 다른 한 사람은 허리 아래와 두 무릎 밑을 지지한다.

158 왼쪽 편마비 대상자를 이동 변기로 옮겨 앉을 때 휠체어 위치로 옳은 것은?

①
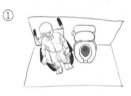

②
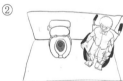

③
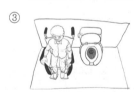

④
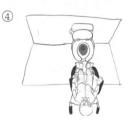

⑤

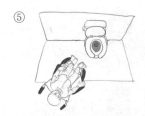

해설 이동 변기를 대상자의 건강한 쪽에 오도록 하여, 휠체어와 약 30~45°로 비스듬히 놓는다.

159 대상자를 휠체어에서 이동 변기로 옮길 때 순서로 옳은 것은?

> 가. 이동 변기를 대상자의 건강한 쪽에 휠체어와 약 30~45°로 비스듬히 놓는다.
> 나. 휠체어의 잠금장치를 잠그고 발 받침대를 접는다.
> 다. 대상자의 무릎과 허리를 지지한다.
> 라. 건강한 손으로 변기의 먼 쪽 손잡이를 잡게 한다.
> 마. 요양보호사는 대상자의 앞에서 두 발을 바닥에 지지하게 한다.

① 가 - 나 - 다 - 라 - 마
② 나 - 가 - 마 - 다 - 라
③ 다 - 가 - 나 - 마 - 라
④ 라 - 마 - 가 - 나 - 다
⑤ 라 - 나 - 가 - 마 - 다

해설 휠체어에서 이동 변기로 옮기기
① 휠체어의 잠금장치를 잠그고 발 받침대를 접는다.
② 이동 변기를 대상자의 건강한 쪽에 휠체어와 약 30~45°로 비스듬히 놓는다.
③ 요양보호사는 대상자의 앞에서 두 발을 바닥에 지지하게 한다.
④ 대상자의 무릎과 허리를 지지한다.
⑤ 건강한 손으로 변기의 먼 쪽 손잡이를 잡게 한다.

160 편마비 대상자를 휠체어에서 자동차로 이동할 때 돕는 방법은?

① 휠체어를 자동차와 수직으로 놓는다.
② 요양보호사의 무릎으로 대상자의 건강한 무릎을 지지하고 일으킨다.
③ 엉덩이부터 자동차 시트에 앉게 한다.
④ 마비 측 다리부터 자동차 안으로 올려놓는다.
⑤ 대상자와 동승하는 경우 대상자의 앞자리에 앉는다.

해설
① 휠체어를 자동차와 평행하게 놓거나 약간 비스듬히 놓는다.
② 요양보호사의 무릎으로 대상자의 마비 측 무릎을 지지하고 일으킨다.

161 대상자를 휠체어에서 자동차로 이동 시 앉는 자세의 순서로 옳은 것은?

① 엉덩이 → 한쪽 다리 먼저
② 엉덩이 → 양쪽 다리 동시에
③ 건강한 다리 → 마비된 다리 → 엉덩이
④ 마비된 다리 → 엉덩이 → 건강한 다리
⑤ 건강한 다리 → 엉덩이 → 마비된 다리

해설 엉덩이부터 자동차 시트에 앉게 한다. → 다리를 한쪽씩 올려놓는다.

162 편마비 대상자가 선 자세에서 균형 잡는 훈련을 할 때 방법으로 옳은 것은?

① 대상자의 건강한 쪽을 받쳐 준다.
② 약 20분 서 있을 수 있도록 연습시킨다.

③ 전후좌우로 빠르게 움직이게 한다.

④ 서 있는 동작이 가능하면 큰 걸음 연습을 한다.

⑤ 안전 손잡이를 잡고 균형을 잡게 한다.

> **해설**
> ① 3분간 서 있을 수 있도록 연습시키고 전후좌우로 천천히 움직이게 한다.
> ② 서 있는 동작이 가능하면 가볍게 제자리 걸음을 해서 균형 잡는 연습을 한다.

163 왼쪽 편마비 대상자가 이동할 때 보행 벨트를 묶는 위치(A)와 요양보호사가 서 있는 위치(B)로 옳은 것은?

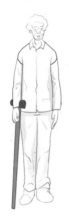

	A	B
①	가슴	오른쪽 뒤
②	엉덩이	오른쪽 뒤
③	허리	왼쪽 뒤
④	엉덩이	왼쪽 앞
⑤	허리	오른쪽 앞

> **해설**
> ① 대상자의 허리 부분에 맞춰 벨트를 묶는다.
> ② 대상자의 불편한 쪽 뒤에 서서 벨트 손잡이를 잡는다.

164 보행기를 사용하여 이동하는 대상자를 돕는 방법은?

① 보행기에 최대한 몸을 의지하게 한다.

② 보행기를 한 번에 멀리 옮기게 한다.

③ 건강한 다리와 함께 보행기를 옮긴다.

④ 약한 다리와 함께 보행기를 옮긴다.

⑤ 요양보호사는 대상자 앞에서 이동을 돕는다.

> **해설**
> ① 보행기를 앞으로 한 걸음 정도 옮기게 한다.
> ② 약한 다리와 함께 보행기를 옮긴다.
> ③ 요양보호사는 대상자의 기능이 불안정한 쪽 뒤에 서서 이동을 돕는다.

165 대상자가 보행기를 사용할 때 팔꿈치의 각도(A)와 보행기의 높이(B)로 옳은 것은?

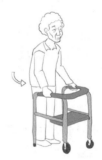

	(A)	(B)
①	약 30°	가슴
②	약 30°	허리
③	약 30°	둔부
④	약 90°	허리
⑤	약 90°	둔부

> **해설** 보행기는 대상자의 팔꿈치가 약 30° 구부러지도록 대상자 둔부 높이로 조절한다.

166 보행 벨트를 사용하는 편마비 대상자의 보행기 사용 돕기를 할 때 요양보호사의 위치는?

① 불편한 쪽 앞   ② 불편한 쪽 뒤

③ 건강한 쪽 앞   ④ 건강한 쪽 뒤

⑤ 상관없다.

> **해설** 요양보호사는 대상자의 기능이 불안정한 쪽 뒤에 서서 이동을 돕는다.

167 양쪽다리가 불편한 대상자의 보행기 사용 돕기 방법으로 옳은 것은?

① 보행기 − 한쪽 발 − 나머지 한쪽 발

② 보행기 − 양쪽 발 함께

③ 한쪽 발 − 나머지 한쪽 발 − 보행기

④ 보행기와 한쪽 발을 함께 − 나머지 한쪽 발

⑤ 한쪽 발 − 나머지 한쪽 발과 보행기를 함께

> **해설** 보행기를 앞으로 한 걸음 정도 옮기게 한다. → 한쪽 발을 한 걸음 옮긴다. → 나머지 한쪽 발을 옮긴다.

168 오른쪽 다리가 불편한 대상자의 보행기 사용 돕기 방법으로 옳은 것은?

① 보행기 − 왼쪽 발 − 오른쪽 발

② 보행기 − 오른쪽 발 − 왼쪽 발

③ 왼쪽 발 − 오른쪽 발 − 보행기

④ 보행기와 왼쪽 발을 함께 − 오른쪽 발

⑤ 보행기와 오른쪽 발을 함께 − 왼쪽 발

> **해설** 약한 다리와 함께 보행기를 옮긴다. → 나머지 건강한 쪽 발을 옮긴다.

169 대상자가 평소 신는 신발을 신고 똑바로 섰을 때 지팡이 손잡이 위치는?

① 가슴   ② 팔꿈치

③ 허리   ④ 손목

⑤ 겨드랑이

> **해설** 지팡이 길이 결정 방법
>
> ① 지팡이를 한 걸음 앞에 놓았을 때 팔꿈치가 약 30° 구부러지는 정도
> ② 지팡이의 손잡이가 대상자의 둔부 높이
> ③ 평소 신는 신발을 신고 똑바로 섰을 때 손목 높이

170 왼쪽 편마비 대상자가 지팡이를 사용할 때 지팡이 끝(●)을 놓는 위치로 옳은 것은?

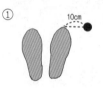

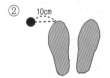

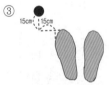

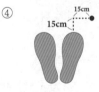

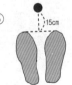

해설 지팡이 보행 방법

① 대상자의 건강한 쪽 손으로 지팡이를 잡고 선다.
② 지팡이를 사용하는 쪽의 새끼발가락으로부터 앞 15cm, 옆 15cm 지점에 지팡이 끝을 놓는다.

171 왼쪽 편마비 대상자가 지팡이를 이용하여 버스를 탈 때 순서로 옳은 것은?

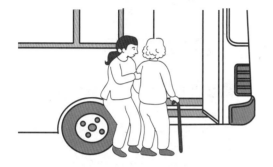

① 지팡이 – 오른발 – 왼발
② 지팡이 – 왼발 – 오른발
③ 왼발 – 지팡이 – 오른발
④ 오른발 – 지팡이 – 왼발
⑤ 왼발 – 오른발 – 지팡이

해설 지팡이 보행 돕기
• 평지 이동 : 지팡이 → 마비된 다리 → 건강한 다리
• 계단 올라갈 때 : 지팡이 → 건강한 다리 → 마비된 다리
• 계단 내려올 때 : 지팡이 → 마비된 다리 → 건강한 다리

172 왼쪽 편마비 대상자가 지팡이를 이용하여 버스를 내릴 때 순서로 옳은 것은?

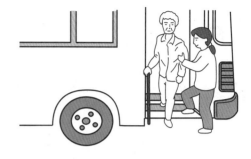

① 지팡이 – 오른발 – 왼발
② 지팡이 – 왼발 – 오른발
③ 왼발 – 지팡이 – 오른발
④ 오른발 – 지팡이 – 왼발
⑤ 왼발 – 오른발 – 지팡이

해설 171번 해설 참조

173 오른쪽 편마비 대상자가 지팡이를 이용하여 계단을 올라가는 순서로 옳은 것은?

① 왼쪽 다리 – 오른쪽 다리 – 지팡이
② 지팡이 – 오른쪽 다리 – 왼쪽 다리
③ 지팡이 – 왼쪽 다리 – 오른쪽 다리
④ 왼쪽 다리 – 지팡이 – 오른쪽 다리
⑤ 오른쪽 다리 – 지팡이 – 왼쪽 다리

해설 171번 해설 참조

174 오른쪽 편마비 대상자가 지팡이를 이용하여 계단을 내려갈 때 순서로 옳은 것은?

① 지팡이 – 왼쪽 다리 – 오른쪽 다리
② 지팡이 – 오른쪽 다리 – 왼쪽 다리

③ 왼쪽 다리 – 오른쪽 다리 – 지팡이

④ 왼쪽 다리 – 지팡이 – 오른쪽 다리

⑤ 오른쪽 다리 – 지팡이 – 왼쪽 다리

해설 171번 해설 참조

175 오른쪽 편마비 대상자가 지팡이를 짚고 평지를 이동하는 순서로 옳은 것은?

① 지팡이 – 왼쪽 다리 – 오른쪽 다리

② 지팡이 – 오른쪽 다리 – 왼쪽 다리

③ 왼쪽 다리 – 오른쪽 다리 – 지팡이

④ 왼쪽 다리 – 지팡이 – 오른쪽 다리

⑤ 오른쪽 다리 – 지팡이 – 왼쪽 다리

해설 171번 해설 참조

176 오른쪽 편마비 대상자가 지팡이를 이용하여 계단을 내려갈 때 요양보호사의 위치로 옳은 것은?

①
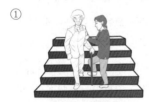

②
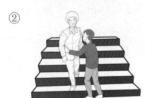

③
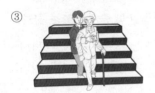

④
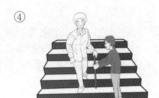

⑤
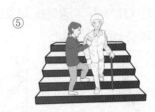

해설 지팡이 보행 돕기

• 평지 이동 : 지팡이 → 마비된 다리 → 건강한 다리

• 계단 올라갈 때 : 지팡이 → 건강한 다리 → 마비된 다리

• 계단 내려올 때 : 지팡이 → 마비된 다리 → 건강한 다리

177 지팡이를 이용하여 보행하는 대상자를 돕는 방법으로 옳은 것은?

① 불편한 쪽 손에 지팡이를 쥐게 한다.

② 지팡이는 사용하는 발의 5번 발가락으로부터 앞 30cm 옆 30cm 지점에 끝이 오게 한다.

③ 지팡이의 고무 받침이 닳지 않았는지, 손잡이가 안전한지 확인한다.

④ 옆에서 보조할 때는 지팡이를 쥐고 있는 옆쪽에 선다.

⑤ 뒤에서 보조할 때는 겨드랑이에 손을 넣어 지지해 준다.

④ 욕창예방 매트리스
⑤ 욕창예방방석

해설
- 노인 장기 요양급여로 대여할 수 있는 복지용구 6
종 : 수동휠체어, 전동침대, 수동침대, 이동욕조,
목욕리프트, 배회감지기,
- 노인 장기 요양급여로 구입또는 대여품목(2종) :
경사로(실내용, 실외용), 욕창예방 매트리스

해설
- 옆에서 보조할 때는 지팡이를 쥐지 않은 옆쪽에서
겨드랑이에 손을 넣어 잡고 보행한다.
- 뒤에서 보조할 때는 허리 부위와 어깨 부위를 지
지해 준다.

178 노인 장기 요양 급여로 구입할 수 있는 복지
용구는?

① 이동 욕조　　② 이동 변기
③ 수동 침대　　④ 수동 휠체어
⑤ 배회 감지기

해설 노인 장기 요양 급여로 구입할 수 있는 복지 용구
- 이동 변기, 목욕 의자, 성인용 보행기, 안전 손잡이,
미끄럼 방지 용품, 간이 변기, 지팡이, 욕창 예방 방
석, 자세 변환 용구, 요실금 팬티, 욕창 예방 매트
리스, 경사로(실내)
- 경사로(실내)와 욕창 예방 메트리스는 구입과 대여
가 동시에 가능

179 노인 장기 요양급여로 구입할 수 있는 복지
용구는?

① 수동 침대　　② 이동 욕조
③ 요실금 팬티　　④ 이동 욕조
⑤ 목욕 리프트

해설 178번 해설 참조

180 노인 장기 요양급여로 대여할 수 있는 복지
용구는?

① 지팡이
② 목욕의자
③ 이동변기

181 욕창 예방을 위해 노인 장기 요양 급여로
대여할 수 있는 복지 용구는?

① 자세 변환 용구　　② 목욕 의자
③ 탄력 스타킹　　④ 욕창 예방 방석
⑤ 욕창 예방 매트리스

해설 180번 해설 참조

182 휠체어를 관리하는 방법으로 옳은 것은?

① 사용하지 않을 때는 잠금장치를 열어 둔다.
② 뒷바퀴 공기압이 낮을수록 잠금장치가 기
능을 잘한다.
③ 뒷바퀴 공기압이 높으면 진동을 흡수하지
못한다.
④ 적정 공기압은 엄지로 눌렀을 때 눌리지
않아야 한다.
⑤ 휠체어를 편 상태에서 보관한다.

해설
- 휠체어를 사용하지 않을 때는 잠금장치를 항상 잠
가 두고 접은 상태에서 보관한다.
- 적정 공기압은 엄지로 힘껏 눌렀을 때 0.5cm 정
도 들어가는 상태이다.

183 휠체어 잠금장치가 잘 고정되지 않을 때 점검하여야 하는 것은?

① 타이어 공기압
② 앞바퀴
③ 발 받침대
④ 바퀴 손잡이
⑤ 잠금장치 고정 볼트

> **해설** 타이어 공기압은 잠금장치 작동과 밀접한 관계가 있으므로 항상 적당한 공기압을 유지해야 한다.

184 다음 중 압력을 분산하고 통풍을 원활하게 하여 욕창을 예방하기 위해 사용하는 복지용구는?

① 전동 침대
② 자세 변환 용구
③ 미끄럼 방지 매트
④ 경사로
⑤ 욕창 예방 매트리스

> **해설** 욕창 예방 매트리스
> ① 매트리스의 교대 부양을 통해 압력을 분산하여 욕창을 예방한다.
> ② 보온성, 통기성, 탄력성, 흡습성 등이 뛰어나야 한다.

185 욕창 매트리스를 사용하는 방법으로 옳은 것은?

① 야간에만 사용한다.
② 등과 엉덩이 밑에 손을 넣어 욕창 매트리스의 부양을 확인한다.
③ 욕창 매트리스와 찜질기를 함께 사용한다.
④ 매일 매트리스를 소독한다.
⑤ 매트리스 셀과 커버는 알코올로 닦는다.

> **해설**
> • 욕창 매트리스는 열을 발산하는 제품(찜질기 등)과 함께 사용하지 않는다.
> • 매트리스 셀과 커버는 흐르는 물로 씻고 말린다.

186 침대를 안전하게 사용하는 방법은?

① 침대 난간을 잡고 오르내린다.
② 이동이 쉽도록 잠금장치는 항상 열어 둔다.
③ 크랭크 손잡이는 침대의 머리 쪽에 위치해야 한다.
④ 사용하지 않을 때는 크랭크 손잡이를 접어 둔다.
⑤ 대상자가 침대 위에 있을 때는 침대 난간을 내려놓는다.

> **해설**
> • 크랭크 손잡이는 침대의 다리판 쪽에 위치해야 한다.
> • 침대 위에 있을 때는 침대 난간을 세워 고정시킨다.

187 침대를 사용하는 대상자를 돕는 방법으로 옳은 것은?

① 자주 사용하는 물건은 침대 가까이 둔다.
② 이동하지 않을 때는 잠금장치를 열어 둔다.
③ 사용하지 않을 때는 높낮이를 높여 둔다.
④ 침대 이동 시 침대 난간을 잡고 이동한다.
⑤ 식탁은 항상 올려놓는다.

> **해설**
> • 사용하지 않을 때는 높낮이를 가장 낮은 위치에 오도록 한다.
> • 침대 이동 시 침대 난간을 잡고 움직이지 않는다.

188 다음 중 지팡이에 대한 설명으로 옳은 것은?

① 지팡이는 대여 복지 용구이다.

② 사용하는 쪽의 새끼발가락으로부터 바깥쪽 10cm 지점에 짚는다.

③ 팔꿈치를 40~50° 정도 구부린 높이가 좋다.

④ 가장 많이 사용되고 있는 지팡이는 네발지팡이다.

⑤ 지팡이 바닥 끝 고무의 닳은 정도를 수시로 확인한다.

해설
• 사용하는 쪽의 새끼발가락으로부터 바깥쪽 15cm 지점에 짚는다.
• 팔꿈치를 20~30° 정도 구부린 높이가 좋다.

189 다음 중 보행차에 대한 설명으로 옳은 것은?

① 실내에서만 사용하는 보행 보조 도구이다.

② 지팡이보다 안전성이 약하다.

③ 요양보호사는 항상 대상자 가까이 있어야 한다.

④ 뇌졸중으로 반신마비가 된 대상자가 사용하기에 적합하다.

⑤ 뒤로 잘 넘어지는 사람에게 적합하다.

해설
• 잘 걷지 못하는 대상자가 주로 사용하는 보행 보조 도구이다.
• 뒤로 잘 넘어지는 사람이나 뇌졸중으로 반신 마비가 된 사람은 사용에 신중해야 한다.

190 화장실까지 이동하기 어려운 대상자의 배설을 돕는 복지 용구는?

① 화장실 사용   ② 침상 배설

③ 기저귀 사용   ④ 도뇨관 사용

⑤ 이동 변기

해설 이동 변기는 화장실까지 이동하기 어려운 경우 용변을 안전하게 볼 수 있도록 도와주는 용품이다.

191 이동이 불편한 대상자가 침대 등에서 용변을 해결하기 위해 반듯이 누운 자세에서 사용하는 복지 용구는?

① 휠체어   ② 기저귀

③ 소변기   ④ 간이 변기

⑤ 이동 변기

해설 간이 변기는 이동이 불편한 대상자가 침대 등에서 용변을 해결하기 위해 사용된다.

192 복지용구 중에서 요실금 팬티를 사용하는 방법으로 옳은 것은?

① 소변 흘림량이 500ml 이상인 대상자에게 사용한다.

② 세탁이 필요 없다.

③ 여성용만 있어서 여성만 사용가능하다.

④ 실금량이 적을때는 말려서 재사용한다.

⑤ 요실금팬티는 세탁 후 반복 사용이 가능하다.

193 거동이 불편한 대상자의 생활공간에 안전 손잡이를 설치해야 하는 이유로 옳은 것은?

① 자립성 향상과 신체균형유지
② 스트레칭 운동 능력 강화
③ 의존성 제공
④ 근력과 지구력 강화
⑤ 운동 능력 강화

194 거동이 불편한 대상자의 안전을 위해 적절한 목욕 의자는?

① 팔걸이가 없는 의자
② 등받이가 낮은 의자
③ 앉는 자리가 미끄럽지 않은 의자
④ 구멍이나 홈이 없는 의자
⑤ 두 발이 바닥에 닿지 않는 높이의 의자

195 이동 욕조를 사용하는 대상자를 위해 주의할 점으로 옳은 것은?

① 욕조 안이 미끄러워야 한다.
② 공기 주입과 조립이 복잡해야 한다.
③ 팽창된 상태에서 변형이 가능해야 한다.
④ 모서리가 각이 잡혀 있는 사각이어야 한다.
⑤ 바닥이 평평하고 이물질이 없는 곳에 설치해야 한다.

196 치매 대상자의 실종을 미연에 방지하기 위해 사용하는 복지 용구는?

① 휠체어   ② 배회 감지기
③ 목욕 리프트   ④ 실버카
⑤ 보행차

197 배회 감지기 사용 방법으로 옳은 것은?

① 수시로 전원과 작동을 확인한다.

② GPS형의 경우 발목에 부착한다.

③ 배회 감지기는 구입 복지 용구이다.

④ GPS형은 위치 추적 서비스로 대상자 위치를 국민건강보험공단에 통보한다.

⑤ 매트형 배회 감지기는 출입문 쪽에 설치한다.

해설　GPS형은 위치 추적 서비스로 대상자 위치를 컴퓨터나 핸드폰으로 가족에게 알려 준다.

198 휴대용 경사로 선정 시 고려해야 할 사항으로 옳은 것은?

① 디자인　　　　② 제조사

③ 청결성　　　　④ 균형감

⑤ 색상

해설　휴대용 경사로는 휠체어를 이용하는 대상자의 이동을 돕기 위한 이동식 경사로이다.

4장

가사 및 일상 생활 지원

01 일상생활 지원의 기본 원칙으로 옳은 것은?

① 요양보호사의 판단으로 결정한다

② 물품은 요양보호사가 알아서 적당히 쓴다.

③ 인지 능력이 없는 경우 설명하지 않는다.

④ 위생을 위해 일회용품을 사용한다.

⑤ 대상자의 특성과 욕구를 파악하여 서비스를 제공한다.

해설
• 인지 능력이 없는 경우 가급적 보호자에게 설명하고 동의를 얻는다.
• 환경 오염을 최소화하기 위해 일회용품 사용을 가급적 자제한다.

02 재가 대상자에게 일상생활을 지원하는 기본 원칙으로 옳은 것은?

① 서비스 제공 내용과 특이 사항을 기록한다.

② 대상자의 일상생활 모든 것을 요양보호사가 지원한다.

③ 대상자 가족의 일상생활 지원도 같이 수행한다.

④ 신뢰를 형성하고 안전은 배려하지 않아도 된다.

⑤ 요양보호사의 생활 방식에 따라 제공한다.

해설
• 요양보호사가 지원하는 서비스는 대상자에게만 제한하여 제공한다.
• 안전을 최우선 배려하고 대상자의 생활 방식과 가치관을 존중한다.

03 일상생활 지원의 중요성으로 옳은 것은?

① 신체 활동 지원과 전혀 무관하다.
② 신체 활동 지원에 필요한 간접적인 서비스 활동이다.
③ 일상생활 지원은 요양보호사의 전문성을 저하시킨다.
④ 신체 활동 지원은 일상생활 지원을 필요로 하지 않는다.
⑤ 신체 활동 지원이 적절히 이루어져야만 일상생활 지원이 안정적으로 유지된다.

> **해설**
> • 일상생활 지원이 적절히 이루어져야만 신체 활동 지원이 안정적으로 유지될 수 있다.
> • 지원은 대상자가 자립적으로 생활하는 데 중요한 역할을 한다.

04 요양보호사가 제공할 수 있는 일상생활 지원의 서비스는?

① 대상자를 대신해서 텃밭을 가꾼다.
② 대상자가 먹을 식재료를 사다 준다.
③ 대상자의 손녀에게 간식을 챙겨 준다.
④ 대상자의 자녀에게 공과금을 납부해 준다.
⑤ 대상자의 배우자를 은행에 동행해 준다.

> **해설** 일상생활 지원
> • 취사, 청소 및 주변 정돈, 세탁을 의미한다.
> • 요양보호사가 지원하는 일상생활 지원 서비스는 대상자에게만 제한하여 제공한다.

05 식사 준비의 기본 원칙으로 옳은 것은?

① 식단은 대상자와 상관없이 정한다.

② 대상자와 물품의 구매 내역을 상의하지 않는다.
③ 식사와 관련된 특이 사항을 기록해 둔다.
④ 음식은 대량으로 많이 준비한다.
⑤ 구매한 식재료의 보관·관리는 하지 않아도 된다.

> **해설**
> • 음식은 한 번에 섭취할 수 있는 만큼 나누어 준비해 둔다.
> • 구매한 식재료의 적절한 보관 및 관리를 지원한다.

06 식사 준비를 위한 올바른 식재료 구매 방법으로 옳은 것은?

① 식단은 식재료 구입 후 작성한다.
② 현재 있는 식재료의 종류와 양을 확인하여 구매한다.
③ 대상자와 구매 목록을 상의하지 않는다.
④ 대량으로 구매한다.
⑤ 유통 기한을 넘긴 할인 식품을 구매한다.

> **해설**
> • 대상자와 함께 식단을 정하고 물품의 구매 내역을 충분히 상의한 후 결정한다.
> • 필요량만 구매하며 구매 시 반드시 유통 기한을 확인한다.

07 저작 능력이 저하된 대상자를 위해 음식을 준비할 때 방법으로 옳은 것은?

① 믹서에 갈아서 준비한다.
② 기름으로 볶아서 준비한다.
③ 푹 끓여서 준다.
④ 살짝 데쳐서 준다.

⑤ 잘게 썰어서 준비한다.

해설 저작 능력이 저하된 대상자는 부드러운 재료를 선택하고 작은 크기로 잘게 썰어서 준비한다.

08 재가 대상자를 위해 음식을 준비할 때 조리 방법으로 옳은 것은?

① 육류는 센불로 단시간에 가열한다.
② 갈비는 바삭해지도록 오래 굽는다.
③ 생선은 부드러워지도록 오래 삶는다.
④ 야채는 색이 선명하도록 살짝 데친 후 볶는다.
⑤ 나물은 입맛 돋우도록 자극적인 양념으로 무친다.

해설
• 육류는 부드러워지도록 오래 삶고 적당히 굽는다.
• 나물은 입맛을 돋우도록 식초나 소스로 무친다.

09 재료를 부드럽게 하여 노인에게 자주 사용되는 조리 방법은?

① 볶기   ② 튀기기
③ 찜   ④ 무침
⑤ 굽기

해설 찜은 재료를 부드럽게 하여 노인에게 자주 사용되는 조리 방법 중 하나이다.

10 노인의 영양 관리 시 고려해야 할 특성은?

① 에너지 요구량 증가
② 소화 능력 감소와 식욕 저하
③ 감각 기능 민감
④ 침 분비 증가

⑤ 장운동 증가

해설 영양 관리 시 고려해야 할 특성
에너지 요구량 감소/소화 능력 감소와 식욕 저하/치아 손실 및 씹기 장애/감각 기능 저하/침 분비 감소/장운동 감소

11 노인의 영양 관리 시 고려해야 할 영양소 설명으로 옳은 것은?

① 양질의 단백질 식품을 선택하여 제공한다.
② 열량 요구량이 감소하지 않는다.
③ 단순 당이 많은 음식을 제공한다.
④ 콜레스테롤이 많은 식품을 제공한다.
⑤ 동물성 기름을 섭취한다.

해설
• 열량은 과잉으로 섭취되지 않도록 하고 단순 당이 많은 음식을 피한다.
• 동물성 포화지방산이나 콜레스테롤 함량이 많은 식품은 제한한다.

12 노인을 위한 식생활 지침에 대한 설명으로 옳은 것은?

① 음식에 자극적인 양념을 많이 하여 먹는다.
② 식사는 수시로 한다.
③ 수분과 술을 충분히 마신다.
④ 건강을 위하여 활동량을 줄인다.
⑤ 각 식품군을 매일 골고루 먹는다.

해설
• 식사는 규칙적으로 하고 덜 짜게, 덜 달게, 덜 기름지게 먹는다.
• 물은 많이 마시고 술은 적게 마신다.

13 식욕 부진으로 식사량이 적은 대상자를 돕는 방법으로 옳은 것은?

① 단단한 견과류를 준다.
② 두유를 간식으로 제공한다.
③ 식사 전에 탄산음료를 준다.
④ 먹고 싶어 할 때까지 기다린다.
⑤ 조미료를 많이 첨가하여 제공한다.

> **해설** 한 번에 충분한 식사량을 섭취하지 못하는 경우에는 식사 사이에 간식을 제공하여 보충한다.

14 올바른 영양 섭취를 돕는 방법으로 옳은 것은?

① 고혈압 치료를 위해 고열량 식사를 한다.
② 단백질 섭취를 위해 과일, 버섯, 해조류를 먹는다.
③ 칼슘의 흡수를 위해 비타민 D를 섭취한다.
④ 콜레스테롤을 줄이기 위해 유제품과 콩을 제한한다.
⑤ 염분을 줄이기 위해 소금을 줄이고 간장, 된장을 충분히 넣는다.

> **해설**
> • 고혈압 대상자는 가능한 한 복합 당질을 섭취하고 섬유소를 충분히 섭취한다.
> • 염분을 줄이기 위해 소금을 줄이고 간장도 줄인다.

15 당뇨병이 있는 대상자의 식사 관리로 옳은 것은?

① 단순 당질 섭취를 줄인다.
② 식사량을 늘린다.
③ 술을 적당히 마신다.

④ 기름기가 많은 음식을 먹는다.
⑤ 과일과 해조류를 피한다.

> **해설**
> • 과식하지 않으며 술은 제한한다.
> • 지방 섭취를 줄이고 과일과 해조류를 골고루 충분히 섭취한다.

16 당뇨병이 있는 대상자에게 식사 관리 시 옳은 것은?

① 지방이 많은 육류를 섭취한다.
② 흰밥보다는 잡곡밥을 섭취한다.
③ 저혈당 대비 열량을 많이 섭취한다.
④ 구이나 찌는 요리보다는 튀김이나 볶음 요리를 이용한다.
⑤ 설탕, 꿀 등을 함유한 식품을 섭취한다.

> **해설**
> • 튀김이나 볶음 요리보다 구이나 찌는 요리를 이용한다.
> • 단순 당질인 설탕, 꿀 등을 피하고 복합 당질 식품을 선택한다.

17 당뇨병이 있는 대상자가 피해야 할 음식은?

① 잡곡밥
② 오이생채
③ 생크림 케이크
④ 미역, 다시마
⑤ 저지방 우유

> **해설** 혈당 지수가 높은 식품은 되도록 피한다.

18 다음 중 당뇨병이 있는 대상자의 간식으로 옳은 것은?

① 과일 통조림　　② 떡
③ 방울 토마토　　④ 양갱
⑤ 초콜릿

> **해설**
> • 단순 당질인 설탕, 꿀 등을 피하고 복합 당질 식품을 선택한다.
> • 혈당 지수가 높은 식품은 되도록 피한다.

19 고혈압이 있는 대상자의 식사 관리로 옳은 것은?

① 음식에 간을 진하게 한다.
② 체중을 늘린다.
③ 동물성 지방을 많이 섭취한다.
④ 칼륨을 줄여 먹는다.
⑤ 과일과 채소를 충분히 섭취한다.

> **해설**
> • 소금 섭취를 줄인다(국물을 되도록 적게 섭취한다).
> • 칼륨을 충분히 섭취한다.

20 고혈압이 있는 대상자에게 식사 관리 시 옳은 것은?

① 젓갈류, 장아찌를 제공한다.
② 국, 찌개류 등 국물을 많이 섭취한다.
③ 튀김, 부침 요리를 제공한다.
④ 생선이나 두부를 자주 섭취한다.
⑤ 카페인과 알코올 함유 음료를 제공한다.

> **해설**
> • 젓갈류, 장아찌, 소금에 절인 생선, 햄, 소시지 등을 적게 섭취한다.
> • 카페인 함유 음료, 알코올 섭취를 제한한다.

21 고혈압이 있는 대상자에게 섭취를 제한해야 할 음식은?

① 현미밥　　② 버섯무침
③ 명란젓　　④ 사과
⑤ 저지방 우유

> **해설** 소금 섭취를 줄인다(국물을 되도록 적게 섭취한다).

22 고혈압인 대상자에게 식사 제공 시 적절한 식단은?

① 쌀밥, 육개장, 어리굴젓
② 콩밥, 김치찌개, 오징어튀김
③ 보리밥, 깻잎장아찌, 삼겹살구이
④ 현미밥, 시금치된장국, 삼치구이
⑤ 잡곡밥, 고구마튀김, 부대찌개

> **해설**
> • 고혈압 대상자는 가능한 한 복합 당질을 섭취하고 섬유소를 충분히 섭취한다.
> • 단백질 섭취를 위해 살코기, 생선, 달걀, 콩류 매일 섭취한다.

23 삼킴 장애를 가진 대상자의 식사를 돕는 방법으로 옳은 것은?

① 밥을 국이나 물에 말아 먹인다.
② 채소는 신맛이 강한 소스를 뿌려 먹인다.

③ 한 번에 조금씩 떠먹이고 여러 번에 걸쳐 삼키게 한다.

④ 마시는 형태의 유제품을 먹인다.

⑤ 식사 도중에 대화를 하여 긴장을 감소시킨다.

1. 밥을 국이나 물에 말아 먹지 않는다.
2. 마시는 형태보다 떠먹이는 형태 유제품을 선택해서 먹인다.
3. 천천히 식사하고 식사 도중에 이야기하지 않는다.

24 다음 중 식품을 위생적으로 관리하는 방법으로 옳은 것은?

① 해동했을 경우 다시 냉동하지 않는다.

② 유통 기한이 지난 식품을 발견 시 즉시 폐기한다.

③ 개봉한 식품이 남은 경우 원래의 용기에 담아 보관 한다.

④ 조리된 음식이 남은 경우 냉동 보관 했다가 먹는다.

⑤ 보관 방법은 확인하고 유통 기한은 확인하지 않는다.

1. 개봉한 식품이 남은 경우 다른 용기에 담아 보관한다.
2. 조리된 음식이 남은 경우 냉장 보관 했다가 가급적 빨리 먹는다.

25 다음 중 식품을 보관하는 방법으로 옳은 것은?

① 생선은 통째로 냉동실에 보관한다.

② 시금치 등 잎채소는 세워서 보관한다.

③ 감자는 껍질을 벗긴 후 냉장실에 보관한다.

④ 고구마는 냉장실에 보관한다.

⑤ 육류는 잘게 썰어 냉동 보관한다.

생선은 내장과 머리를 제거한 뒤 흐르는 물로 씻어 물기를 제거하고 냉동 보관한다.

26 다음 중 식품 보관 시 방법으로 옳은 것은?

① 달걀은 둥근 부분이 아래로 향하게 놓는다.

② 열대 과일은 냉장 보관한다.

③ 복숭아는 냉장실에 보관한다.

④ 냉장실에 음식을 보관 시 용기 사이를 띄워 놓는다.

⑤ 냉동 식품은 해동 후 다시 냉동하면 된다.

• 달걀은 둥근 부분이 위로 뾰족한 부분이 아래로 향하게 놓는다.
• 열대 과일과 복숭아는 실온에 보관했다가 먹기 2~3 시간 전에 냉장한다.

27 다음 중 식중독이 발생할 가능성이 높은 경우는?

① 생선과 조개류는 냉동 보관한다.

② 달걀은 비벼 씻어서 보관한다.

③ 먹고 남은 음식은 즉시 버린다.

④ 두부는 냉장 보관한다.

⑤ 육류는 냉장실에서 해동하거나 전자레인지를 이용한다.

달걀은 물로 비벼 씻으면 표면에 보호막이 제거되어 변질되기 쉬우므로 비비면서 씻지 않는다.

28 도마와 칼이 한 개 밖에 없을 경우 사용 순서로 옳은 것은?

① 육류 → 생선류 → 닭고기 → 채소·과일
② 육류 → 닭고기 → 생선류 → 채소·과일
③ 채소·과일 → 생선류 → 육류 → 닭고기
④ 채소·과일 → 닭고기 → 육류 → 생선류
⑤ 채소·과일 → 육류 → 생선류 → 닭고기

> **해설** 도마 및 칼 사용 순서
> 채소·과일 → 육류 → 생선류 → 닭고기 순으로 사용한다.

29 다음 중 안전한 식품을 섭취하는 방법으로 옳은 것은?

① 조리된 음식, 육류, 생선은 같은 칸에 보관한다.
② 계란이나 해산물은 살짝 가열하여 조리한다.
③ 식품을 다루기 전과 조리 중간에 손을 자주 씻는다.
④ 조리한 음식은 하루 정도는 실온에 두어도 된다.
⑤ 음식이 부족하지 않도록 많은 양을 조리한다.

> **해설**
> • 조리된 음식과 가열하지 않은 육류, 생선은 분리하여 보관한다.
> • 조리한 음식은 실온에 2시간 이상 방치하지 않는다.

30 식기 및 주방 위생 관리 방법으로 옳은 것은?

① 싱크대 배수구에 소다와 식초를 부어 악취를 제거한다.
② 곰팡이가 발생한 싱크대는 락스로 닦아 준다.
③ 유리 그릇은 뜨거운 상태에서 찬물에 넣는다.
④ 냉장고 도어 패킹은 소다수 묻힌 솜으로 닦아 준다.
⑤ 수세미는 그물형보다 스펀지형이 위생적이다.

> **해설**
> • 곰팡이가 발생한 싱크대는 희석한 알코올로 닦아 준다.
> • 냉장고 도어 패킹은 헌 칫솔에 세제를 묻혀 닦는다.

31 식기 및 주방 위생 관리 방법으로 옳은 것은?

① 고무장갑은 사용 후 겉면만 세제로 씻는다.
② 식기류는 세척 후 행주로 물기를 닦는다.
③ 냄새가 나는 플라스틱 용기는 녹차 티백과 뜨거운 물을 부어 하루 정도 두었다가 닦는다.
④ 기름기가 많은 그릇부터 세척한다.
⑤ 고무장갑은 조리용과 비조리용을 같이 사용한다.

> **해설**
> • 식기류는 세척 후 행주로 닦지 말고 물기가 건조되도록 어긋나게 엎어 놓는다.
> • 기름기가 적은 그릇부터 세척한다.

32 대상자의 의복 관리를 돕는 방법으로 옳은 것은?

① 낡은 의류는 임의로 폐기한다.
② 새로 구입한 내의는 세탁하여 입힌다.
③ 감염이 의심되는 대상자의 의류는 무조건 버린다.
④ 속옷은 습기를 흡수하지 않는 소재로 선택한다.
⑤ 오염이 심한 옷을 모아서 한꺼번에 세탁한다.

해설
• 감염이 의심되는 대상자의 의류는 다른 사람의 의류와 구분하여 세탁한다.
• 오염이 심한 옷은 즉시 세탁한다.

33 대상자의 의복과 신발 선택 시 옳은 것은?

① 움직이는 데 불편하지 않아야 하고 과도한 장식은 피한다.
② 노인의 체형보다 큰 디자인이어야 한다.
③ 저녁 외출 시에는 어두운색의 옷이 좋다.
④ 신발은 굽이 낮고 폭이 좁은 것이 좋다.
⑤ 시원한 슬리퍼가 좋다.

해설 신발은 굽이 낮고 폭이 좁지 않으며 뒤가 막혀 있는 것으로 미끄럼 방지 처리가 되어 있어야 한다.

34 야간 외출 시 대상자의 복장으로 바람직한 것은?

① 단추가 많은 하의를 입힌다.
② 장식이 많은 상의를 입힌다.
③ 몸에 꽉 끼는 옷을 입힌다.

④ 밝은 색의 겉옷을 입힌다.
⑤ 신고 벗기 쉬운 슬리퍼를 신긴다.

해설 저녁 외출 시에는 교통사고를 방지하기 위해 부분적이라도 밝은색이 들어간 옷이 좋다.

35 대상자의 침상 청결 관리 방법으로 옳은 것은?

① 이불 커버는 따뜻한 모직 제품이 좋다.
② 오리털 이불은 그늘에서 말린다.
③ 담요와 이불은 한 달에 한 번 햇볕에 말린다.
④ 더러워진 시트는 일주일에 한 번씩 교환한다.
⑤ 감염 대상자의 경우 베개를 매일 교환한다.

해설
• 담요나 이불은 햇볕에 수시로 건조시키고 한 달에 한 번씩은 세탁, 교체한다.
• 감염 대상자의 경우 모포와 베개에 커버를 씌워 커버만 매일 교환한다.

36 대상자의 침구류 관리 방법으로 옳은 것은?

① 두껍고 무거운 이불을 사용한다.
② 매트리스는 푹신한 것이 좋다.
③ 베개는 척추와 머리가 수평이 되는 높이가 좋다.
④ 시트는 두꺼운 소재로 풀을 먹여 사용한다.
⑤ 베개는 습기와 열을 흡수하는 것이 좋다.

해설
• 매트리스는 단단하고 탄력성과 지지력이 뛰어나며 습기를 배출할 수 있는 것이 좋다.
• 베개는 습기와 열을 흡수하지 않고, 열에 강하며 촉감이 좋은 재질을 사용한다.

37 대상자의 세탁물 처리의 기본 원칙으로 옳은 것은?

① 오염이 심할 때는 불리거나 부분 세탁을 병용한다.

② 새로 구입한 옷은 한 번 입고 세탁한다.

③ 수선이 필요한 옷은 세탁 후 수선한다.

④ 옷에 얼룩이 묻어 있으면 비벼서 세탁한다.

⑤ 혈액이 묻은 옷은 뜨거운 물로 세탁한다.

해설
• 새로 구입한 옷은 세탁하여 입히고 수선이 필요한 옷은 수선 후 세탁한다.
• 혈액이 묻은 옷은 찬 물로 세탁한다.

38 다음 중 대상자의 옷을 세탁하는 방법으로 옳은 것은?

① 땀 얼룩은 천천히 세탁해도 된다.

② 혈액이 묻은 옷은 뜨거운 물로 닦고 찬물로 헹군다.

③ 기름 얼룩은 알코올로 비벼서 제거한다.

④ 파운데이션 얼룩은 주방용 세제로 두드려서 제거한다.

⑤ 커피 얼룩은 식초와 주방 세제를 1:1로 섞어 살살 문지른다.

해설
• 기름 얼룩은 주방용 세제를 몇 방울 떨어뜨리고 비비서 제거한다.
• 파운데이션 얼룩은 알코올이 함유된 화장 솜으로 두드려서 제거한다.

39 대상자의 옷을 세탁하는 방법으로 옳은 것은?

① 얼룩이 생긴 옷은 모아서 한꺼번에 세탁한다.

② 면직물 속옷은 삶고 난 후 세탁한다.

③ 냄새가 심한 세탁물은 붕산수에 담갔다가 헹군다.

④ 삶을 때 뚜껑을 덮고 삶는다.

⑤ 옷이 잠기도록 비눗물을 넣어서 삶는다.

해설 냄새가 심한 세탁물은 헹군 다음 붕산수에 담가 두었다가 헹구지 말고 탈수하여 말린다.

40 다음과 같이 표시된 셔츠를 세탁하는 방법은?

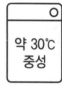

① 30°C 중성 물로 약하게 손세탁한다.

② 30°C 중성 물로 약하게 세탁기 세탁한다.

③ 30°C 물로 손세탁 후 중성 물로 헹군다.

④ 30°C 물로 중성 세제를 사용하여 세탁기로 강하게 세탁한다.

⑤ 30°C 물로 중성 세제를 사용하여 세탁기로 약하게 세탁한다.

해설 물세탁 기호

95°C

• 95°C 물로 세탁
• 세탁기로 약하게 세탁 또는 약하게 손세탁 가능
• 세제 종류 제한 없음

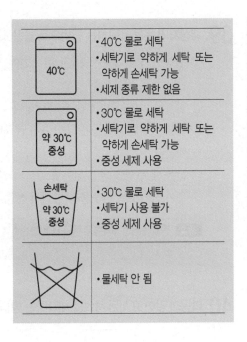

40℃	•40℃ 물로 세탁 •세탁기로 약하게 세탁 또는 약하게 손세탁 가능 •세제 종류 제한 없음
약 30℃ 중성	•30℃ 물로 세탁 •세탁기로 약하게 세탁 또는 약하게 손세탁 가능 •중성 세제 사용
손세탁 약 30℃ 중성	•30℃ 물로 세탁 •세탁기 사용 불가 •중성 세제 사용
	•물세탁 안 됨

해설 물세탁 기호

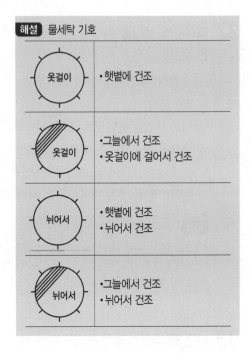

옷걸이	•햇볕에 건조
옷걸이	•그늘에서 건조 •옷걸이에 걸어서 건조
뉘어서	•햇볕에 건조 •뉘어서 건조
뉘어서	•그늘에서 건조 •뉘어서 건조

41 의류를 그늘에 뉘어서 건조하라는 표시로 옳은 것은?

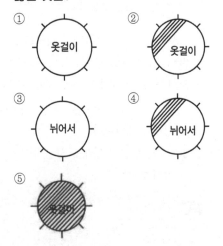

① 옷걸이   ② 옷걸이

③ 뉘어서   ④ 뉘어서

⑤ 옷걸이

42 대상자의 세탁물 건조 방법으로 옳은 것은?

① 흰색 면직물 – 그늘에서 건조한다.

② 청바지류 – 지퍼를 닫고 뒤집어서 건조한다.

③ 색상무늬가 있는 의류 – 햇빛에 건조한다.

④ 합성 섬유류 – 햇빛에 건조한다.

⑤ 니트류 – 채반에 널어서 말린다.

해설
•청바지류 – 지퍼를 열고 뒤집어서 건조한다.
•색상무늬가 있는 의류, 합성 섬유류 – 그늘에서 말린다.

43 대상자의 의류 세탁 후 관리 방법으로 옳은 것은?

① 다리미가 앞으로 나갈 때는 앞에 힘을 준다.
② 풀 먹인 천을 다림질 할 때는 물을 뿌리고 다린다.
③ 모섬유나 견섬유를 보관할 때는 방충제를 넣어 둔다.
④ 종류가 다른 방충제를 여러 가지 함께 사용한다.
⑤ 방충제는 공기보다 무거우므로 보관 용기의 아래쪽 구석에 넣어 둔다.

> **해설**
> • 다리미가 앞으로 나갈 때는 뒤에, 뒤로 보낼 때는 앞에 힘을 준다.
> • 종류가 다른 방충제를 함께 넣으면 화학 변화를 일으켜 옷감이 변색, 변질될 수 있다.

44 대상자 외출 시 동행하는 방법으로 옳은 것은?

① 외출 후 대상자의 만족 정도를 확인한다.
② 외출 시 필요한 준비물은 대상자가 챙기도록 한다.
③ 대상자의 개인 물품이 분실될 수 있다고 주의를 준다.
④ 대상자의 모든 요구를 다 들어 준다.
⑤ 요양보호사의 개인 업무도 함께 본다.

> **해설**
> • 대상자의 건강 상태 및 주변 사항을 고려하여 지나친 요구는 시설장에 보고하여 조절한다.
> • 요양보호사는 자신의 사적인 업무를 병행하지 않는다.

45 재가 대상자와 병원 방문 동행 시 돕는 방법으로 옳은 것은?

① 외출 장소 및 시간을 요양보호사가 정한다.
② 동행 전에 외출에 필요한 준비물과 개인 소지품을 확인한다.
③ 요양보호사가 아는 병원으로 모시고 간다.
④ 사용하던 이동 보조 기구는 가져가지 않는다.
⑤ 동행중에 요양보호사의 사적인 업무를 함께 본다.

> **해설**
> • 병원 진료 시 항상 다니는 병원과 대상자의 건강 상태, 복약 상태를 보호자에게 확인한다.
> • 대상자의 신체 상태를 고려하여 이동 보조 기구와 장비를 점검한다.

46 일상생활이 어려운 재가 대상자와 외출할 때 동행하는 방법으로 옳은 것은?

① 함께 걸을 때 보폭을 크게 한다.
② 자동차에 오를 때 요양보호사가 먼저 탄다.
③ 외출 후 돌아와 바로 낮잠을 자게 한다.
④ 계단을 오를 때 몇 걸음에 한 번씩 쉬게 한다.
⑤ 외출 후 보호자에게 만족하였는지 확인한다.

> **해설**
> • 자동차에 오를 때 대상자의 몸을 요양보호사와 밀착시켜 안전하게 오르내리게 한다.
> • 외출 후 외출 동행이 의도한 대로 만족스러웠는지를 확인한다.

47 다음 중 대상자의 일상 업무를 대행 시 올바른 것은?

① 대행 전에 해당 업무의 대행이 가능한지 확인한다.

② 대행 중에 해당 업무의 진행 과정에 대한 설명은 생략한다.

③ 대행 중에 대상자가 요구해도 업무 담당자는 연계시키지 않는다.

④ 대행 후에 처리 결과만 전달한다.

⑤ 대행 후에 불만족하여 재요청 시 정중히 거절한다.

> **해설**
> • 대행 중에 진행 과정을 수시로 확인시켜 신뢰감을 형성하고 필요시 업무 담당자와 연계한다.
> • 대행 후에 진행 과정과 처리 결과를 알기 쉽게 전달한다.

48 다음 중 요양보호사가 제공할 수 있는 일상 생활 대행 서비스는?

① 대상자를 대신해 텃밭에 물을 준다.

② 대상자 손녀에게 간식을 챙겨 준다.

③ 대상자가 먹을 식재료를 사다 준다.

④ 대상자의 배우자의 약을 타다 준다.

⑤ 대상자 자녀의 공과금을 납부해 준다.

> **해설** 일상 업무 대행
> 물품 구매, 약 타기, 은행, 관공서 가기 등을 대신 해 주는 것이다.

49 대상자의 안전한 주거 환경을 조성하는 방법으로 옳은 것은?

① 거실 출입구의 문턱을 낮춘다.

② 현관문의 문고리는 원형으로 설치한다.

③ 창가에 작은 화분을 여러 개 둔다.

④ 화장실 안을 볼 수 있도록 유리문으로 설치한다.

⑤ 신발을 신을 때 앉을 의자를 현관에 놓아 둔다.

> **해설**
> • 현관문의 문고리는 열고 닫기 용이하도록 막대형으로 설치한다.
> • 넘어질 것에 대비하여 화장실 문은 깨지지 않는 재질로 설치한다.

50 대상자의 안전한 주거 환경으로 옳은 것은?

① 현관 입구를 좁게 만든다.

② 자주 사용하는 물품을 바닥에 내려놓는다.

③ 대상자 방에 비상벨을 설치한다.

④ 화장실은 사용하지 않을 때는 문이나 창문을 을 닫아 둔다.

⑤ 계단은 일직선 계단이 좋다.

> **해설**
> • 휠체어가 쉽게 통과 할 수 있게 현관 입구의 폭을 넓힌다.
> • 일직선 계단은 부담이 크므로 한 번 쉴 수 있는 장소가 있는 것이 좋다.

51 대상자의 안전하고 쾌적한 실내 환경을 조성하는 방법으로 옳은 것은?

① 환기 시에는 바람이 대상자에게 직접 닿도록 한다.
② 커튼으로 직사광선을 조절한다.
③ 전체 난방보다는 국소 난방이 좋다.
④ 장마철에는 습도를 높게 유지한다.
⑤ 야간에는 화장실과 복도 조명을 꺼 둔다.

> **해설**
> • 환기 시에는 바람이 대상자에게 직접 닿지 않도록 주의한다.
> • 장마철에는 습도가 높으니 환풍기를 사용한다.

52 쾌적한 실내 환경으로 옳은 것은?

① 여름철 실내 온도는 20ºC 이하로 유지한다.
② 장마철에는 습도를 높게 유지한다.
③ 신진대사를 위해 자연 채광 한다.
④ 소음에 신경 쓰지 않는다.
⑤ 배설물 확인을 위해 보조 조명을 사용한다.

> **해설** 소음이 지나치면 건강에 악영향을 미치므로 큰소리가 나지 않게 주의한다.

53 대상자의 쾌적한 실내 환경 유지로 옳은 것은?

① 여름은 22~25℃, 겨울은 18~22℃의 쾌적한 온도를 유지한다.
② 습도를 60~80% 유지한다.
③ 야간에는 완전히 소등한다.
④ 환기 시에는 바람이 대상자에게 직접 닿도록 한다.
⑤ 국소난방을 한다.

> **해설**
> • 일반적으로 여름 22~25℃, 겨울 18~22℃가 쾌적한 온도이다. 개인차 고려한다.
> • 습도는 40~60%가 적합하다. 여름에는 제습기, 겨울에는 가습기를 사용한다.
> • 전체 난방을 한다.

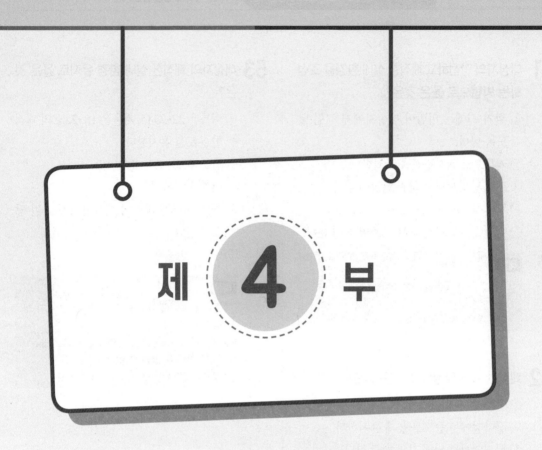

제 **4** 부

상황별 요양보호 기술

표준교재 핵심정리

12장. 치매 요양 보호

13장. 임종 요양 보호

14장. 응급 상황 대처 및 감염 관리

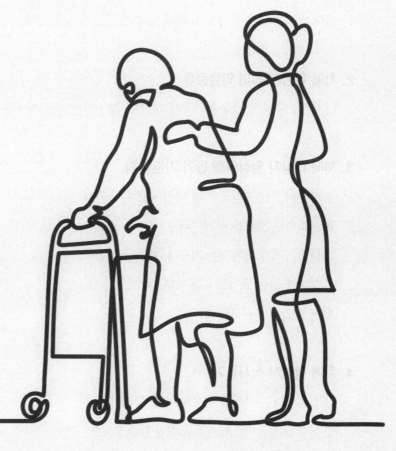

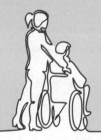

12장. 치매 요양 보호

1. 치매 대상자 약물요법의 중요성

치매 대상자가 약을 복용하여 증상을 늦추면 살아있는 동안 치매증상으로 고생하는 기간이
줄며 가족들에 수발 부담이 줄어들 수 있다.

2. 치매 대상자 투여 약물종류

인지기능개선제, 행동심리증상 개선제, 항정신병약물, 항우울제, 항경련제 등

3. 치매 대상자 일상생활 돕기 기본원칙

① 따뜻하게 응대하고 치매 대상자를 존중한다.

② 규칙적인 생활을 하게한다.

③ 대상자에게 남아있는 기능을 최대한 살린다.

④ 상황에 맞는 요양보호를 한다.

⑤ 항상 안전에 주의한다.

4. 치매 대상자 식사돕기

① 접시보다는 사발을 사용하여 덜 흘리게 한다.

② 색깔있는 플라스틱제품을 사용한다.

③ 양념은 식탁 위에 두지 않는다.

5. 누워서 지내는 치매 대상자의 구강위생관리

① 칫솔 또는 면봉으로 이와 이 사이 또는 잇몸 닦기.

② 부리가 긴 주전자로 입 아래쪽으로 50~60cc 따뜻한 물 넣어주기.

③ 물받이 그릇을 볼에 대고 밀착시켜 입안에 물을 흘러내리도록 뱉어 내게 한다.

④ 졸리거나 초조해 하는 경우 식사를 제공하지 않는다.

6. 치매 대상자 배설돕기

① 방을 화장실 가까운 곳에 배정한다.

② 세탁하기 편하고 빨리 마르는 옷감의 조이지 않는 고무줄 바지가 좋다.

③ 대소변을 잘 가렸을 때는 칭찬해주고, 실금한 경우에도 괜찮다고 말한다.

　　※ 실금 : 소변이나 대변 혹은 모두의 조절기능이 상실된 상태, 스스로 대소변을 조절할 수
　　　　　　 없는 상태

7. 치매 대상자가 화장실에 가고 싶을 때 보이는 비언어적 신호

① 바지의 뒷부분을 움켜잡고 있다.

② 옷을 올린다.

③ 구석진 곳을 찾는다.

④ 대중 앞에서 옷을 벗으려고 한다.

⑤ 서성이면서 안절부절못한다.

8. 치매 대상자 개인위생 돕기

① 목욕을 강요하지 말고 목욕과정을 단순화한다

② 미리 목욕물의 온도를 확인한다.

③ 부드러운 칫솔을 사용하여 잇몸출혈을 방지한다

④ 삼켜도 상관없는 어린이용 치약을 사용한다.

⑤ 의치는 하루에 6~7시간 제거하여 잇몸에 무리를 주지 않게 한다.

⑥ 옷은 시간이 걸려도 혼자 입도록 격려한다.

⑦ 옷을 입을 때 옆에서 지켜보고 앉아서 입게 한다.

9. 치매 대상자 운동 돕기

① 운동은 심장에서 멀고 큰 근육인 팔다리에서 시작하여 천천히 진행한다.

② 산책이 가장 편하고 효과적인 운동이다.

③ 매일 같은 시간대에 같은 길을 걸으며 일정한 순서대로 풍경들을 말해주면 혼란을 막고 초조감을 줄일 수 있다.

10. 치매 대상자에게는 안전한 환경을 제공하여 사고를 예방한다.

11. 치매 대상자가 반복적인 질문이나 행동을 하는 이유

① 자신의 안전을 확인하고 싶어 한다.

② 자신이 가진 의문의 대한 답을 구하지 못했다고 생각한다.

③ 관심을 얻기 위해 행동한다.

12. 음식섭취 관련 행동심리증상

① 화를 내거나 대립하지 않는다.(지금 준비하고 있으니까 조금만 기다려 주세요)

② 금방 식사한 것을 알 수 있도록 먹고 난 식기를 그대로 두거나 매 식사 후 달력에 표시하게 한다.

13. 수면장애 : 혈관성 치매에 걸리면 뇌 순환 장애로 인해 수면각성 리듬이 깨져 수면장애가 자주 나타난다.

14. 배회 : 아무런 계획도 목적지도 없이 돌아다니는 행위

15. 환각 : 실제로 존재하지 않는데 존재하는 것처럼 느껴지는 것

16. 파괴적 행동 : 무의미한 사건으로 보이는 것에 대해 자신뿐만 아니라 주위 사람들에게 정
서적으로 난폭한 반응을 보이는 것.

17. 석양증후군 : 해질녘이 되면 더욱 혼란해지고 불안정하게 의심 및 우울 증상을 보이는 것.

18. 치매 대상자에게 신체적 언어를 사용할 때 유의사항

① 정면으로 마주보며 이야기 한다.

② 눈높이를 맞추고 이야기한다.

③ 치매 대상자가 위협적으로 느끼는 자세를 취하지 않는다.

④ 치매 대상자에게 관심을 보인다.

⑤ 치매 대상자에게 접근할 때 앞에서 다가간다.

19. 치매 대상자와의 의사소통 기본원칙

① 대상자의 신체적 상태를 파악하고 구체적으로 질문한다.

② 대상자를 존중하는 태도와 관심을 갖고 긍정적으로 말한다.

③ 대상자가 이해할 수 있도록 말하고 안심하도록 함께 한다.

④ 대상자의 속도에 맞추고 반응을 살핀다.

⑤ 어린아이 대하듯 하지 않고 정중하게 대한다.

⑥ 반복적으로 설명한다.

⑦ 대상자를 인격적으로 대한다.

⑧ 간단한 단어 및 이해할 수 있는 표현을 사용한다.

⑨ 대상자에게는 한 번에 한 가지씩 말한다.

⑩ 가까운 곳에서 얼굴을 마주보고 말한다.

⑪ 항상 현재를 알려준다.

⑫ 일상적인 어휘를 사용한다.

⑬ 과거를 회상하게 유도한다.

20. 치매 단계별 의사소통 문제

① 초기 치매 노인 의사소통

㉠ 대상자는 일관성 및 연결성이 손상되어 자주 확인하고 설명을 요구한다.

㉡ 대화의 주제가 자주 바뀐다.

㉢ 사용하는 어휘의 수가 점차적으로 줄어 든다.

㉣ 물건이나 사람의 이름을 부르는 것이 어렵다.

㉤ 과거, 현재, 미래 시제를 올바르게 사용하는 것을 어려워 한다.

② 중기 치매 노인 의사소통

㉠ 애매모호한 내용을 이야기한다.

㉡ 일관성이 없어지고, 혼동이 증가한다.

㉢ 대화의 주제가 제한된다.

㉣ 불특정 다수를 지칭하는 용어(이것, 그들, 그것)의 사용이 증가한다.

㉤ 사용하는 어휘의 수가 초기 치매 단계보다 줄어든다.

㉥ 올바른 이름을 지칭하지 못하는 명칭 실어증을 보인다.

㉦ 대화 중에 말이 끊기는 횟수가 경우가 늘어난다.

㉧ 적절한 어구를 사용하지 못하는 경우가 늘어난다.

㉨ 부적절한 명사, 부정확한 시제를 사용하는 경우가 늘어난다.

③ 말기 치매 노인 의사소통

㉠ 의사소통을 유지하는 데 어려움이 있다.

㉡ 말이 없어진다.

ⓒ 대화할 때 시선을 맞추는 것을 어려워한다.

ⓔ 사용하는 어휘의 수가 현저하게 적다.

ⓜ 올바른 이름을 사용하는 것이 더욱 어려워진다.

ⓑ 자발적인 언어표현이 감소되어 말수가 크게 줄어든다. 심하면 스스로는 말을 안 하고 앵무새처럼 상대방의 말을 그대로 따라 한다.

ⓢ 발음이 부정확하여 치매 대상자의 말을 이해하기 어렵고, 치매 대상자는 다른 사람들이 이야기한 것을 제대로 이해하지 못한다.

21. 치매 단계별 의사소통 방법

① 초기 치매 노인 의사소통 방법

ⓖ 간단하고 직접적인 언어로 요점을 설명하고 구체적으로 표현한다.

ⓛ 대상자가 집중력이 높은 시간대를 파악하여 대화한다.

ⓒ 유사한 의미의 다른 언어를 이야기해 준다.

ⓔ 대상자가 요청하기 전에 구체적인 방법과 정보를 제공한다.

ⓜ 대상자가 응답할 시간을 충분히 준다.

ⓑ 대화 내용을 요약정리하고, 중요한 내용은 반복한다.

ⓢ 대상자가 과거의 긍정적인 기억이나 사건을 회상하도록 돕는다.

ⓞ 대상자를 돕고자 하는 마음을 표현한다.

② 중기 치매 노인 의사소통방법

ⓖ 대상자와 눈을 마주치며 이야기를 한다.

ⓛ 길고 복잡한 문장은 피하고 대화 주제를 갑자기 바꾸지 않는다.

ⓒ 대상자에게 친숙한 물건을 활용한다.

ⓔ 의사소통의 내용을 이해하고 있다는 것을 확인시켜 준다.

ⓜ 대상자가 반응할 때까지 기다려 준다.

ⓑ 대상자가 반응하지 않으면 반복하여 질문한다.

ⓢ 같은 표현을 반복하기보다 같은 의미의 다른 용어와 좀 더 단순한 표현을 사용한다.

ⓞ 그 혹은 그 사람과 같은 불특정 인칭대명사나 명사보다 대상자의 이름을 사용한다.

　　　ⓩ 대상자가 자주 사용하는 단어와 문구를 활용한다.

　　　ⓧ 격려하고 칭찬한다.

　③ **말기 치매 노인 의사소통 방법**

　　　㉠ 대상자를 마주보며 이야기한다.

　　　㉡ 대상자의 이름을 부르면서 이야기를 시작하고 말하는 사람의 이름을 말한다.

　　　㉢ 대상자가 좋아했던 음악을 함께 듣고 책을 읽는다.

　　　㉣ 편안하고 부드러운 모습으로 낮은 톤으로 천천히 분명하게 말한다.

　　　㉤ 대상자가 응답하지 않더라고 계속해서 이야기한다.

　　　㉥ 대상자가 모든 것을 듣고 있다고 가정한다.

　　　㉦ 신체적 접촉을 적절히 활용한다.

　　　㉧ 대상자가 이야기하는 모든 것에 반응한다.

　　　㉨ 대화가 끝난 뒤에는 항상 마무리 인사를 한다.

13장. 임종 요양 보호

1.임종 : 사망 또는 죽음, 생명의 정지 또는 생체기능의 영구적 정지를 뜻한다.

2. 임종기 : 회생가능성이 없고 치료에도 불구하고 회복되지 않으며 급속도로 증상이 악화되어
　　　　　사망에 임박한 상태

3. 임종적응단계 : 부정 → 분노 → 타협 → 우울 → 수용

4. 임종징후

　① 음식섭취에 무관심해진다.

② 의식이 흐려지고 혼수상태에 빠진다.

③ 맥박이 약해지고 혈압이 떨어진다.

④ 숨을 가쁘고 몰아쉬며 가래가 끓다가 점차 숨을 깊고 천천히 쉬게 된다.

⑤ 손발이 차가워지고 식은땀을 흘리며, 점차 피부색이 파랗게 변한다.

⑥ 대소변을 의식하지 못하고 실금하게 되며 항문이 열린다.

5. 사전 연명 의료 의향서 작성

① 말기환자 또는19세 이상 성인 본인이 스스로 작성한다.

② 임종과정에 있는 환자에게 심폐소생술, 혈액 투석, 항암제 투여, 인공호흡기 착용 등 치료효과 없이 임종과정의 기관만을 연장하는 의학적 시술에 대한 의향을 작성한다.

③ 작성 후 등록 - 사전연명의료의향서 등록기관

④ 근거법 - 호스피스 · 완화의료 및 임종과정에 있는 환자의 연명의료결정에 관한 법률

14장. 응급상황 대처 및 감염관리

1. 재난상황에 대한 대처

① **낙상**

　㉠ 넘어지거나 떨어져서 몸을 다치는 것

　㉡ 특히 노인낙상은 심각한 손상을 동반하거나 낙상으로 인한 합병증으로 사망까지 함.

② **화재**

　㉠ 평소에 화재시 진화요령과 대처방법을 숙지하고 있어야 한다.

　㉡ 엘리베이터를 이용 하지 않는다. 최대한 자세를 낮추면서 이동한다.

③ **수해와 태풍 시** : 전기차단기를 내리고 가스벨브를 잠근다.

④ **지진** : 탁자 아래로 들어가 몸을 보호하고 탁자다리를 꼭 잡는다.

⑤ **정전 및 전기사고** : 전기쇼크를 입은 사람이 있다면 전류가 차단될 때까지 접촉해서는 안된다.

2. 감염예방 및 관리

① **올바른 손 씻기** : 비누를 이용하며 따뜻한 흐르는 물에서 올바른 손 씻기 6단계로 씻는다.

② **마스크와 개인보호구 착용**

③ **흔한 감염성 질환 관리** : 결핵, 독감, 코로나-19, 노로바이러스 장염, 옴, 이

3. 응급처치 : 응급환자에게 행해지는 기도 확보, 심장박동의 회복, 기타 생명의 위험이나 증상 악화를 방지하기 위해 긴급히 필요한 처치

(1) 응급처치 목적 : 인명구조, 고통경감, 상처나 질병의 악화 방지, 심리적 안정 도모

① **질식** : 폐에 산소가 공급되지 않는 상황이며, 이로 인해 인체 조직의 손상이 발생

② **하임리히법** : 의식이 있는 경우 등 뒤에서 주먹을 쥔 손을 감싸서 복부의 윗부분을 후상방으로 밀어 올린다.

③ **경련**

- 뇌세포가 비정상적으로 자극되어 나타나는 의식장애 및 신체적 증상

- 뇌전증, 중독, 저혈당, 알코올 금단증상, 뇌졸중, 열사병 등의 상황에서 나타날 수 있다.

④ **화상** : 불이나 뜨거운 액체, 햇볕, 화학물질, 전기에 의한 조직의 손상을 의미한다.

⑤ **골절** : 뼈가 부러지거나 금이 간 상태

⑥ **부목** : 팔, 다리가 부러지거나 했을 때, 뼈나 근육을 고정시키기 위해 일시적으로 대는 나무

⑦ **출혈**

- 혈액이 몸 밖으로 빠져나오는 현상

- 멸균거즈를 이용하여 직접 압박한다.

- 출혈부위를 심장보다 높게 위치하도록 한다.

⑧ **약물 오용** : 약물을 의학적 목적으로 사용하지만 의사의 처방에 따르지 않고 마음대로 사용하는 것

⑨ **약물 남용** : 의도적으로 약물을 다른 목적을 위해 사용하는 것

⑩ **약물 중독** : 해로운 결과가 있으리라는 것을 알면서도 강박적으로 사용하는 심리적 육체적 의존상태

⑪ **심폐소생술** : 심장마비가 발생했을 때 대상자에게 인공적으로 혈액을 순환시키고 호흡을 돕는 행위.

 ㉠ 심폐소생술 순서

   반응확인 → 도움요청 → 가슴압박 → 기도유지 → 인공호흡 → 상태 확인

 ㉡ 기도유지 : 반응이 없는 대상자는 기도유지가 필요하다.

 ㉢ 기도유지방법

   • 한손을 대상자 이마에 올려놓고 손바닥으로 머리를 뒤로 젖힌다.

   • 다른 한손으로 턱 아래 뼈 부분을 머리 쪽으로 당겨 턱을 위로 들어준다.

 ㉣ 과도환기 : 지나치게 잦고 깊은 호흡을 말하며, 심하면 두통, 의식혼미, 혼수상태에 이를 수 있음

 ㉤ 가슴압박과 인공호흡의 비율 : 30:2의 비율로 한다.

 ㉥ 회복자세 : 혀나 구토물로 인해 기도가 막히는 것을 예방하고 흡인의 위험성을 줄이기 위한 방법이다.

⑫ **자동심장충격기** : 자동으로 심전도를 분석하여 심실세동(무맥성 심실 빈맥)을 제거할 수 있는 장비

 ㉠ 자동심장충격기 사용 순서

   • 전원 켜기 → 두 개의 패드부착 → 심장리듬 분석 → 심장충격 시행 → 즉시 가슴압박 다시 시행

 ㉡ 자동심장충격기 패드 부착위치

 • 오른쪽 패드는 오른쪽 빗장뼈 밑.

 • 왼쪽 패드는 왼쪽 중간겨드랑이 선에 부착한다.

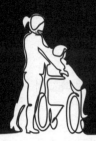

제 4 부
상황별 요양 보호 기술 예상문제

1장
치매 요양 보호

01 치매 대상자의 가족에게 치매 약물 복용의 중요성을 올바르게 설명한 것은?

① "치매약 복용은 큰 의미가 없어요."
② "치매약은 인지기능 개선에 도움이 안돼요."
③ "치매약은 부작용이 없고, 완치가 가능해요."
④ "증상이 좋아지지 않으면 약용량을 두 배로 늘려서 먹어야 해요."
⑤ "치매약은 일찍 꾸준 드시면 치매 증상을 늦출 수 있어요."

> **해설** 치매 대상자가 약을 복용하여 증상을 늦추면 살아있는 동안 치매 증상으로 고생하는 기간이 줄며 가족들에 수발 부담이 줄어들 수 있다.

02 치매 대상자의 일상생활 돕기의 기본 원칙으로 옳은 것은?

① 잘못된 행동은 정면에서 바로 야단친다.
② 환경을 자주 바꾸어 자극을 준다.
③ 사고 예방을 위하여 요양보호사가 모두 해 준다.
④ 규칙적인 생활을 하게 한다.
⑤ 습관적인 행동을 자제시킨다.

> **해설**
> • 정면에서 야단치거나 부정하거나 무시하지 않는다.
> • 대상자의 생활 자체를 소중히 여기고 환경을 바꾸지 않는다.

03 다음 중 치매 대상자의 일상생활 돕기의 기본 원칙은?

① 요양보호사에 맞추어 일정을 짜서 생활하게 한다.
② 냉정하고 엄격하게 대한다.
③ 남아 있는 기능을 유지하도록 한다.
④ 사람과의 만남을 자제시킨다.
⑤ 일괄적인 요양 보호를 한다.

> **해설**
> • 대상자에게 맞는 일정을 만들어 규칙적인 생활을 하게한다.
> • 따뜻하게 대하며 대상자의 상태에 맞는 요양 보호 기술을 익힌다.

04 치매 대상자가 일상생활 사고가 많이 발생하는 이유는?

① 상황을 분석하고 평가한다.
② 금방 잊어버린다.
③ 할 수 없는 일을 잘 포기한다.
④ 새로운 일을 잘 배운다.

⑤ 변화에 잘 대처한다.

> **해설**
> ・상황을 분석하고 평가할 수 없다.
> ・갑작스런 변화에 대처하지 못한다.

05 치매 대상자의 식사를 돕는 방법으로 옳은 것은?

① 음식의 온도를 식사 전에 미리 확인한다.

② 소금이나 간장은 식탁위에 놓아둔다.

③ 여러 가지 음식을 내어 놓아서 골고루 먹도록 한다.

④ 그릇은 사발보다는 접시를 사용한다.

⑤ 작고 딱딱한 음식을 제공한다.

> **해설**
> ・소금이나 간장 같은 양념은 식탁 위에 두지 않는다.
> ・그릇은 접시보다는 사발을 사용한다.

06 치매 대상자의 식사 돕기 방법으로 옳은 것은?

① 색깔이 있는 유리그릇에 담아 제공한다.

② 손잡이가 약간 무거운 숟가락을 준다.

③ 음식은 한꺼번에 갈아서 제공한다.

④ 사레가 자주 걸리면 수분이 없는 음식을 제공한다.

⑤ 졸려 하더라도 규칙적으로 식사를 하도록 한다.

> **해설**
> ・색깔이 있는 플라스틱 제품을 사용하는 것이 좋다.
> ・사레가 자주 걸리면 좀 더 걸쭉한 액체 음식을 제공한다.

07 다음 중 치매 대상자의 식사 돕기 방법으로 옳은 것은?

① 식사 시 앞치마보다는 턱받이를 사용한다.

② 음식을 원할 때마다 제공한다.

③ TV를 켜서 즐겁게 식사하도록 한다.

④ 졸더라도 식사를 제공한다.

⑤ 빨대와 플라스틱 덮개가 부착된 컵을 사용한다.

> **해설**
> ・식사 시 의복의 깔끔함을 유지하기 위하여 턱받이보다는 앞치마를 입힌다.
> ・식사 시간을 규칙적으로 하고 조용한 분위기를 유지한다.

08 씹는 행위를 잃어버린 치매 대상자에게 고기를 제공하고자 할 때 조리 방법으로 적절한 것은?

① 볶아서 준다.　　② 구워서 준다.

③ 조려서 준다.　　④ 크게 썰어서 준다.

⑤ 갈아서 준다.

> **해설** 씹는 행위를 잃어버린 치매 대상자에게 질식의 위험이 있는 작고 딱딱한 음식은 삼가고 잘 저민 고기, 반숙된 계란, 과일 통조림 등을 갈아서 제공한다.

09 치매 대상자가 식사를 하려고 하지 않을 때 대처 방법으로 옳은 것은?

① 식사할 때까지 식판을 치우지 않는다.

② 음식을 크게 썰어 손으로 집어 먹을 수 있도록 한다.

③ 국에 말아서 요양보호사가 직접 먹여 준다.

④ 대상자가 좋아하는 대체식품을 이용한다.

⑤ 먹고 싶어 할 때까지 기다린다.

> **해설** 체중 감소 이유를 발견하지 못한 경우 치매 대상자가 평소 좋아하는 음식이나 고열량의 액체음식을 준다.

10 치매 대상자가 식사를 하지 않아 체중이 감소되었을 때 대처 방법으로 옳은 것은?

① 의료진에게 상황을 보고한다.

② 음식을 수시로 제공한다.

③ 식사량을 평소보다 늘려서 준다.

④ 대상자가 좋아하는 음식을 준다.

⑤ 고열량의 액체음식을 준다.

> **해설** 치매 대상자가 식사를 하지 않아 체중이 감소하면 의료진에게 알리고 원인을 파악한다.

11 치매 대상자가 원인을 알 수 없는 체중 감소가 나타났을 때 돕는 방법으로 옳은 것은?

① 경관 영양을 한다.

② 음식을 수시로 제공한다.

③ 식사량을 평소보다 늘려서 준다.

④ 기름진 음식을 준다.

⑤ 고열량의 액체음식을 준다.

> **해설** 문제 9번 해설 참조

12 치매 대상자의 배설 돕기의 기본 원칙으로 옳은 것은?

① 대상자의 방을 화장실과 먼 곳으로 배정한다.

② 단추가 있는 옷을 입는다.

③ 대소변을 잘 가렸을 때는 칭찬을 해 준다.

④ 낮 동안 기저귀를 착용하여 배설을 돕는다.

⑤ 실금한 경우에는 단호히 지적하여 말한다.

> **해설**
> • 대상자의 방을 화장실과 가까운 곳에 배정한다.
> • 벨트나 단추 대신 조이지 않는 고무줄바지를 입도록 한다.

13 치매 대상자의 배설을 돕는 방법으로 옳은 것은?

① 수분을 제한한다.

② 매 식사 전후에 배변하도록 한다.

③ 취침 전에 수분 섭취를 권장한다.

④ 취침 전에는 변의가 없어도 화장실에 가도록 한다.

⑤ 뒤처리를 할 때에는 시범을 보여 스스로 할 수 있게 한다.

> **해설**
> • 하루의 식사량과 수분 섭취량을 적당량 유지시킨다.
> • 배뇨 곤란이 있는 경우 취침 전에 수분 섭취를 제한한다.

14 대상자가 바지 뒷부분을 잡고 안절부절못하며 구석진 곳을 찾을 때 대처 방법으로 옳은 것은?

① 화장실로 안내한다.

② 즉시 기저귀를 채운다.

③ 당황하지 않게 그대로 둔다.

④ 산책을 한다.

⑤ 같이 좋아하는 노래를 부른다.

해설 치매 대상자가 화장실에 가고 싶을 때 보이는 비언어적 신호

• 바지의 뒷부분을 움켜잡고 있다
• 옷을 올린다.
• 구석진 곳을 찾는다.
• 대중 앞에서 옷을 벗으려고 한다.
• 서성이면서 안절부절못한다.

15 치매 대상자가 실금을 하여 옷이 젖은 것을 발견했을 때 올바른 대처 방법은?

① 즉시 기저귀를 채운다.
② 더러워진 옷을 갈아입히고 안정시킨다.
③ 수분 섭취를 제한한다.
④ 실금이 반복되지 않도록 주의를 준다.
⑤ 당황하지 않게 그대로 둔다.

해설

• 민감하게 반응하지 않고 비난하거나 화를 내지 않는다.
• 가능한 한 빨리 더러워진 옷을 갈아입힌다.

16 치매 대상자가 요실금이 나타날 때 돕는 방법으로 옳은 것은?

① 기저귀를 채운다.
② 수분 섭취를 제한한다.
③ 실금이 반복되지 않도록 주의를 준다.
④ 배뇨 스케줄에 따라 계획된 배뇨 훈련을 시행해본다.
⑤ 낮에는 4시간, 밤에는 2시간 간격으로 배뇨하게 한다.

해설 초기에는 2시간마다. 점차 시간을 늘려 낮에는 2시간, 밤에는 4시간 간격으로 배뇨하게 한다.

17 요실금이 있는 대상자를 돕는 방법으로 옳은 것은?

① 배뇨 후 치골상부를 눌러 준다.
② 수분 섭취를 제한하여 소변량을 줄인다.
③ 흐르는 물소리를 들려주어 배뇨를 촉진한다.
④ 더운물 주머니를 복부에 대 준다.
⑤ 활동을 제한한다.

해설 소변을 볼 때 배뇨 후 몸을 앞으로 구부리도록 도와주거나 치골상부를 눌러 준다.

18 치매 대상자가 변비인 경우 돕는 방법으로 옳은 것은?

① 섬유질음식을 제한한다.
② 수분 섭취를 줄인다.
③ 대상자가 요구하면 즉시 관장을 해 준다.
④ 침대에 안정하도록 한다.
⑤ 일정한 간격으로 변기에 앉혀 배변을 유도한다.

해설 하루 1500~2000cc 정도의 충분한 수분을 섭취하도록 한다.

19 치매 대상자의 목욕 돕기의 방법으로 옳은 것은?

① 목욕을 강요하지 말고 목욕 과정을 단순화한다.
② 대상자를 욕조에 앉힌 후 물을 채운다.
③ 목욕물의 온도는 대상자가 확인하게 한다.
④ 사생활 보호를 위해 욕실에 혼자 둔다.

⑤ 물에 대한 거부 반응이 있더라도 목욕을 시킨다.

20 치매 대상자의 목욕을 돕는 방법으로 옳은 것은?

① 욕실 바닥에 따뜻한 물을 뿌려둔다.
② 욕조의 물은 미리 가득 받는다.
③ 욕조 바닥에 미끄럼 방지 매트를 깔아 준다.
④ 혼자 목욕하게 한다.
⑤ 운동 실조증이 있는 대상자는 욕조 목욕보다 샤워를 시킨다.

21 치매 대상자가 물에 대한 거부 반응을 보일 때 돕기 방법으로 옳은 것은?

① 목욕을 안 하면 간식을 안 준다고 경고한다.
② 목욕을 하면 좋은 점을 설득한다.
③ 거부 반응이 있더라도 목욕을 시킨다.
④ 물에 거부 반응이 있으면 작은 그릇에 물을 떠서 장난하게 해 준다.
⑤ 혼자 욕조 안에서 있도록 한다.

22 치매 대상자의 목욕을 거부하며 큰소리로 욕을 할 때 대처 방법은?

① 무시하고 신속하게 목욕을 마친다.
② 화가 난 이유를 물어 본다.
③ 잠시 자리를 피해 행동이 멈추도록 한다.
④ 무리하게 목욕을 시키지 않는다.
⑤ 욕하지 못하게 큰소리로 꾸짖는다.

23 치매 대상자의 구강 위생을 돕는 방법으로 옳은 것은?

① 의치는 항상 착용하도록 한다.
② 칫솔모가 단단한 칫솔을 사용하도록 한다.
③ 치아가 없는 대상자는 식후에 물이나 차를 마시게 한다.
④ 치석 제거를 위해 소금물로 입안을 헹군다.
⑤ 칫솔질은 치아에서 잇몸 방향으로 한다.

24 누워서 지내는 치매 대상자의 양치질을 돕는 방법으로 옳은 것은?

① 치아에서 잇몸 방향으로 세심하게 닦는다.
② 칫솔을 혀 안쪽까지 깊숙이 넣어 닦는다.
③ 입안을 차가운 물로 한 번만 헹군다.
④ 대상자의 볼에 물받이 컵을 대 준다.
⑤ 치실을 사용한 후 칫솔질을 한다.

- 칫솔 또는 면봉으로 이와 이 사이 또는 잇몸을 닦아 준다.
- 부리가 긴 주전자를 이용하여 입 아래쪽으로 50~60cc 따뜻한 물을 넣어 준다.

25 스스로 양치할 수 있는 치매 대상자가 양치질을 거부할 경우 돕는 방법으로 옳은 것은?

① 소금물로 입안을 헹구게 한다.
② 면봉으로 잇몸만을 닦는다.
③ 입안을 물로만 헹군다.
④ 거즈로 감은 설압자에 물 치약을 묻혀서 닦는다.
⑤ 구강 위생을 하지 않는다.

해설 거즈로 감은 설압자에 물 치약이나 2%생리식염수를 묻혀서 닦는다.

26 치매 대상자의 옷을 선택할 때 가장 적절한 것은?

① 몸에 꼭 끼는 옷
② 장 식이 부착된 옷
③ 무늬가 요란한 옷
④ 앞뒤 구분이 확실한 옷
⑤ 단추 대신 부착용 접착 천으로 여미는 옷

해설
- 몸에 꼭 끼지 않고 빨래하기 쉬운 옷을 제공한다.
- 혼란을 예방하기 위해 색깔이 요란하지 않고 장 식이 없는 옷을 선택한다.

27 치매 대상자의 옷 입기를 돕는 방법으로 옳은 것은?

① 옆에서 지켜보고 앉아서 입도록 한다.
② 시간이 오래 걸리므로 직접 입혀 준다.
③ 색상이 화려하고 장식이 많은 옷을 입힌다.
④ 계절과 무관한 옷을 입힌다.
⑤ 옷 입기를 거부하면 야단쳐서 입힌다.

해설 치매 대상자의 안전을 위해서 옆에서 지켜보고 앉아서 입도록 한다.

28 치매 대상자의 옷 갈아입기를 돕는 방법으로 옳은 것은?

① 단추가 많은 옷을 제공한다.
② 속옷부터 입는 순서대로 놓아 준다.
③ 대상자가 좋아하는 옷을 입게 한다.
④ 수치심을 느끼지 않도록 혼자 입게 둔다.
⑤ 옷 입기를 거부하면 입히지 않는다.

해설 치매 대상자가 옷을 순서대로 입지 못할 경우 속옷부터 차례로 옷을 정리해 놓아둔다.

29 치매 대상자의 운동 돕기 방법으로 옳은 것은?

① 앉은 자세에서 운동을 시킨다.
② 모든 종류의 운동을 선택한다.
③ 매일 같은 시간에 운동하며 일정한 순서대로 풍경을 알려 준다.
④ 모든 운동은 다리 쪽에서 시작하여 머리 쪽으로 진행한다.
⑤ 운동량이 많은 운동을 한다.

30 치매 대상자의 안전한 환경을 제공하는 방법으로 옳은 것은?

① 출입문을 안에서 잠글 수 있다.

② 손이 닿을 수 있는 곳에 위험한 물건이 있다.

③ 냉장고에 과일 모양의 자석이 붙어 있다.

④ 유리문이나 커다란 유리창에 그림을 붙여 놓는다.

⑤ 침대를 벽에서 떼어 놓는다.

31 치매 대상자의 사고를 예방하기 위해 안전한 환경을 제공하는 방법으로 옳은 것은?

① 치매 대상자의 방을 화장실과 먼 곳으로 정한다.

② 욕실에 문턱을 두어 구분되도록 한다.

③ 욕실에서 사용하는 세제는 눈에 띄는 곳에 보관한다.

④ 부엌의 음식 쓰레기는 부엌 가까이 둔다.

⑤ 부엌의 가스는 밖에서 잠가 둔다.

32 치매 대상자의 위한 안전한 환경으로 옳은 것은?

① 싱크대에 세제를 놓아둔다.

② 식탁 위에 약을 올려놓는다.

③ 실외에 가스 밸브를 설치한다.

④ 방문 안쪽에 잠금장치를 설치한다.

⑤ 냉장고에 과일 모양의 자석이 붙어 있다.

33 치매 대상자의 반복 질문과 행동에 대한 대처 방법으로 옳은 것은?

① 다독거리며 안심할 수 있도록 도와준다.

② 질문을 할 때 마다 대답해 준다.

③ 주의를 주고 멈추도록 한다.

④ 복잡한 일거리를 제공한다.

⑤ 못 들은 척한다.

34 치매 대상자가 집에 언제 갈 수 있는지 반복 질문 할 때 대처 방법은?

① 그만 물어보라고 한다.

② 집에 갈 때쯤 알려 준다고 한다.

③ 좋아하는 활동을 하면서 주의를 환기시킨다.

④ 집에 아무도 없다고 반복하여 말한다.

⑤ 관심을 얻기 위한 행동이니 대답하지 않는다.

해설 33번 해설 참조

35 3년 전 딸을 잃은 치매 대상자가 "딸이 왜 이렇게 안 오지?"라고 반복적으로 물어볼 때 대처 방법은?

① 3년 전 딸이 사망했다고 사실대로 알려 준다.

② "내일은 올 거예요."라고 말한다.

③ 면회 오지 않을 거라고 말한다.

④ 딸과의 행복했던 일들을 이야기한다.

⑤ 모른 척하며 다른 일을 한다.

해설 33번 해설 참조

36 다음은 치매 대상자의 문제 행동에 대한 대처 방법이다. 해당하는 문제 행동은?

• 크게 손뼉을 쳐서 관심을 바꾼다.
• 좋아하는 음식을 제공한다.
• 좋아하는 노래를 함께 부른다.
• 단순한 소일거리를 제공한다.

① 반복적 행동 ② 수면 장애

③ 파괴적 행동 ④ 과식

⑤ 거식증

해설 치매 대상자가 반복적인 질문이나 행동을 하는 이유

• 자신의 안전을 확인하고 싶어 한다.
• 자신이 가진 의문의 대한 답을 구하지 못했다고 생각한다.
• 관심을 얻기 위해 행동한다.

37 방금 점심 식사를 마친 치매 대상자가 밥을 또 달라고 할 때의 대처 방법으로 옳은 것은?

① 먹고 난 식기를 바로 치운다.

② 저녁 시간에 드릴 테니 기다리라고 한다.

③ 매 식사 후 달력에 먹었다는 것을 표시하게 한다.

④ "방금 식사를 했잖아요."라고 큰 소리로 알려 준다.

⑤ 관심을 얻기 위한 것이므로 대답하지 않는다.

해설 음식 섭취 관련 문제 행동 대처 방법
화를 내거나 대립하지 않는다.

38 음식을 지나치게 많이 먹는 치매 대상자를 돕는 방법은?

① 원할 때마다 음식을 제공한다.

② 작은 그릇에 음식을 담아 준다.

③ 많이 먹었음을 큰 소리로 알려 준다.

④ 향신료가 들어간 음식을 제공한다.

⑤ 과식하면 건강에 해롭다고 설명한다.

해설 그릇의 크기를 조정하여 식사량을 조절한다.

39 식사를 방금 마친 치매 대상자와 요양보호사의 대화로 옳은 것은?

> 치매 대상자 : 배고파. 죽겠어. 나를 굶길 생각이야?
> 요양보호사 :(   )

① 방금 드셨어요.
② 저녁 시간까지 기다리셔요.
③ 어르신이 그러시면 제가 힘들어요.
④ 준비하고 있으니까 조금만 기다리세요.
⑤ 어르신이 다 드셔서 없어요.

40 치매 대상자가 입맛이 없다면서 식사를 거부할 때 대처 방법으로 옳은 것은?

① 식욕촉진제를 준다.
② 음식을 먹을 때까지 치우지 않는다.
③ 평소 좋아하는 음식을 제공한다.
④ 식사할 때까지 옆에서 기다린다.
⑤ 음식을 강제로 떠먹인다.

41 밤에 일어났다 누웠다 하는 치매 대상자의 수면을 돕는 방법은?

① 밤에 라디오를 크게 틀어 놓는다.
② 밤에 침실 조명을 밝게 유지한다.
③ 실내 온도를 서늘하게 유지한다.
④ 밤에 따뜻한 녹차를 제공하여 수면을 돕는다.
⑤ 낮에 프로그램에 참여하여 낮잠을 줄인다.

42 치매 대상자가 낮에는 주로 잠을 자고 밤에 돌아다니는 경우 대처 방법으로 옳은 것은?

① 낮에 같이 산책을 한다.
② 수면제를 복용하도록 한다.
③ 밤에 조용히 혼자 있도록 한다.
④ 밤에 따뜻한 물을 충분히 먹도록 한다.
⑤ 낮에 졸고 있으면 낮잠을 자게 한다.

43 치매 대상자가 초조한 표정으로 집안을 배회할 때 돕는 방법은?

① 현관문을 열어 둔다.
② 주위에 위험한 물건을 치운다.
③ 집안의 조명을 어둡게 한다.
④ TV를 크게 틀어 놓는다.
⑤ 방안에 혼자 있게 한다.

44 집 안에서 배회하는 치매 대상자를 돕는 방법은?

① 침실에 머물게 하여 수면을 유도한다.

② 그만하라고 단호히 말한다.

③ 배회 동선을 차단하여 위험을 막는다.

④ 대상자의 가족 앨범을 보며 대화한다.

⑤ 배회할 때마다 새로운 일거리를 제공한다.

> **해설** 배회의 원인
>
> 기억력 상실이나 시간과 방향 감각 저하로 인한 혼란/정서적인 불안/배고픔
> 화장실을 찾지 못해 안절부절못하는 것 등이다.

45 치매 대상자가 야간에 초조한 표정으로 이리저리 배회할 때 돕는 방법은?

① TV를 크게 틀어 관심을 돌린다.

② 집 안을 어둡게 하여 수면 시간임을 알린다.

③ 방을 밝게 하고 따뜻하게 해 준다.

④ 침대 옆에 옷가지를 걸어 정서적인 안정감을 준다.

⑤ 대상자가 불안하지 않도록 출입문을 열어 둔다.

> **해설**
>
> • 침대 옆에 매달려 있거나 부주의하게 내던져진 옷가지는 착각과 환각을 일으킬 수 있다.
> • 배회 예방을 위해 현관이나 출입문에 벨을 달아놓아 대상자가 출입하는 것을 관찰한다.

46 종이접기를 하던 치매 대상자가 갑자기 안절부절못하며 이리저리 돌아다닐 때 돕는 방법은?

① 종이접기를 계속하게 한다.

② 불편한 것이 있는지 확인한다.

③ 실종에 대비하여 연락처를 외우게 한다.

④ 자유롭게 다닐 수 있도록 문을 열어 둔다.

⑤ 관심을 돌리기 위해 흥겨운 음악을 크게 튼다.

> **해설** 치매 대상자는 희망하는 바를 적절하게 표현하지 못하기 때문에 배고픔, 대소변을 싼 침구, 춥거나 더운 방, 위통이나 요통 같은 질병 등으로 배회를 할 수 있다. 그러므로 신체적 욕구 해결이 우선적으로 필요하다.

47 딸이 면회를 하고 돌아갔는데 이를 기억하지 못하고 또 기다리며 배회할 때 요양보호사의 적절한 대처 방법은?

① "또 시작하셨어요?"라고 지적한다.

② "따님이 또 올 거예요."라고 말한다.

③ "오늘 보셨는데 잊으셨어요?"라고 설명한다.

④ "따님이 왔다 갔는데 모르세요?"라고 말한다.

⑤ "따님 사진 보러 방에 가실래요?"라고 말하며 방으로 들어간다.

> **해설** 상실감이나 욕구에 관련된 배회일 때는 치매 대상자의 주변을 친숙한 것으로 채워 주고 가족과 다과 등을 함께하는 시간을 갖는다.

48 치매 대상자가 선물로 받은 모자를 다른 사람이 훔쳐 갔다고 의심하며 불안해할 때 대처 방법은?

① 함께 모자를 찾아본다.

② 방에 다녀간 사람이 없다고 설명한다.

③ 모자를 둔 장소를 생각해 보라고 한다.

④ 찾으면 가져다 드리겠다고 한다.

⑤ 의심하는 사람을 만나게 해 준다.

> **해설**
> • 부정하거나 설득하지 말고 함께 찾아본다.
> • 잃은 물건을 찾은 경우에도 아무 일도 아닌 것처럼 행동한다.

49 치매 대상자가 자신의 물건을 다른 사람이 훔쳐 갔다고 의심하며 화를 낼 때 대처 방법은?

① 누가 가져갔다고 생각되는지 물어본다.

② 나중에 찾아 주겠다고 설명한다.

③ 부정하거나 설득하지 말고 함께 찾아본다.

④ 아무도 가져간 사람이 없다고 말한다.

⑤ 도둑은 없다고 설득한다.

> **해설** 치매 대상자의 감정을 이해하고 수용한다.

50 다음과 같은 망상이 있는 치매 대상자 식사를 도울 때 요양보호사 반응으로 옳은 것은?

> 대상자 : 누가 나를 죽이려고 내 밥에 독을 넣었어. 안 먹어.
> 요양보호사 :(   )

① 음식을 먹을 때까지 기다릴게요.

② 독은 들어있지 않아요.

③ 그런 말하지 마세요, 라고 단호하게 말한다.

④ 먼저 먹어 보고 같이 먹자고 한다.

⑤ 대상자의 말을 무시하고 빨리 먹도록 한다.

> **해설** 치매 대상자의 감정을 이해하고 수용한다.

51 치매 대상자가 창 밖에 지나가는 사람을 아들로 착각하여 나가려고 할 때 대처 방법으로 옳은 것은?

① 밖으로 나가지 못하게 방에 가둔다.

② 다른 사람이라고 단호하게 말한다.

③ 밖을 보지 못하도록 단호하게 말한다.

④ 귓속말로 아들이 아니라고 말한다.

⑤ 대상자가 좋아하는 노래를 함께 부른다.

> **해설** 치매 대상자가 좋아하는 노래를 함께 부르거나 좋아하는 음악을 틀어 놓는다.

52 치매 대상자가 방에서 뛰어나와 "엄마, 어디가?"라며 환각 증상을 보일 때 대처 방법으로 옳은 것은?

① 엄마를 같이 찾으러 가자고 한다.

② 환각 증상이 진정될 때까지 기다린다.

③ 대상자가 보고 들은 것에 대해 수용한다.

④ 대처 방법에 대해 동료 요양보호사와 귓속말로 이야기한다.

⑤ 병세가 심해서 환각이 보이는 것이라고 설명한다.

해설
• 치매 대상자가 보고 들은 것에 대해 부정하거나 다투지 않는다.
• 귓속말을 하지 않는다.

53 치매 어르신이 키가 작고 파마머리를 한 요양보호사만 보면 "여보"라고 부르며 따라 다닌다. 대처 방법으로 옳은 것은?

① "할머니는 돌아가셨어요."
② "어르신, 저는 할머니가 아니에요."
③ "할머니가 보고 싶으신가 봐요."
④ "여보 불렀어요?"
⑤ "제가 할머니로 보이세요?"

해설 치매 대상자의 감정을 이해하고 수용한다.

54 치매 대상자가 놀이 치료 중 다른 대상자에게 욕설을 하거나 소리를 지를 때 대처 방법으로 옳은 것은?

① 단호한 어조로 제지한다.
② 다른 곳으로 이동한다.
③ 스스로 화가 풀릴 때까지 기다린다.
④ 빠르게 관심을 다른 곳으로 유도한다.
⑤ 온화하고 부드럽게 진정시킨다.

해설
• 자극을 주지 말고 조용한 장소에서 쉬게 한다.
• 온화하게 이야기하고, 치매 대상자가 당황하고 흥분되어 있음을 이해한다는 표현을 한다.

55 치매 대상자가 식사 시간에 그릇을 던지는 등 파괴적 행동을 보일 때 돕는 방법으로 옳은 것은?

① 그대로 두고 자리를 피한다.
② 조명을 밝게 하여 분위기를 바꾼다.
③ 행동이 진정된 후 이유를 물어본다.
④ 자극을 주지 말고 조용한 곳으로 데려간다.
⑤ 신체를 제제하여 대상자를 진정시킨다.

해설 54번 해설 참조

56 치매 대상자에게 나타나는 파괴적 행동의 일반적 특징은?

① 모든 치매 대상자에게 나타난다.
② 질병 초기에 주로 나타난다.
③ 오랜 기간 동안 지속된다.
④ 질병 말기에 나타난다.
⑤ 매일 반복적으로 나타난다.

해설
• 난폭한 행동이 자주 일어나지 않고 오래 지속되지 않는다.
• 치매 대상자의 난폭한 행동은 질병 초기에 나타나서 수개월 내에 사라진다.

57 치매 대상자에게 발생하는 석양 증후군의 문제 행동 유형으로 옳은 것은?

① 낮에는 유순하지만 저녁이 되면 방을 왔다 갔다 하며 불안해한다.
② 짐을 싸다가 다시 풀어 놓는 행동을 반복한다.

③ 손에 만져지는 것은 무엇이든 먹으려고
한다.

④ 아무런 목적지도 없이 돌아다닌다.

⑤ 다른 사람이 자신의 물건을 훔쳐 갔다고
의심하며 화를 낸다.

58 치매 대상자가 해질녘이 되면 '남편 밥 해 줘야
한다'며 집에 간다고 밖으로 나가려고 한다
돕기 방법은?

① "남편은 돌아가셨잖아요."

② "저랑 같이 갈까요?"하며 산책을 한다.

③ "아드님이 오면 갈 수 있어요."

④ "여기가 집인데 어디로 가시려고요?"

⑤ "오늘은 안 돼요. 내일 가세요."

59 치매 대상자가 석양 증후군으로 밤에 잠을
못자고 서성거리며 초조해할 때 돕기 방법
으로 옳은 것은?

① 혼자 있도록 한다.

② 실내조명을 어둡게 한다.

③ 대상자가 좋아하는 놀이를 함께 한다.

④ TV를 끄고 조용하게 한다.

⑤ 복잡한 일거리를 주어 집중하게 한다.

60 치매 대상자가 사람들 앞에서 옷을 벗을 때
대처 방법으로 옳은 것은?

① 다른 방에 격리한다.

② 벗기 힘든 옷을 입힌다.

③ 가족에게 알린다.

④ 당황하지 않고 옷을 입힌다.

⑤ 옷을 벗으면 안 된다고 한다.

61 치매 대상자가 성기를 노출하고 있을 때 대
처 방법으로 옳은 것은?

① 멈추지 않으면 대상자가 좋아하는 것을 가
져간다고 경고한다.

② 즉각 경찰서에 신고한다.

③ 옷을 입으라고 큰소리로 야단친다.

④ 여러 사람 앞에서 망신을 준다.

⑤ 좋아하는 물건을 준다.

- 때때로 행동 교정이 도움이 된다.
- 노출증을 감소시키기 위해 벌과 보상을 적절히 사용한다.

62 치매 대상자와의 의사소통으로 옳은 것은?

① 다리가 많이 아프세요?

② 10시가 되면 약 드세요.

③ 할머니 왜 말씀을 안 하세요?

④ 간식 드셔도 되지만 커피는 안 돼요.

⑤ 할머니 오늘은 기분이 좋아?

해설
1. '10시예요 약 드세요.' 라고 말한다.
2. '네', '아니요'로 간단히 답할 수 있는 질문을 한다.
3. 긍정적인 문장을 사용한다
4. 반드시 존칭어를 사용한다.

63 치매 대상자와의 의사소통의 기본 원칙은?

① 고음으로 대화한다.

② 어린아이 대하듯 한다.

③ 반응하지 않으면 즉시 대화를 중단한다.

④ 이해하기 쉬운 단어를 사용한다.

⑤ '왜'라는 이유를 묻는 질문을 한다.

해설
- 낮은 음조로 천천히, 차분히 상냥하고 예의 바른 목소리로 대상자와 대화 속도를 맞춘다.
- '네', '아니요'로 간단히 답할 수 있는 질문을 한다.

64 치매 대상자와 의사소통하는 방법으로 옳은 것은?

① 강한 어조로 말한다.

② 길고 자세하게 설명하며 대화한다.

③ 한 번에 모아서 설명한다.

④ 새로운 물건을 활용하여 대화를 시도한다.

⑤ 대상자의 이름을 부르며 대화를 시작한다.

해설
- 대상자에게는 한 번에 한 가지씩 설명한다.
- 친숙한 물건을 활용하고 일상적인 어휘를 사용하고 과거를 회상하게 유도한다.

65 치매 대상자와 의사소통하는 방법으로 적절한 것은?

① 유행어, 명령어, 전문적인 용어를 사용하여 말한다.

② 낮은 톤의 목소리로 대상자와 대화 속도를 맞춘다.

③ 대상자의 행동을 해석하여 의미를 파악한다.

④ 대상자가 반응이 없을 경우에 바로 다른 질문을 한다.

⑤ 비언어적 의사소통은 자제한다.

해설
- 대상자의 행동을 복잡하게 해석하지 않는다.
- 신체적 접촉을 사용하고 언어 이외에 다른 신호를 말과 함께 사용한다.

66 다음 중 치매 대상자와 의사소통 방법으로 옳은 것은?

① 자세하고 길게 설명한다.
② 반복적으로 설명한다.
③ 말 이외에 다른 신호는 사용하지 않는다.
④ 문제 행동 시 '왜' 그랬는지 묻는다.
⑤ 한 번에 여러 가지를 질문한다.

> **해설** 간단한 단어 및 이해할 수 있는 표현을 사용한다.

67 다음 중 치매 대상자와 의사소통 방법으로 옳은 것은?

① '네', '아니오'로 대답할 수 있는 질문을 한다.
② 목소리 톤을 높여서 말한다.
③ 몸동작을 크게 과장해서 이야기한다.
④ 대상자 옆에서 이야기한다.
⑤ 대상자의 행동을 복잡하게 해석한다.

> **해설**
> • 정면으로 마주 보며 눈높이를 맞추고 이야기한다.
> • 치매 대상자가 위협적으로 느끼는 자세를 취하지 않는다.

68 치매 대상자와 대화 시 의사소통 방법이 옳은 것은?

> 요양보호사 : 오늘이 목욕하기로 약속한 날이에요. 지금 같이 목욕해요?
> 대상자 :(목욕하지 않은 상태)나 목욕 다 했어. 옷도 다 입었어.
> 요양보호사:(   )

① 목욕 안 하셨잖아요.
② 이러지 말고 목욕한 후에 같이 맛난 것 먹어요.
③ 잘 하셨어요. 그럼 이제 물놀이 하실래요?
④ 언제 목욕하셨어요?
⑤ 거짓말 하시면 앞으로 좋아하는 간식 안 드려요.

> **해설**
> 1. 긍정적인 문장을 사용한다
> 2. 따뜻하게 응대하고 대상자를 존중한다

69 다음 내용은 언어적 의사소통의 기본원칙에 어긋난 행동이다. 해당되는 것은?

> 요양보호사가 74세 치매 할아버지에게 "10시가 되면 병원에 가야 하니까 양말을 벗지 말고 거실에 앉아 계세요."라고 말했다.

① 한 번에 한 가지씩 시행 유도하기
② 일상적인 어휘 사용하기
③ 적절한 존칭어 사용하기
④ 반복적으로 설명하기
⑤ 긍정적으로 대하기

> **해설**
> 치매 대상자는 몇가지 일을 동시에 할 경우 그 일의 종류를 기억하지 못하여 엉뚱한 행동을 할 위험이 증가한다.

70 다음 중 치매 초기 단계에서 나타나는 의사소통 문제는?

① 애매모호한 내용을 이야기한다.

② 명칭 실어증을 보인다.

③ 대화 시 시선 맞추는 것을 어려워한다.

④ 무언증이 나타난다.

⑤ 물건이나 사람의 이름을 부르는 것이 어렵다.

> **해설**
> • 대화의 주제가 자주 바뀐다.
> • 과거, 현재, 미래 시제의 올바른 사용이 어렵다.

71 치매 중기 단계에서 나타나는 의사소통 문제는?

① 자주 확인하고 설명을 요구한다.

② 대화의 주제가 자주 바뀐다.

③ 앵무새처럼 상대방의 말을 그대로 따라한다.

④ 대화 중에 말이 끊기는 횟수가 증가한다.

⑤ 무언증이 나타난다.

> **해설**
> • 애매모호한 내용을 이야기하고 일관성이 없어지고, 혼동이 증가한다.
> • 올바른 이름을 지칭하지 못하는 '명칭 실어증'을 보인다.

72 치매 말기 단계에서 나타나는 의사소통 문제는?

① 과거, 현재, 미래 시제의 올바른 사용이 어렵다.

② 사용하는 어휘수가 점차적으로 줄어든다.

③ 앵무새처럼 상대방의 말을 그대로 따라한다.

④ 올바른 이름을 지칭하지 못한다.

⑤ 애매모호한 내용을 이야기한다.

> **해설**
> • 의사소통을 유지하는 것과 대화 시 시선 맞추는 것에 어려움이 있다.
> • 말이 없어진다(무언증).

73 말기 치매 대상자와 의사소통하는 방법으로 옳은 것은?

① 빠르고 명확하게 말한다.

② 대화 시 신체 접촉을 피한다.

③ 대상자 옆에서 이야기한다.

④ 전문적인 용어를 사용하여 대화한다.

⑤ 대상자가 대답하지 않아도 계속해서 이야기한다.

> **해설** 대화 시 신체 접촉을 적절히 활용한다.

74 말기 치매 대상자와 의사소통하는 방법으로 옳은 것은?

① 큰소리로 말한다.
② 이름을 부르며 이야기를 시작한다.
③ 대상자 보지 않아도 계속해서 이야기한다.
④ 방에 아무도 없는 것처럼 이야기한다.
⑤ 대화가 끝나면 조용히 나간다.

해설
• 방에 아무도 없는 것처럼 이야기하지 않는다.
• 대화가 끝난 뒤에는 항상 마무리 인사를 한다.

75 경증 인지 기능 장애 대상자가 다음과 같은 활동으로 도움이 될 수 있는 것은?

• 학용품 이름을 말하기
• 생선 가게에서 살 수 있는 것들 말하기
• ㄱ으로 시작하는 단어 말하기

① 창의적 사고력
② 언어의 유창성
③ 감성적 표현 능력
④ 다양한 억양 조절 능력
⑤ 주의력 및 기억력 향상

해설 여러 가지 단어 말하기로 언어의 유창성과 자발성을 높이기 위한 프로그램으로 활동할 수 있다.

76 인지기능에 문제가 없는 대상자에게 적합한 인지 자극 훈련은?

① 탬버린 흔들기
② 숫자 따라 쓰기
③ 선 따라 그리기
④ 동물 그림 찾기
⑤ 뇌 건강 일기쓰기

해설
일상적인 대화에 문제가 없고 인지기능 훈련에 관심을 보이며 참여 할 수 있는 대상자에게 적합하다.

77 중증 인지기능 장애가 있는 대상자의 인지 훈련 프로그램으로 옳은 것은?

① 특정 글자 고르기
② 뇌 건강 일기쓰기
③ 탬버린 연주하기
④ 빠진 단어 채우기
⑤ 물건값 계산하기

해설
①②④⑤ → 인지기능에 문제가 없는 대상자인 경우

2장
임종 요양 보호

01 임종이 가까워짐에 따라 나타나는 일반적인 증상은?

① 음식물 섭취가 많아진다.

② 움직임이 많아진다.

③ 혈압이 올라간다.

④ 호흡이 가쁘고 깊어진다.

⑤ 의식이 뚜렷해진다.

> **해설**
> • 음식 및 음료 섭취에 무관심해진다.
> • 의식이 점차 흐려지고 혼수상태에 빠진다.
> • 맥박이 약해지고 혈압이 떨어진다.

02 임종 징후로 나타나는 일반적인 증상은?

① 손발이 따뜻해진다.

② 피부색이 붉어진다.

③ 실금하게 되고 항문이 열린다.

④ 맥박이 강해진다.

⑤ 혈압이 올라간다.

> **해설**
> • 손발이 차가워지고 식은땀을 흘린다.
> • 점차 피부색이 파랗게 변한다.

03 임종이 가까워진 대상자에게 나타나는 신체적 변화로 옳은 것은?

① 잠자는 시간이 줄어든다.

② 피부의 색깔이 파랗게 변한다.

③ 소변 배출이 점차 증가한다.

④ 기도 내분비물 로 기침횟수가 증가한다.

⑤ 의식이 뚜렷해진다.

> **해설**
> • 대소변을 의식하지 못하고 실금하게 되며 항문이 열린다.
> • 숨을 가쁘고 깊게 몰아쉬며 가래가 끓다가 첨차 숨을 깊고 천천히 쉬게 된다.

04 임종 적응 단계에서 자신의 병을 인식하면서도 사실로 받아들이려 하지 않는 단계는?

① 부정　　　　　② 분노

③ 타협　　　　　④ 우울

⑤ 수용

> **해설** 임종 적응 단계
> 부정 → 분노 → 타협 → 우울 → 수용

05 다음에 해당하는 임종 적응 단계는?

> "나는 아니야. 왜 하필이면 나야."라고 말하고 어디에서나 누구에게나 불만스러운 면을 찾으려고 한다.

① 부정　　　　　② 분노

③ 타협　　　　　④ 우울

⑤ 수용

> **해설** 임종 적응 단계
> 부정 → 분노 → 타협 → 우울 → 수용

06 다음에 해당하는 임종 적응 단계는?

> • "우리 아이가 시집갈 때 까지만 살게 해 주세요."라고 말한다.
> • 삶이 얼마간이라도 연장되기를 바란다.

① 부정   ② 분노
③ 타협   ④ 우울
⑤ 수용

> **해설** 임종 적응 단계
> 부정 → 분노 → 타협 → 우울 → 수용

07 자신의 근심과 슬픔을 더 이상 말로 표현하지 않고 조용히 있거나 울음을 보이기도 하는 임종 적응 단계는?

① 부정   ② 분노
③ 타협   ④ 우울
⑤ 수용

> **해설** 임종 적응 단계
> 부정 → 분노 → 타협 → 우울 → 수용

08 다음과 같이 말하는 위암 말기 대상자의 임종 적응 단계는?

> "난 이제 지쳤어. 나 때문에 가족들이 고생하는 것도 그렇고, 아이들도 시집, 장가 다 보냈으니 78세면 살만큼 살았어."

① 부정   ② 분노
③ 타협   ④ 우울
⑤ 수용

> **해설** 임종 적응 단계
> 부정 → 분노 → 타협 → 우울 → 수용

09 임종 대상자가 불규칙한 호흡과 무호흡이 나타날 때 돕는 방법으로 옳은 것은?

① 고개를 옆으로 돌려 준다.
② 상체와 머리를 높여 준다.
③ 반응하지 않으면 이야기하지 않는다.
④ 잠이 들면 자주 흔들어 깨운다.
⑤ 침상 머리를 낮추고 편안하게 해 준다.

> **해설** 임종 대상자는 호흡 양상의 변화가 나타난다 (호흡수와 깊이가 불규칙하고 무호흡과 깊고 빠른 호흡이 교대로 나타난다).

10 임종이 임박한 대상자를 돕는 방법으로 올바른 것은?

① 체온 유지를 위해 담요를 덮어 준다.
② 가족 외에 다른 사람의 만남을 제한한다.
③ 전기 기구를 사용하여 따뜻하게 해 준다.
④ 반응이 없으면 흔들어 큰소리로 말한다.
⑤ 머리를 낮추고 편안하게 해 준다.

> **해설**
> • 만나고 싶어하는 사람을 만날 수 있도록 하여 정서적으로 고립되지 않도록 돕는다.
> • 보온을 위해서 전기 기구는 사용하지 않는다.

11 임종이 임박한 대상자를 돕는 방법으로 옳은 것은?

① 실금하면 침상변기를 대어 준다.
② 가래 끓는 소리가 들리면 고개를 옆으로 돌려 준다.
③ 대상자가 불안정한 동작을 보이면 억제한다.

④ 억지로라도 먹인다.

⑤ 대상자 혼자 있게 한다.

> **해설**
> • 침상에는 홑이불 밑에 방수포를 깔고, 대상자에게는 기저귀를 채워 준다.
> • 대상자가 불안정한 동작을 보이면 이마를 가볍게 문질러 주거나 진정될 수 있는 음악을 들려준다.

12 임종 대상자의 심리 변화에 대한 요양 보호로 옳은 것은?

① 대상자 혼자 생각을 정리하도록 해 준다.

② 대상자의 의사결정을 배제한다.

③ 만나고 싶어 하는 사람을 만나게 해 준다.

④ 임종 장소나 장례식은 가족과 상의한다.

⑤ 끝까지 회복할 수 있다는 희망을 준다.

> **해설**
> • 대상자가 의사결정에 참여하게 한다.
> • 대상자가 임종하기 원했던 장소나 희망하는 종교 의식을 알아본다.

13 임종 시 마지막까지 남아 있는 감각 기관은?

① 후각   ② 시각

③ 청각   ④ 촉각

⑤ 미각

> **해설** 대상자가 혼수상태인 경우에도 청각은 마지막까지 남아 있으므로 평상시와 같은 보고 듣는 것이 가능하다고 생각하면서 대상자에게 요양 보호를 제공한다.

14 대상자의 임종 후 요양 보호로 옳은 것은?

① 튜브나 장치를 즉시 제거한다.

② 사후강직이 시작되기 전에 바른 자세를 취하게 한다.

③ 눈이 감기지 않으면 그대로 둔다.

④ 의치를 즉시 빼서 보관한다.

⑤ 방을 깨끗하게 정리하고 조명을 밝게 조절한다.

> **해설**
> • 튜브나 장치가 부착된 경우 의료인에게 제거해 줄 것을 의뢰한다.
> • 눈이 감기지 않으면 솜이나 거즈를 적셔 양쪽 눈 위에 올려놓는다.

15 대상자의 임종 후 사후 관리로 옳은 것은?

① 베개를 이용하여 어깨와 머리를 올려 준다.

② 방을 깨끗하게 정리하고 조명을 어둡게 한다.

③ 부착된 튜브나 장치를 신속히 제거한다.

④ 의치는 빼내어 의치 용기에 보관한다.

⑤ 대상자의 얼굴을 시트로 덮어 준다.

> **해설**
> • 의치를 그대로 둘지 빼내어 의치 용기에 보관할 것인지를 대상자의 가족에게 확인한다.
> • 대상자의 시트가 얼굴을 덮지 않도록 어깨까지 덮는다.

16 임종 직후 혈액정체로 인한 얼굴색의 변화를 예방하기 위한 방법으로 옳은 것은?

① 튜브나 장치를 즉시 제거한다.

② 베개를 이용하여 머리와 어깨를 올려 준다.

③ 대상자의 얼굴을 씻긴다.

④ 침상 머리를 낮춘다.

⑤ 솜을 적셔 양쪽 눈 위에 올려놓는다.

17 임종에 대한 가족의 비정상적인 반응에 해당하는 것은?

① 우울한 감정에 사로잡힌다.

② 목이 조이거나 가슴이 답답함을 느낀다.

③ 죄의식이나 분노를 느낀다.

④ 눈물을 흘리지 않는다.

⑤ 사소한 일에도 기분이 쉽게 변한다.

18 다음 중 임종 대상자 가족을 돕는 방법으로 옳은 것은?

① 장례식에 참석하여 가족을 돕는다.

② 조용히 혼자 있게 해 준다.

③ 가족이 슬픔을 표현할 수 있도록 돕는다.

④ 가족과 의사소통을 자제한다.

⑤ 가족의 태도와 행동을 판단한다.

19 임종 대상자의 가족에 대한 요양 보호로 옳은 것은?

① 유족을 대신하여 대상자의 유품을 정리한다.

② 장례식에 참석하여 가족을 돕는다.

③ 요양보호사의 슬픈 감정이 전달되도록 한다.

④ "곧 괜찮아질 거예요."라고 위로한다.

⑤ "그동안 참 잘하셨어요."라고 말하며 지지한다.

20 사전연명의료의향서에 대한 설명으로 옳은 것은?

① 말기 환자 또는 19세 이상 성인 본인이 스스로 작성한다.

② 연명 의료의 중단은 안락사와 같은 의미이다.

③ 사전연명의료의향서를 등록 기관에 등록하지 않아도 바로 효력을 가진다.

④ 사전연명의료의향서를 작성해서 등록하면 변경과 철회는 할 수 없다.

⑤ 연명 의료 중단은 영양 공급, 물과 산소의 공급을 중단할 수 있다.

3장

해설 사전연명의료의향서 작성

'임종 과정에 있는 환자에게 심폐 소생술, 혈액 투석, 항암제 투여, 인공호흡기 착용 등 치료 효과 없이 임종 과정의 기간만을 연장하는 의학적 시술'에 대한 의향을 작성한다.

21 사전연명의료의향서에 연명 의료를 중단한다는 의향을 명시해도 중단할 수 없는 것은?

① 임종 과정에 있는 환자에게 심폐 소생술 시행
② 임종 과정에 있는 환자에게 혈액 투석시행
③ 임종 과정에 있는 환자에게 항암제 투여
④ 임종 과정에 있는 환자에게 인공호흡기 착용
⑤ 임종 과정에 있는 환자에게 통증 완화를 위한 의료 행위

해설 연명 의료 중단을 명시해도 임종 과정에 있는 환자에게 통증 완화를 위한 의료 행위와 영양 공급, 물과 산소의 공급은 보류하거나 중단할 수 없다.

3장

응급 상황 대처 및 감염 관리

01 응급 처치를 하는 목적에 해당되는 것은?

가. 인명 구조
나. 고통 경감
다. 상해나 질병의 악화 방지
라. 심리적 안정 도모
마. 전문적 치료

① 가, 나, 다, 라   ② 가, 나, 다, 마
③ 가, 다, 라, 마   ④ 나, 다, 라, 마
⑤ 나, 라, 가, 마

해설 응급 처치의 목적

인명 구조, 고통 경감, 상처나 질병의 악화 방지, 심리적 안정 도모

02 응급 상황이 발생하였을 때 돕기 대처 방법으로 옳은 것은?

① 나이가 많은 대상자부터 처치한다.
② 대상자를 발견한 순서대로 처치한다.
③ 긴급을 요하는 대상자 순으로 처치한다.
④ 대상자를 가급적 빨리 옮긴다.
⑤ 대상자에게 손상을 입힌 화학약품은 즉시 버린다.

해설

• 응급 처치 교육을 가장 많이 받은 사람의 지시에 따른다.
• 손상을 입힌 화학약품, 잘못 먹은 음식과 구토물은 병원으로 함께 가져간다.

03 응급 처치 시 대상자를 돕는 방법으로 옳은 것은?

① 연장자의 지시에 따른다.
② 응급 처치 교육을 받은 사람의 지시에 따른다.
③ 전문 의료인이 올 때까지 기다린다.
④ 대상자의 구토물은 깨끗이 치운다.
⑤ 보호자가 오면 응급 처치를 중단한다.

> **해설**
> • 긴급을 요하는 대상자 순으로 처치한다.
> • 대상자를 가급적 옮기지 않는다.

04 화재예방을 위한 방법으로 주의해야 하는 것은?

① 소화기가 비치된 장소를 알아둔다.
② 하나의 콘센트에 여러 개의 플러그를 꽂지 않는다.
③ 난로 곁에는 세탁물을 널어놓는다.
④ 음식을 조리하는 중에는 가급적 주방을 떠나지 않는다.
⑤ 성냥이나 라이터 등은 노인과 어린이들의 손이 닿지 않는 곳에 보관한다.

> **해설**
> 난로 곁에는 불이 붙는 물건을 치우고 세탁물 등을 널어놓지 않는다.

05 화재예방을 위한 안전수칙으로 올바른 것은?

① 소화기 위치를 이리 저리 옮겨 놓는다.
② 하나의 콘센트에 여러 개의 플러그를 꽂아 사용한다.

③ 음식을 조리하는 중에는 조리가 끝날 때까지 주방을 떠나지 않는다.
④ 거실에 향초를 피운다.
⑤ 성냥이나 라이터 등은 대상자 가까운 곳에 보관한다.

> **해설**
> 1. 하나의 콘센트에 여러 개의 전열기구 플러그를 꽂지 않는다.
> 2. 성냥, 라이터, 양초 등은 대상자의 손이 닿지 않게 보관한다.

06 시설에서 화재발생 시 요양보호사의 대처방법으로 옳은 것은?

① 화재가 발생한 쪽의 창문을 연다.
② 119가 올 때까지 기다린다.
③ 큰불은 소화기로 진압한다.
④ 바닥에 엎드려 기어 나온다.
⑤ 엘리베이터를 이용하여 신속히 대피한다.

> **해설**
> 1. 계단을 이용하여 신속히 대피한다.(엘리베이터 사용금지)
> 2. 최대한 자세를 낮추고 연기가 방안에 들어오지 못하도록 문틈을 막는다.

07 수해 발생 시 대처방법으로 옳은 것은?

① 상수도의 오염에 대비하여 욕조에 물을 받아둔다.
② 가스밸브는 열어 놓는다.
③ 전기 차단기는 올려놓는다.
④ 집안으로 물이 흘러 들어오는 경우 모래주머니를 사용하면 안 된다.

⑤ 집안에 물이·빠진 후에는 불을 사용해도 된다.

해설

1. 가스밸브를 잠그고 전기 차단기는 내린다.
2. 물이 빠진 후에는 가스가 축적되어 있을 수 있으므로 불을 사용하지 않는다.

08 지진 발생 시 집안에서 취해야 할 행동요령으로 옳은 것은?

① 욕조 안으로 들어가 머리를 숙이고 앉는다.
② 침대 위에 편안한 자세로 누워있도록 한다.
③ 식탁 밑으로 들어가 식탁 다리를 잡고 웅크린다.
④ 부엌 찬장 밑으로 들어가 손으로 머리를 감싼다.
⑤ 휠체어 옆에서 손잡이를 꼭 잡고 기다린다.

해설 지진으로 흔들리는 동안은 탁자 아래로 들어가 몸을 보호하고, 탁자다리를 꼭 잡는다.

09 세균이나 미생물, 바이러스 등 감염원들이 몸속으로 침입해서 신체가 오염된 상태를 무엇이라 하는가?

① 부종   ② 통증
③ 감염   ④ 발열
⑤ 발적

해설

감염이란 - 미생물이 몸속에 침입해서 수가 증식한 것

10 감염예방의 가장 기본적이고 효율적인 방법은?

① 목욕하기   ② 손 씻기
③ 장갑 착용   ④ 마스크 착용
⑤ 구강 청결

해설

감염예방의 가장 기본적이고 효율적인 방법은 손 씻기이다.
** 올바른 손 씻기는 비누를 이용하며 따뜻한 흐르는 물에서 올바른 손 씻기 6단계로 씻는다.

11 감염 예방을 위한 올바른 손 씻기 방법으로 옳은 것은?

① 고체비누를 사용하는 것이 좋다.
② 장신구를 제거하지 않는다.
③ 손톱 밑은 닦지 않아도 된다.
④ 손을 씻은 후 종이타월로 물기를 제거한다.
⑤ 장갑을 착용하면 손을 씻지 않아도 된다.

해설

1. 액체비누를 사용하는 것이 좋다.(고체비누는 세균으로 감염될 수 있다.)
2. 장신구를 제거하고 손가락을 반대쪽 손바닥에 놓고 손톱 밑을 깨끗이 한다.

12 대상자의 분비물 처리 방법으로 옳은 것은?

① 혈액이나 체액이 묻은 물품은 더운물로 닦는다.
② 장갑을 착용했을 때에는 손을 씻지 않아도 된다.
③ 배설물이 묻은 의류나 물건은 따로 세탁한다.

④ 한꺼번에 모아 세탁한다.

⑤ 오염된 세탁물은 장갑은 끼지 않고 격리장
   소에 따로 배출한다.

13 감염 예방을 위한 요양보호사 위생관리로
    옳은 것은?

① 매일 샤워나 목욕을 한다.

② 손에 로션을 바르지 않고 건조하게 한다.

③ 가능한 손톱을 길게 기른다.

④ 항상 마스크와 장갑을 착용한다.

⑤ 가운과 신발은 한 달에 1번 정도 세탁한다.

14 다음은 무슨 증상인가?

• 목을 조르는 듯한 자세를 취한다.

• 갑자기 기침을 하며, 괴로운 얼굴 표정을
  한다.

• 숨을 쉴 때 목에서 이상한 소리가 들린다.

① 경련   ② 골절

③ 천식   ④ 질식

⑤ 출혈

15 대상자가 음식을 먹는 도중에 갑자기 숨이 막
    힌다고 호소를 하여 목 안을 보니 이물질이
    걸려 육안으로 보인다. 올바른 응급 처치는?

① 큰 기침을 하게 하여 뱉어 내게 한다.

② 손을 넣어 빼낸다.

③ 의자에 앉히고 등을 두드린다.

④ 인공호흡을 한다.

⑤ 물과 함께 삼키도록 한다.

16 음식을 급히 먹은 대상자가 목에 이물질이
    걸려 갑작스런 기침과 호흡 곤란을 보이고
    있다. 대처 방법으로 옳은 것은?

① 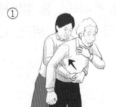   ②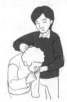

③ 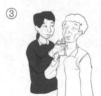   ④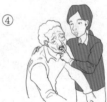

⑤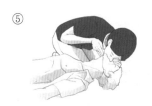

해설 질식 시 돕기 방법
의식이 있는 경우에는
1. 가장 먼저 스스로 기침을 하게 한다.
2. 대상자 등 뒤에서 주먹은 쥔 손을 감싸서 배꼽과 명치끝 중간을 후상방으로 밀쳐올린다(하임리히법). 한 번으로 이물질이 빠지지 않으면 반복하여 시행한다.

17 대상자가 고기를 급히 먹다가 목에 걸려 기도가 막힌 경우 응급 처치 방법은?

① 입안에 손가락을 넣어 뺀다.
② 구토를 하도록 유도한다.
③ 머리를 숙이게 하고 등을 시계 방향으로 마사지한다.
④ 등 뒤에서 주먹쥔 손을 감싸서 배꼽과 명치끝 중간을 후상방으로 밀쳐 올린다.
⑤ 물을 많이 마시게 한다.

해설 16번 해설 참조

18 대상자가 떡을 먹다가 목에 걸려 호흡 곤란을 호소하며 의식을 잃고 쓰러졌을 때 대처 방법은?

① 입안에 손가락을 넣어 뺀다.
② 구토를 하도록 유도한다.
③ 엎드리게 한 후 등을 세게 두드린다.
④ 등 뒤에서 주먹 쥔 손을 감싸서 배꼽과 명치끝 중간을 후상방으로 밀쳐 올린다.

⑤ 119에 신고하고 즉시 심폐 소생술을 실시하면서 입안에 이물질을 확인하고 재거한다.

해설 질식 시 돕기 방법
의식이 없는 경우에는 119에 신고 후 즉시 심폐 소생술을 실시하면서, 입안에 이물질을 확인하고 제거한다.

19 다음 중 하임리히법을 적용하여야 하는 상황은?

① 이물질에 의한 질식
② 식중독에 의한 복통
③ 심근경색에 의한 심정지
④ 천식에 의한 호흡 곤란
⑤ 협심증에 의한 흉통

해설 질식 시 돕기 방법
하임리히법 – 의식이 있는 경우 등 뒤에서 주먹을 쥔 손을 감싸서 복부의 윗부분을 후상방으로 밀어 올린다.

20 대상자가 갑자기 침을 흘리고 몸이 뻣뻣해지며 경련을 일으켰을 때 응급 처치로 옳은 것은?

① 입에 거즈를 물린다.
② 즉시 일으켜 침대로 옮긴다.
③ 팔다리를 주물러 준다.
④ 고개를 옆으로 돌려 준다.
⑤ 팔다리를 붙잡아 준다.

해설 경련
뇌전증, 중독, 저혈당, 알코올 금단 증상, 뇌졸중, 열사병 등의 상황에서 나타날 수 있다.

21 대상자가 갑자기 몸이 뻣뻣해지며 경련을 일으켰을 때 응급 처치로 옳은 것은?

① 머리를 뒤로 젖혀 기도를 유지시킨다.

② 즉시 일으켜 침대로 옮긴다.

③ 머리 아래에 딱딱한 받침대를 대 준다.

④ 양쪽 팔을 잡아서 편안하게 해 준다.

⑤ 경련 지속 시간을 확인한다.

해설
• 경련 시 머리 아래에 부드러운 것을 대 주고 위험한 물건 치운다.
• 대상자를 꽉 붙잡거나 억지로 발작을 멈추게 하려고 하지 않는다.

22 경련성 질환이 없던 대상자가 경련을 일으키며 쓰러졌을 때 응급 처치로 가장 먼저 해야 할 일은?

① 고개를 옆으로 돌려 준다.

② 기도를 확보한다.

③ 119에 신고한다.

④ 대상자를 꽉 잡고 진정될 때까지 기다린다.

⑤ 머리 아래에 부드러운 것을 대 준다.

해설 경련성 질환이 없던 대상자가 경련을 일으키거나 5분 이상 발작이 지속되면, 즉시 119에 신고하고 시설장, 간호사 등에게 보고한다.

23 주로 열에 의해 생긴 손상으로 뜨거운 액체나 물건, 화염, 일광이 원인이 되는 질환은?

① 간질   ② 치매

③ 뇌졸중   ④ 저혈당

⑤ 열손상

해설 화상 - 불이나 뜨거운 액체, 햇볕, 화학 물질, 전기에 의한 조직의 손상
※ 열손상 : 주로 열에 의해 생긴 손상으로 뜨거운 액체나 물건, 화염, 일광이 원인이 되는 질환

24 다음 중 2도 화상의 증상은?

① 피부 색깔이 바래진다.

② 물집이 생긴다.

③ 피부 전층과 피하 지방까지 파괴된다.

④ 피부 깊숙이 침범된 화상이다.

⑤ 조직이 깊이 괴사된다.

해설 2도 화상
표피는 물론 진피까지 손상된다/몹시 아프다/피부가 빨개지고 커다란 물집이 많이 생긴다

25 다음 중 3도 화상의 증상은?

① 약간의 부종이 있다.

② 물집이 생긴다.

③ 피부가 빨갛게 된다.

④ 피부의 상피세포층과 진피세포층의 일부가 손상된다.

⑤ 피부 전층과 피하 지방까지 파괴된다.

해설 3도 화상
• 표피와 진피, 그 아래 지방층도 파괴되며 때로는 근육까지 손상된다.
• 감각이 없어지고 두꺼워지며 색깔이 바래진다.

26 대상자가 뜨거운 물에 화상을 입었을 때, 가장 먼저 해야 할 응급 처치는?

① 물집을 터뜨린다.

② 환부를 찬물에 담근다.

③ 깨끗한 물수건으로 감싸 준다.

④ 화상 부위를 알코올로 소독한다.

⑤ 환부에 붙어 있는 옷을 신속히 벗긴다.

> **해설** 화상을 입은 즉시 화상 부위의 통증이 없어질 때까지 15분 이상 찬물(5~12℃)에 담가 화상면의 확대와 염증을 억제하고 통증을 줄여 준다.

27 대상자가 뜨거운 물에 화상을 입었을 때, 응급 처치로 옳은 것은?

① 수포가 생겼으면 터뜨린다.

② 환부를 미지근한 물에 씻는다.

③ 깨끗한 물수건으로 감싸 준다.

④ 화상 부위에 화상연고를 발라 준다.

⑤ 환부의 악세서리는 그대로 둔다.

> **해설** 환부에 흐르는 물을 직접 대면 물의 압력으로 인해 화상 입은 피부가 손상을 입을 수 있으므로 찬물에 담그거나 화상 부위를 깨끗한 물수건으로 감싸 세균의 감염을 예방한다.

28 화재 발생 시 연기와 열로 인하여, 호흡은 있으나 의식이 없는 대상자에게 1차적으로 취해야 할 것은?

① 반응 확인   ② 119에 신고

③ 기도 확보   ④ 의식 확인

⑤ 인공호흡

> **해설** 얼굴이나 입술에 화상을 입었을 때 손상된 조직이 부어서 기도를 막아 호흡 곤란이 오므로 즉시 병원 치료를 받아야 한다.

29 대상자가 넘어져서 오른쪽 손목에 골절이 발생했을 경우의 응급 처치로 옳은 것은?

① 파스를 붙인다.

② 냉찜질을 해 준다.

③ 어긋난 팔목을 맞춘다.

④ 튀어나온 뼈를 압박한다.

⑤ 오른쪽 손목을 움직여 보도록 한다.

> **해설**
> • 손상 부위에 장신구를 제거한다.
> • 어긋난 팔목을 맞추거나 직접 압박하지 않는다.

30 대상자가 넘어져서 다리 골절이 의심될 경우의 응급 처치로 옳은 것은?

① 손상 부위를 온찜질한다.

② 걸어 보도록 한다.

③ 부목을 이용하여 고정한다.

④ 튀어나온 뼈를 맞춘다.

⑤ 출혈이 있으면 손상 부위를 심장보다 낮게 한다.

> **해설**
> • 손상 부위를 냉찜질한다.
> • 절대로 스스로 움직이게 해서는 안 된다.

31 대상자의 손목에 상처로 인한 출혈이 있을 때 응급 처치로 옳은 것은?

① 손목을 심장 심장보다 낮게 한다.
② 멸균 거즈를 이용하여 손목을 직접 압박한다.
③ 맨손으로 출혈 부위를 압박한다.
④ 손목을 흐르는 물에 깨끗이 씻는다.
⑤ 압박붕대로 손목을 꽉 조이게 감는다.

해설
- 손목을 심장보다 높게 위치하도록 한다.
- 멸균 거즈를 이용하여 손목을 직접 압박한다.

32 약물 오남용 및 중독 시 돕기 방법으로 옳은 것은?

① 대상자가 먹고 남은 물질과 용기를 들고 병원에 간다.
② 구토를 했을 경우 토사물은 빨리 버린다.
③ 의식이 없는 대상자에게는 물을 마시도록 한다.
④ 모든 약물 중독 시 우선 구토를 시킨다.
⑤ 의식을 잃었을 경우도 빨리 구토를 유도한다.

해설
- 구토를 했을 경우 토사물을 모아 두었다가 의료진이 분석할 수 있게 한다.
- 의식이 없는 대상자에게는 마실 것을 주지 않으며 구토 유도를 금한다.

33 약물 오남용 및 중독을 예방하기 위한 안전한 방법으로 옳은 것은?

① 여러 곳의 병원의 약을 함께 사용한다.
② 정해진 방법에 따라 약을 복용한다.
③ 고혈압 약물을 자몽주스와 함께 복용한다.
④ 삼키기 힘든 약은 잘라서 복용한다.
⑤ 약 복용을 잊었을 경우 2배 용량을 복용한다.

해설
- 자몽주스는 고혈압, 고지혈증의 부작용을 증가시킨다.
- 약 복용을 잊었을 경우 생각난 즉시 복용한다. 절대로 2배 용량을 복용해서는 안 된다.

34 안전한 약사 용 방법으로 옳은 것은?

① 진료 후 이전 처방약을 이어서 복용한다.
② 우유와 함께 약을 복용한다.
③ 같은 질환인 경우 다른 사람의 약물을 대체해서 복용한다.
④ 건강 기능 식품은 많이 복용해도 된다.
⑤ 약을 보관할 때는 정해진 보관 방법에 따른다.

해설
- 녹차, 커피, 우유는 약의 흡수를 방해한다.
- 건강 기능 식품도 복용 전 의사, 약사와 충분히 상의한다.

35 심정지 대상자에게 4~6분 이내에 심폐 소생술을 실시해야 하는 이유는?

① 뇌 손상을 방지하기 위해서
② 폐 손상을 방지하기 위해서

③ 심장 손상을 을 방지하기 위해서

④ 간 기능을 회복하기 위해서

⑤ 말초신경 손상을 방지하기 위해서

> **해설** 폐와 혈관 내에는 심폐 기능이 멈춘 후 약 6분 정도까지는 산소의 여분이 있으나 4~6분이 지나 면 경우 뇌손상이 온다.

36 호흡이 없는 대상자에게 심폐 소생술을 할 때 가슴 압박을 하는 이유는?

① 폐에 산소 공급

② 의식 회복

③ 통증 감소

④ 합병증 예방

⑤ 심장과 뇌로 충분한 혈액 공급

> **해설** 심폐 소생술
> 심장 마비가 발생했을 때 인공적으로 혈액을 순환 시키고 호흡을 돕는 응급 치료법이다.

37 쓰러져있는 대상자에게 심폐 소생술을 시행하는 순서로 옳은 것은?

① 반응 확인 → 도움 요청 → 기도 유지 → 가 슴 압박 → 인공호흡

② 반응 확인 → 도움 요청 → 가슴 압박 → 기 도 유지 → 인공호흡

③ 반응 확인 → 도움 요청 → 기도 유지 → 인 공호흡 → 가슴 압박

④ 반응 확인 → 가슴 압박 → 기도 유지 → 도 움 요청 → 인공호흡

⑤ 반응 확인 → 기도 유지 → 인공호흡 → 도 움 요청 → 가슴 압박

> **해설** 심폐 소생술 순서
> 반응 확인 → 도움 요청 → 가슴 압박 → 기도 유지 → 인공호흡 → 상태 확인

38 쓰러져 있는 대상자에게 반응을 확인하는 방법으로 옳은 것은?

① 몸을 흔들어 본다.

② 얼굴을 두드려 본다.

③ 어깨를 가볍게 두드려 본다.

④ 팔을 흔들어 본다.

⑤ 다리를 흔들어 본다.

> **해설** 대상자의 어깨를 가볍게 두드리면서 "괜찮으 세요?"라고 질문하면서 반응을 확인한다.

39 심폐 소생술 방법으로 옳은 것은?

① 대상자의 몸을 흔들어 반응을 확인한다.

② 대상자의 고개를 옆으로 하여 엎드리게 한다.

③ 가슴 압박은 60~70회/분의 속도로 한다.

④ 가슴 압박과 인공호흡을 30:2의 비율로 한다.

⑤ 대상자의 턱을 아래로 당겨 기도를 개방 시킨다.

> **해설**
> • 대상자를 똑바로 눕게 한다.
> • 가슴 압박은 100~120회/분의 속도로 한다.

40 심폐 소생술 방법으로 옳은 것은?

① 분당 100~120회의 속도로 가슴 압박 한다.
② 가슴 압박과 동시에 인공호흡을 시행한다.
③ 최소 8cm 정도 눌릴 강도로 가슴을 압박 한다.
④ 요골동맥을 짚어 맥박을 확인한다.
⑤ 인공호흡을 빠르게 2회 한다.

> **해설**
> • 최소 5cm 정도 눌릴 강도로 가슴을 압박 한다.
> • 일반인 구조자는 맥박을 확인하지 않는다.

41 심폐 소생술 시 가슴 압박을 위한 손의 위치는?

① 왼쪽 가슴
② 흉골 위쪽 절반 부위
③ 흉골 아래쪽 절반 부위
④ 명치 아래
⑤ 상복부

> **해설** 심폐 소생술 시 가슴 압박을 위한 손의 위치는 가슴뼈(흉골) 아래쪽 절반 부위이다.

42 다음에서 설명하는 심폐 소생술의 단계는?

> 1. 한 손을 대상자 이마에 올려놓고 손바닥으로 머리를 뒤로 젖힌다.
> 2. 다른 한 손으로 턱 아래 뼈 부분을 머리 쪽으로 당겨 턱을 위로 들어 준다.

① 호흡 확인   ② 가슴 압박
③ 순환 확인   ④ 기도 유지
⑤ 인공호흡

> **해설** 기도 유지
> 한 손은 대상자의 머리를 뒤로 젖히고 한 손은 턱 아래 뼈 부분을 머리 쪽으로 당겨 턱을 위로 들어 기도를 개방시킨다(머리 기울임 - 턱 들어 올리기).

43 심폐 소생술 시 인공호흡 방법으로 옳은 것은?

① 코를 개방하고 숨을 불어넣는다.
② 숨을 약하게 천천히 1초에 1번씩 2번 불어 넣는다.
③ 구조자의 입을 조금의 공간을 두고 대상자의 입에 댄다.
④ 복부 팽창이 관찰될 정도로 숨을 불어넣는다.
⑤ 가슴 팽창이 관찰 되는 정도로 숨을 불어 넣는다.

> **해설** 기도를 개방하고 이마 쪽 손의 엄지손가락과와 검지로 대상자의 코를 막고 인공호흡을 1초에 1번씩 서서히 가슴 팽창이 관찰될 정도로 2회 한다.

44 심정지 상황에서 요양보호사는 언제까지 가슴 압박을 해야 하는가?

① 보호자가 도착할 때까지
② 주치의에게 연락될 때 까지
③ 관리자가 멈추라고 할 때 까지
④ 119 구급대원에게 인계할 때까지
⑤ 심정지 후 1시간 이상 지날 때까지

> **해설** 자동 심장 충격기나 전문소생술팀이 도착하거나 대상자가 깨어날 때까지 가슴 압박을 계속 해야 한다.

45 심폐 소생술 후 환자가 반응은 있으나 정상적인 호흡과 순환을 보일 때 도움이 되는 회복 자세는?

①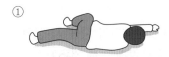

②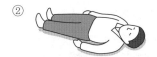

③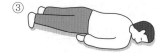

④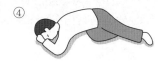

⑤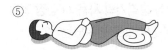

> **해설** 회복 자세
> 혀나 구토물로 인해 기도가 막히는 것을 예방하고 흡인의 위험성을 줄이기 위한 방법이다.

46 자동 심장 충격기 사용 방법으로 옳은 것은?

① 심장 리듬을 분석한 후 전극패드를 붙인다.
② 반응과 정상적인 호흡이 없는 심정지 대상자에게만 사용한다.
③ 분석 중이라는 음성 지시가 나오면 심폐 소생술을 시행한다.
④ 제세동 실시 직후 가슴 압박과 인공호흡의 비율은 30:1로 한다.
⑤ 2개의 패드는 왼쪽 빗장뼈와 오른쪽 젖꼭지 아래에 붙인다.

> **해설**
> • 전원을 켜고 전극패드를 붙이면 심장 리듬을 분석한다.
> • 제세동 실시 직후 가슴 압박과 인공호흡의 비율은 30:2로 한다.

47 자동 심장 충격기의 사용 방법은?

① 호흡은 있으나 의식이 없는 대상자에게만 사용한다.
② 제세동을 시행할 때 쇼크버튼을 누른 후 모두 물러나게 한다.
③ 분석 중이라는 음성 지시가 나오면 대상자로부터 떨어진다.
④ 왼쪽패드는 왼쪽 쇄골 아래 부착한다.
⑤ 오른쪽패드는 오른쪽 젖꼭지 아래 중간 겨드랑이선에 부착한다.

> **해설** 제세동을 시행할 때 모두 물러나게 하고 쇼크버튼을 누른다.

48 자동 심장 충격기의 사용 시 전극패드 부착 위치는?

①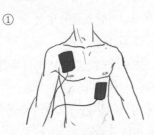

②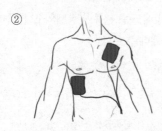

③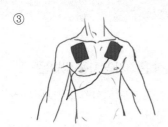

④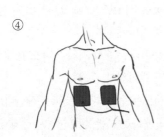

⑤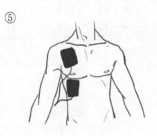

해설 자동 심장 충격기의 패드 부착 위치
오른쪽 패드는 오른쪽 빗장뼈 밑에, 왼쪽 패드는 왼쪽 중간 겨드랑이선에 부착한다.

49 자동 심장 충격기의 사용 시 심장 충격이 전달된 즉시 해야 하는 것은?

① 인공호흡을 한다.
② 가슴 압박을 한다.
③ 대상자에게서 손을 뗀다.
④ 턱을 위로 당겨 기도를 열어준다.
⑤ 심장 리듬 분석을 다시 한다.

해설 자동 심장 충격기의 심장 충격이 전달된 즉시 30:2의 비율로 가슴 압박과 인공호흡을 반복한다.

50 자동 심장 충격기의 사용 시 심장 리듬 분석은 몇 분 간격으로 반복되는가?

① 1분   ② 2분
③ 3분   ④ 4분
⑤ 5분

해설 자동 심장 충격기의 심장 리듬 분석은 2분 간격으로 자동 반복한다.

51 자동 심장 충격기의 사용 순서로 옳은 것은?

> 가. 전원 켜기
> 나. 심장 리듬 분석
> 다. 두 개의 패드 부착
> 라. 즉시 가슴 압박 다시 시행
> 마. 심장 충격 시행

① 가 – 나 – 다 – 라 – 마
② 가 – 다 – 나 – 라 – 마
③ 가 – 다 – 나 – 마 – 라
④ 가 – 마 – 나 – 다 – 라
⑤ 가 – 라 – 나 – 다 – 마

해설 자동 심장 충격기의 사용 순서

전원 켜기 → 두 개의 패드 부착 → 심장 리듬 분석
→ 심장 충격 시행 → 즉시 가슴 압박 다시 시행

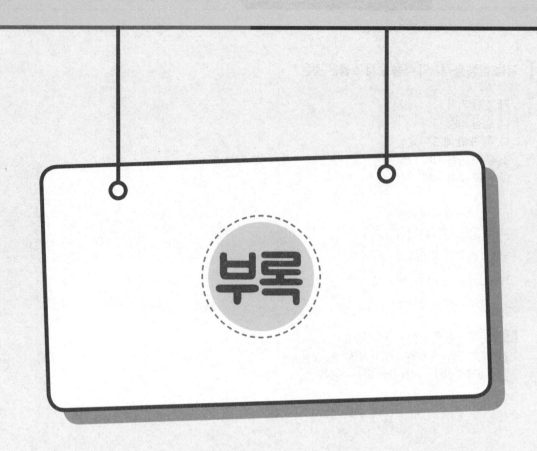

부록

실전 체크테스트

실전 체크테스트 1회

실전 체크테스트 2회

실전 체크테스트 3회

실전 체크테스트 4회

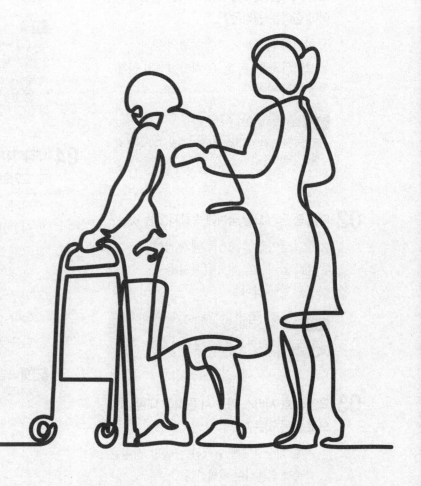

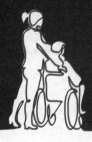

필기시험

01 노인을 위한 유엔의 원칙 5가지 중 일할 수 있는 기회를 갖거나 다른 소득을 얻을 수 있어야 한다는 원칙은?

① 참여의 원칙
② 독립의 원칙
③ 보호의 원칙
④ 자아실현의 원칙
⑤ 존엄의 원칙

해설 노인복지 5가지 원칙

독립의 원칙, 참여의 원칙, 보호의 원칙, 자아실현의 원칙, 존엄의 원칙

02 다음 중 장기 요양 급여에 속하지 않는 것은?

① 시설 급여
② 재가 급여
③ 의료 급여
④ 복지 용구
⑤ 특별 현금 급여

해설 장기 요양 급여

재가 급여, 시설 급여, 특별 현금 급여

03 요양 보호 서비스 제공 시 원칙에 대한 설명으로 옳은 것은?

① 치매 대상자에게 발생하는 돌발 상황은 가족과 의논하여 처리한다.

② 변비 대상자가 관장을 요구하면 관장을 하여 도움을 준다.
③ 일상적인 서비스는 설명 없이 제공한다.
④ 모든 서비스는 대상자에게만 제공한다.
⑤ 대상자 사생활에 대한 정보를 동료와 공유한다.

해설
• 치매 대상자의 돌발 상황에 대해서는 시설장 또는 관리 책임자에게 보고한다.
• 요양보호사는 대상자의 개인 정보 및 서비스 제공 중 알게 된 비밀을 누설하여서는 안 된다.

04 대상자가 명절 음식을 만들어 달라고 요구할 때 요양보호사의 대처 방법으로 옳은 것은?

① 시키는 대로 한다.
② 시설장의 허락을 받고 한다.
③ 요양 서비스 업무 범위에 대해 잘 설명하고 명절 음식은 만들어 주지 않는다.
④ 업무 외의 일이므로 추가 비용을 받고 만들어 준다.
⑤ 다음에 만들어 주는 것으로 타협한다.

해설 요양보호사가 제공하는 모든 서비스는 대상자에게만 제한하여 제공한다.

05 요양보호사의 올바른 윤리적 태도는?

① 대상자에게 복지 용구 구매를 알선한다.

② 방문 시 대상자가 없으면 바로 귀가한다.

③ 사정이 어려운 대상자의 본인 부담금을 할 인해 준다.

④ 추가 서비스를 요구할 때는 요양보호사가 임의대로 들어 준다.

⑤ 방문 일정 변경 시 사전에 대상자에게 양 해를 구한다.

> **해설**
> • 복지 용구를 구매, 알선하는 행위를 삼간다.
> • 본인 부담금을 할인하거나 추가로 부담하게 하는 행위를 하지 않는다.

06 대상자의 보호자가 이미 사용한 기저귀를 건조시켜 재사용할 것을 요구할 때의 대처 방법은?

① 기저귀를 재사용하면 안 되는 이유를 설명 하고 새 기저귀를 사용한다.

② 사용한 기저귀를 말려서 재사용한다.

③ 요구대로 재사용하되 비위생적이라고 설 명한다.

④ 다른 가족의 의견도 확인하고 재사용한다.

⑤ 요양보호사가 사비로 기저귀를 구매하여 사용한다.

> **해설** 무해성의 원칙에 어긋난 행위이므로 재사용할 수 없음을 설명하고 기저귀를 새것으로 갈아 준다.

07 목욕 서비스를 제공하던 중 대상자가 요양 보호사의 엉덩이를 만질 때 대처 방법은?

① 화를 내고 항의한다.

② 혼자만 알고 참고 견딘다.

③ 대상자에게 보상을 요구한다.

④ 단호히 거부하는 의사를 밝힌다.

⑤ 대상자의 행동을 이해하고 가볍게 넘긴다.

> **해설**
> • 감정적인 대응은 삼간다.
> • 가족에게 사정을 말하고 시정해 줄 것을 요구한다.

08 다음에서 설명하는 시설 생활 노인의 권리 보호를 위한 윤리 강령으로 옳은 것은?

> • 욕구를 파악하여 돌봄과 생활 지원 계획 을 수립한다.
> • 생활실에 개인 물품을 설치하거나 이용하 는 것을 허용해야 한다.
> • 개인 생활 방식을 선택하거나 결정할 수 있 는 권리를 보장해야 한다.

① 개별화된 서비스를 제공받고 선택할 권리

② 안락하고 안전한 생활 환경을 제공받을 권리

③ 사생활과 비밀 보장에 관한 권리

④ 존엄한 존재로 대우받을 권리

⑤ 질 높은 서비스를 받을 권리

> **해설** 노인의 욕구를 파악하여 돌봄과 생활 지원 계획을 수립하고 노인의 의사를 반영하여 서비스를 제공하도록 노력해야 한다. 윤리 강령은 개별화된 서비스를 제공받고 선택할 권리에 대한 설명이다.

09 요양보호사가 서비스 제공 중 대상자가 아들로부터 학대를 받아 몸에 멍이 들어 있는 것을 발견하였을 때 법적으로 신고하여야 할 기관은?

① 의료 기관
② 주민자치센터
③ 노인사회종합복지관
④ 노인보호전문기관
⑤ 재가 노인복지센터

> **해설** 노인보호전문기관은 노인 학대 사례의 신고 접수, 신고된 시설 학대 사례에 대한 개입, 시설의 학대 사례 판정에 대한 자문, 학대 사례에 대한 사례 관리 절차를 지원하는 기관이다.

10 시설에서 대상자가 넘어져 부상을 입었을 때 먼저 해야 할 것으로 옳은 것은?

① 보호자에게 연락한다.
② 병원으로 이송한다.
③ 부축하여 침대로 옮겨 안정한다.
④ 시설장에게 보고한다.
⑤ 동료 요양보호사에게 연락한다.

> **해설** 사고 발생 시 즉시 시설장 또는 관리 책임자에게 보고한다.

11 대상자로부터 본인 부담금 면제를 요구받은 경우 대처 방법은?

① 실제보다 서비스 이용 시간을 늘려 준다.
② 불법임을 설명하고 안 된다고 말한다.
③ 본인 부담금을 면제해 주는 다른 기관을 소개해 준다.

④ 장기 이용 조건으로 본인 부담금을 면제해 준다.
⑤ 형편이 어려우면 요양보호사가 대신 납부한다.

> **해설** 장기 요양 서비스 제공에 따른 본인 부담금을 할인하거나 추가로 부담하게 하는 행위를 해서는 안 된다.

12 요양보호사에게 나타나는 근골격계 질환의 위험으로 옳지 않은 것은?

① 반복적으로 같은 동작을 하는 경우
② 안정된 자세로 작업한 경우
③ 갑자기 무리한 힘을 주게 되는 경우
④ 피곤하고 지친 상태에서 작업하는 경우
⑤ 근무 시간 중 자주 대상자를 들어 옮겨야 하는 경우

> **해설** 요양보호사가 근무하는 장기 요양 현장은 근골격계 질환이 많이 발생한다.

13 현대사회에서 나타나는 노년기의 가족관계 변화를 옳게 설명한 것은?

① 혼자 살거나 노부부끼리만 사는 세대가 증가한다.
② 성 역할의 구분이 명확해지고 있다.
③ 노년기 부부 관계의 중요성이 감소하고 있다.
④ 자녀가 생활비를 제공하는 비율이 증가한다.
⑤ 부모 자녀간의 유대감이 강화되고 있다.

해설
- 성 역할의 차이가 점차 줄어들고 있다.
- 노년기 부부 관계가 중요해지고 있다.
- 자녀가 생활비를 제공하는 비율이 줄어들고 있다.

14 변비 발생의 주요 원인으로 옳은 것은?

① 복부 근육의 긴장도 증가
② 식사량 증가
③ 섬유질 음식 섭취 증가
④ 수분 섭취량 증가
⑤ 하제 남용으로 배변 반사 저하

해설
- 위, 대장 반사 감소 및 약화에 따른 장운동 저하
- 운동량 감소
- 지나친 저잔여 식이 섭취
- 복부 근육의 힘 약화
- 식사 섭취량 감소
- 수분과 섬유질 섭취의 감소
- 하제 남용

15 기도의 만성 염증성 질환으로 기관지 벽의 부종과 기도 협착, 여러 가지 자극에 기도가 과민 반응을 보이는 호흡기계 질환은?

① 폐렴
② 폐결핵
③ 폐암
④ 만성 기관지염
⑤ 천식

해설 천식은 기도의 만성 염증성 질환으로 기관지 벽의 부종과 기도 협착, 여러 가지 자극에 대해 기도가 과민 반응을 보이는 상태를 말한다.

16 다음에서 설명하는 질환으로 옳은 것은?

- 연골이 닳아서 없어지거나 관절에 염증성 변화가 생긴 상태이다.
- 운동하면 악화되고 안정하면 호전된다.
- 아침에 일어나면 관절이 뻣뻣해진다.
- 관절 변형이 나타난다.

① 골다공증
② 골연화증
③ 고관절골절
④ 퇴행성관절염
⑤ 추간판 탈출증

해설 퇴행성관절염은 뼈의 끝부분의 연골이 닳아서 없어지거나 관절에 염증성 변화가 생긴 상태이다.

17 뇌에 혈액을 공급하는 혈관이 막히거나 터져서 뇌손상과 신체 장애가 나타나는 질환은?

① 치매
② 우울증
③ 파킨슨 질환
④ 뇌졸중
⑤ 섬망

해설 뇌졸중은 흔히 중풍이라고 하고 뇌에 혈액을 공급하는 혈관이 막히거나(뇌경색) 터져서(뇌출혈) 뇌 손상이 오는 뇌혈관 질환이다.

18 다음 중 전립선 비대 증상으로 옳은 것은?

① 요도가 넓어져 소변을 자주 본다.
② 소변 줄기가 굵다.
③ 배뇨 후 잔뇨감이 없다.
④ 소변이 마려울 때 참기 힘들다.
⑤ 소변을 보는 횟수가 줄어든다.

해설
- 요도가 좁아져서 소변이 가늘어지며 잔뇨감이 있다.
- 소변이 힘 주어야 나오며 빈뇨, 긴박뇨, 야뇨 증상이 있다.

19 욕창 발생의 가능성이 가장 높은 경우는?

① 스스로 체위 변경이 가능한 대상자
② 요의, 변의가 있는 대상자
③ 피하 지방이 많은 대상자
④ 장기간 와상으로 영양 부족 있는 대상자
⑤ 변비가 있는 대상자

> **해설** 욕창 발생 원인
> 장기간의 와상 상태/체위 변경의 어려움/특정 부위의 지속적인 압력/부적절한 영양/요실금 및 변실금/부적절한 체위 변경

20 다음 중 욕창이 있는 대상자를 돕는 방법으로 옳은 것은?

① 대상자가 체위 변경을 원하지 않으면 하지 않는다.
② 욕창 예방을 위해 도넛 모양의 베개를 사용한다.
③ 단추가 달린 바지를 입힌다.
④ 몸에 꽉 끼는 옷을 입힌다.
⑤ 젖은 침대 시트는 바로 교환한다.

> **해설**
> • 2시간마다 체위 변경을 한다.
> • 단추가 달린 바지와 몸에 꽉 끼는 옷은 피한다.

21 노인의 건강 증진을 위한 영양 관리 방법은?

① 동물성 지방 섭취를 권장한다.
② 섬유질 섭취를 제한한다.
③ 염분 섭취를 줄인다.
④ 칼슘 섭취를 제한한다.
⑤ 한 번에 많은 양의 음식을 준비한다.

> **해설**
> • 물이나 섬유소가 풍부한 야채나 과일 등의 식품을 섭취하여 변비를 예방한다.
> • 동물성 지방 섭취를 제한하고 칼슘을 섭취한다.

22 노인의 운동 관리 방법으로 옳은 것은?

① 빠르게 방향을 바꾸어야 하는 운동으로 민첩성을 기른다.
② 고강도로 시작하여 저강도 운동으로 마무리한다.
③ 마무리 운동은 안정 시 심박동수로 돌아올 때까지 한다.
④ 휴식 시간은 운동을 모두 마친 후에 갖는다.
⑤ 운동의 강도, 기간, 빈도를 빠르게 증가 시키도록 한다.

> **해설**
> • 빠르게 방향을 바꾸어야 하는 운동이나 동작은 금한다.
> • 운동의 강도, 기간, 빈도를 서서히 증가시킨다.

23 수면 장애가 있는 노인을 돕는 방법으로 옳은 것은?

① 낮잠을 충분히 자게 한다.
② 저녁에 공복을 유지시킨다.
③ 잠들기 직전 술을 마시도록 한다.
④ 규칙적으로 적절한 양의 운동을 한다.
⑤ 잠들기 전 텔레비전을 시청하도록 한다.

> **해설**
> • 잠들기 전 공복감 있을 때는 따뜻한 우유를 먹도록 한다.
> • 취침 전 지나치게 집중하는 일을 하지 않는다.

24 노인의 약물 복용 방법으로 옳은 것은?

① 술을 마신 후에도 반드시 약을 복용한다.
② 증상이 유사한 경우 다른 사람의 약을 먹게 한다.
③ 증상이 좋아지면 복용하고 있는 약을 중단한다.
④ 약을 복용해야 할 시간이 지나면 2회 분량을 한꺼번에 복용한다.
⑤ 현재 복용 중인 약물에 대한 정보를 기록해서 가지고 있도록 한다.

> **해설**
> • 약을 술과 함께 먹어서는 안 된다.
> • 복용하고 있는 약물을 의사의 처방 없이 중단하면 안 된다.

25 파상풍 예방 접종의 주기로 옳은 것은?

① 6개월   ② 1년
③ 3년   ④ 5년
⑤ 10년

> **해설** 파상풍과 디프테리아는 매 10년마다 접종한다.

26 겨울철 뇌졸중 예방을 위한 안전 수칙으로 옳은 것은?

① 운동 시간은 낮보다 새벽 시간을 이용한다.
② 실내 운동보다 실외 운동을 한다.
③ 술을 마신 다음 날 아침에 운동한다.
④ 외출 시 방한복과 모자를 착용한다.
⑤ 운동 시 준비 운동과 마무리 운동은 생략한다.

> **해설**
> • 실내 운동을 하고, 술을 마신 다음 날 아침에는 가급적 외출을 삼간다.
> • 운동 시 준비 운동과 마무리 운동을 충분히 한다.

27 요양보호사가 관찰한 내용을 기록한 방법으로 옳은 것은?

① 대상자가 식사를 많이 했다.
② 대상자가 오전 11시, 오후 1시 묽은 변을 2회 보았다.
③ 대상자가 오랜만에 산책을 했다.
④ 대상자가 며칠 전부터 기침을 한다.
⑤ 대상자 엉덩이에 욕창이 많이 발생하였다.

> **해설** 요양 보호 기록의 원칙
> 사실을 있는 그대로 기록한다./육하원칙을 바탕으로 기록한다./서비스의 과정과 결과를 정확하게 기록한다.

28 가정에서 사고를 예방하는 방법으로 옳은 것은?

① 팔걸이가 없는 변기를 사용한다.
② 욕조와 샤워실에 미끄럼 방지 매트를 사용한다.
③ 침대 높이를 높인다.
④ 야간에 침대 난간을 내려놓는다.
⑤ 자주 사용하는 물건을 대상자 주변에 늘어놓는다.

> **해설**
> • 침대 높이를 최대한 낮춘다.
> • 침대 난간을 올리고 취침하게 한다.

29 휴대용 경사로 선정 시 고려해야 할 사항으로 옳은 것은?

① 디자인　　② 제조사
③ 청결성　　④ 균형감
⑤ 색상

> **해설** 휴대용 경사로는 휠체어를 이용하는 대상자의 이동을 돕기 위한 이동식 경사로이다.

30 고혈압 대상자에게 식사 제공 시 적절한 식단은?

① 쌀밥, 육개장, 어리굴젓
② 콩밥, 김치찌개, 오징어튀김
③ 보리밥, 깻잎장아찌, 삼겹살구이
④ 현미밥, 시금치된장국, 삼치구이
⑤ 잡곡밥, 고구마튀김, 부대찌개

> **해설**
> • 젓갈류, 장아찌, 소금에 절인 생선, 햄, 소시지 등을 적게 섭취한다.
> • 동물성 지방 섭취를 줄인다(기름 사용량을 적게 한다).

31 다음 중 노인복지 시설 유형이 올바르게 연결된 것은?

① 노인주거복지시설 – 단기 보호 서비스
② 노인의료복지시설 – 양로시설
③ 노인여가복지시설 – 노인복지관
④ 재가 노인복지시설 – 노인요양공동생활가정
⑤ 노인보호전문기관 – 노인복지주택

> **해설**
> • 노인주거복지시설(양로시설, 노인공동생활가정, 노인복지주택)
> • 노인의료복지시설(노인요양시설, 노인요양공동생활가정)
> • 노인여가복지시설(노인복지관, 경로당, 노인교실)

32 다음 중 재가 급여에 대해 옳은 것은?

① 주 · 야간 보호 – 일정 기간 동안 장기 요양 기관에 보호하여 신체 활동을 지원한다.
② 단기 보호 – 장기 요양 기관에 장기간 입소하여 보호한다.
③ 방문 간호 – 수급자를 방문하여 신체 활동 및 가사 활동을 지원한다.
④ 방문 요양 – 일상생활 지원에 필요한 용구를 제공한다.
⑤ 방문 목욕 – 수급자 가정 등을 방문하여 목욕을 제공한다.

> **해설** 장기 요양 급여 중 재가 급여는 가정에서 생활하며 방문 요양, 방문 목욕, 방문 간호, 주·야간보호, 단기 보호 등 신체 활동 및 심신 기능의 유지·향상을 위한 교육 훈련을 제공받는다.

33 요양보호사가 업무 수행 후 보고할 때 유의해야 할 사항은?

① 중요한 내용은 반복해서 보고한다.
② 요양 보호 업무를 모두 마치고 천천히 보고한다.
③ 업무를 잘못 수행했을 때에는 해결 후 보고한다.
④ 업무 중 느낀 점을 정확하게 기록하여 보고한다.

⑤ 예기치 못한 사고 시 시설장에게 보고한다.

해설 업무 보고 원칙

객관적인 사실을 보고한다./육하원칙에 따라 보고한다./신속하게 보고한다./보고내용이 중복되지 않도록 한다.

34 치매 대상자가 갑작스런 행동 변화, 불면증, 환시, 주의력 장애 등을 보일 경우 의심할 수 있는 합병증은?

① 우울증
② 섬망
③ 뇌졸중
④ 파킨슨 질환
⑤ 경련

해설 섬망은 의식 장애로 인해 주의력 저하뿐만 아니라 감정, 정서, 사고, 언어 등 인지 기능 전반에 장애와 정신병적 증상이 나타난다. 급격하게 발생하고 증상의 기복이 심한 것이 특징이다.

35 임종 징후로 나타나는 일반적인 증상은?

① 손발이 따뜻해진다.
② 피부색이 붉어진다.
③ 실금하게 되고 항문이 열린다.
④ 맥박이 강해진다.
⑤ 혈압이 올라간다.

해설
• 손발이 차가워지고 식은땀을 흘린다.
• 점차 피부색이 파랗게 변한다.

36 요양보호사가 제공할 수 있는 일상생활 지원의 서비스는?

① 대상자를 대신해서 텃밭을 가꾼다.
② 대상자가 먹을 식재료를 사다 준다.
③ 대상자의 손녀에게 간식을 챙겨 준다.
④ 대상자의 자녀에게 공과금을 납부해 준다.
⑤ 대상자의 배우자를 은행에 동행해 준다.

해설 일상생활 지원
• 취사, 청소 및 주변 정돈, 세탁을 의미한다.
• 요양보호사가 지원하는 일상생활 지원 서비스는 대상자에게만 제한하여 제공한다.

37 다음 중 노인 대상자의 피부 건조를 예방하는 방법으로 옳은 것은?

① 뜨거운 물로 통 목욕을 한다.
② 매일 목욕한다.
③ 알코올이 함유된 피부 보습제를 사용한다.
④ 실내 온도는 서늘하고 건조하게 유지시킨다.
⑤ 목욕 후 물기를 문지르지 않고 두드려 말린다.

해설 피부 건조증 예방 – 가습기 사용, 수분 섭취, 자주 목욕하지 말 것, 순한 비누 사용, 목욕 후 보습제 사용

38 나오는 증상을 보인다면 의심되는 질환은?

① 요실금   ② 요도염

③ 방광염   ④ 신장염

⑤ 야뇨증

39 사레가 걸리지 않게 대상자를 돕는 방법으로 옳은 것은?

① 수분이 적은 음식을 제공한다.

② 상체를 숙여서 턱을 당기는 자세로 음식을 먹도록 한다.

③ 위와 가슴을 압박하는 음식을 준비한다.

④ 입안에 음식물이 있어도 계속 준다.

⑤ 식사 중에 자주 질문을 한다.

40 경관 영양을 하는 대상자를 돕는 방법으로 옳은 것은?

① 영양액을 뜨겁게 준비한다.

② 대상자의 침상 머리를 올린다.

③ 영양액 주머니는 대상자의 위장 높이와 같은 위치에 건다.

④ 영양액 주머니는 하루에 한 번 깨끗이 씻어 말린다.

⑤ 영양액이 새거나 역류하면 즉시 제거한다.

41 오른쪽 편마비 대상자의 이동 변기 사용을 돕는 방법으로 옳은 것은?

① 이동 변기 높이는 침대보다 낮게 한다.

② 이동 변기는 대상자의 오른쪽에 놓는다.

③ 이동 변기는 침대와 90도 각도로 놓는다.

④ 변기 높이를 조절하여 발바닥이 바닥에 닿게 한다.

⑤ 배설하는 동안 환기를 위해 창문을 열어 둔다.

42 누워 있는 대상자의 기저귀 사용의 기본 원칙으로 옳은 것은?

① 대상자가 실금하면 바로 기저귀를 채운다.

② 정해진 시간에만 기저귀를 갈아 준다.

③ 기저귀를 교환하기 위하여 최대한 신체노출을 한다.

④ 기저귀 사용을 시작했으면 계속 기저귀를 사용한다.

⑤ 배뇨, 배변 시간에 맞추어 자주 살펴본다.

> **해설**
> • 배변 시간에 맞추어 자주 살펴보고 젖었으면 속히 기저귀를 갈아 준다.
> • 기저귀를 사용했던 대상자라도 이동 변기나 간이 변기 사용을 시도해 본다.

43 유치 도뇨관이 삽입되어 있는 대상자를 돕는 방법으로 옳은 것은?

① 수분 섭취를 제한한다.
② 움직이지 못하게 한다.
③ 소변량과 색깔은 하루에 한 번 확인한다.
④ 이동 시에 소변 주머니는 방광보다 아래로 유지한다.
⑤ 유치 도뇨관이 막히면 소변 주머니를 세척한다.

> **해설**
> • 금기 사항이 없는 한 수분 섭취를 권장한다.
> • 소변량과 색깔을 2~3시간마다 확인한다.

44 다음 중 칫솔질 하기를 돕는 방법으로 옳은 것은?

① 치약은 칫솔 위에 두툼하게 올려서 많이 짠다.
② 치약을 묻힌 칫솔을 90도 각도로 치아에 댄다.
③ 잇몸에서 치아 방향으로 회전하면서 닦는다.
④ 가로 방향으로 강하게 닦는다.
⑤ 혈액 응고 장애가 있어도 치실을 사용한다.

> **해설**
> • 칫솔모 아래쪽까지 깊게 치약을 눌러 짜야 한다.
> • 치약을 묻힌 칫솔을 45도 각도로 치아에 댄다.

45 대상자의 머리카락이 엉켰을 경우에 손질 방법으로 옳은 것은?

① 헤어로션을 발라 준다.
② 물을 적신 후에 손질한다.
③ 머리를 짧게 자른다.
④ 세게 잡아당겨 빗질한다.
⑤ 모발을 잡고 두피 방향으로 빗어 준다.

> **해설** 빗질은 매일 하는 것이 좋으며 머리카락이 엉켰을 경우에는 물을 적신 후에 손질한다.

46 대상자의 목욕을 돕는 기본 원칙으로 옳은 것은?

① 식사 직후에 목욕한다.
② 목욕 중에 자주 따뜻한 물을 뿌려 준다.
③ 목욕 중에는 스스로 하도록 혼자 둔다.
④ 목욕 후에 대소변을 보게 한다.
⑤ 물의 온도는 32도~35도를 유지한다.

> **해설**
> • 식사 직전, 직후에는 목욕을 피하고 목욕 전에 대소변을 보게 한다.
> • 목욕물의 온도는 40도가 적당하고 대상자의 상태를 자주 확인한다.

47 왼쪽 편마비 대상자에게 단추 없는 티셔츠를 벗기는 방법으로 옳은 것은?

① 머리 → 오른쪽 팔 → 왼쪽 팔
② 왼쪽 팔 → 머리 → 오른쪽 팔
③ 왼쪽 팔 → 오른쪽 팔 → 머리
④ 오른쪽 팔 → 왼쪽 팔 → 머리
⑤ 오른쪽 팔 → 머리 → 왼쪽 팔

해설 윗옷 벗기 순서
건강한 쪽 팔 → 머리 → 마비된 쪽 팔

48 그림과 같이 대상자가 누워서 엉덩이를 들어 올리는 운동을 하는 이유는?

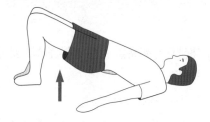

① 침대 위에서 이동이나 보행 시 신체 안정에 도움이 된다.
② 와상 상태에서 욕창을 예방한다.
③ 관절의 변형을 예방한다.
④ 폐 기능을 강화하여 호흡에 도움을 준다.
⑤ 두통, 어지러움 등의 증상을 완화시킨다.

해설 누워서 엉덩이를 들어 올리는 운동은 휴대용 변기 사용과 침대 위에서 이동, 보행 시 신체 안정에 도움이 된다.

49 대상자가 협조할 수 있을 경우 침대 머리 쪽으로 이동시키는 방법으로 옳은 것은?

①
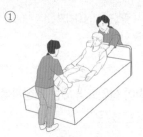

②
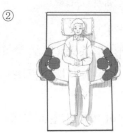

③
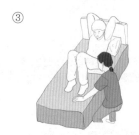

④
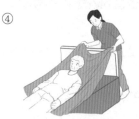

⑤
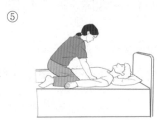

> **해설** 침대 머리 쪽으로 옮기기(대상자가 협조 할 수 있는 경우)
> 침대 머리 쪽 난관을 잡게 한 후 요양보호사는 대상자의 대퇴 아래에 한쪽 팔을 넣고 나머지 한 팔은 침상면을 밀며 신호를 하여 대상자와 같이 침대 머리 쪽 방향으로 움직인다.

50 편마비 대상자를 옆으로 돌려 눕히는 방법으로 옳은 것은?

① 얼굴을 돌려 눕히려는 반대쪽으로 돌린다.
② 돌려 눕히려는 앞쪽에서 어깨와 엉덩이를 잡고 돌려 눕힌다.
③ 돌려 눕히려는 앞쪽에서 팔과 무릎을 잡고 돌려 눕힌다.
④ 대상자의 양쪽 어깨를 잡고 돌려 눕힌다.
⑤ 요양보호사는 돌려 눕히려는 반대쪽에 선다.

> **해설** 옆으로 눕히기
> 1. 요양보호사가 돌려 눕히려고 하는 쪽에 산다.
> 2. 돌려 눕히려고 하는 쪽으로 머리를 돌린다.
> 3. 양손을 가슴에 포개 놓는다.
> 4. 무릎을 굽히거나 돌려 눕는 방향과 반대쪽 발을 다른 쪽 발 위에 올려놓는다.

51 요양보호사가 대상자를 앞에서 보조하며 일으켜 세우는 방법으로 옳은 것은?

① 대상자의 발을 무릎보다 앞으로 옮겨 준다.
② 양손은 대상자의 어깨를 잡는다.
③ 요양보호사의 무릎을 대상자의 마비된 쪽 앞쪽에 댄다.
④ 대상자의 상체를 곧게 세우며 일으켜 세운다.

⑤ 대상자가 선 자세를 취하면 바로 손을 뗀다.

> **해설** 대상자를 앞에서 보조하여 일으켜 세우기
> 1. 대상자는 침대에 걸터앉아 발을 무릎보다 살짝 안쪽으로 옮겨 준다.
> 2. 요양보호사의 무릎을 대상자의 마비된 쪽 앞쪽에 댄다.
> 3. 양손은 대상자의 허리를 잡아 지지하고 상체를 앞으로 숙이며 천천히 일으켜 세운다.
> 4. 요양보호사는 넘어지지 않도록 선 자세에서 균형을 잡을 수 있을 때까지 잡아 준다.

52 그림과 같이 엎드린 대상자를 베개와 타월로 지지하는 이유는?

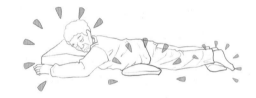

① 다리 근육 근력 강화
② 척추 디스크 완화
③ 무릎 관절 변형 예방
④ 허리 긴장 완화
⑤ 혈액 순환 증진

> **해설** 엎드린 자세에서 아랫배와 발목 밑에 타월을 받치면 허리와 넙다리 긴장을 완화할 수 있다.

53 편마비 대상자를 휠체어에서 자동차로 이동할 때 돕는 방법은?

① 휠체어를 자동차와 수직으로 놓는다.
② 요양보호사의 무릎으로 대상자의 건강한 무릎을 지지하고 일으킨다.
③ 엉덩이부터 자동차 시트에 앉게 한다.

④ 마비 측 다리부터 자동차 안으로 올려놓는다.

⑤ 대상자와 동승하는 경우 대상자의 앞자리에 앉는다.

> **해설**
> • 휠체어를 자동차와 평행하게 놓거나 약간 비스듬히 놓는다.
> • 요양보호사의 무릎으로 대상자의 마비 측 무릎을 지지하고 일으킨다.

54 오른쪽 편마비 대상자가 지팡이를 짚고 평지를 이동하는 순서로 옳은 것은?

① 지팡이 – 왼쪽 다리 – 오른쪽 다리

② 지팡이 – 오른쪽 다리 – 왼쪽 다리

③ 왼쪽 다리 – 오른쪽 다리 – 지팡이

④ 왼쪽 다리 – 지팡이 – 오른쪽 다리

⑤ 오른쪽 다리 – 지팡이 – 왼쪽 다리

> **해설** 지팡이 보행 돕기
> • 평지 이동 : 지팡이 → 마비된 다리 → 건강한 다리
> • 계단 올라갈 때 : 지팡이 → 건강한 다리 → 마비된 다리
> • 계단 내려올 때 : 지팡이 → 마비된 다리 → 건강한 다리

55 대상자의 옷을 세탁하는 방법으로 옳은 것은?

① 땀 얼룩은 천천히 세탁해도 된다.

② 혈액이 묻은 옷은 뜨거운 물로 닦고 찬물로 헹군다.

③ 기름 얼룩은 알코올로 비벼서 제거한다.

④ 파운데이션 얼룩은 주방용 세제로 두드려서 제거한다.

⑤ 커피 얼룩은 식초와 주방 세제를 1:1로 섞어 살살 문지른다.

> **해설**
> • 기름 얼룩은 주방용 세제를 몇 방울 떨어뜨리고 비벼서 제거한다.
> • 파운데이션 얼룩은 알코올이 함유된 화장솜으로 두드려서 제거한다.

56 대상자의 쾌적한 실내 환경 유지로 옳은 것은?

① 여름은 22~25℃, 겨울은 18~22℃의 쾌적한 온도를 유지한다.

② 습도를 60~80% 유지한다.

③ 야간에는 완전히 소등한다.

④ 환기 시에는 바람이 대상자에게 직접 닿도록 한다.

⑤ 국소난방을 한다.

> **해설**
> • 일반적으로 여름 22~25℃, 겨울 18~22℃가 쾌적한 온도이다. 개인차 고려한다.
> • 습도는 40~60%가 적합하다. 여름에는 제습기, 겨울에는 가습기를 사용한다.
> • 전체 난방을 한다.

57 대상자가 "여기저기 너무 아파. 갈수록 더 아픈 것 같아."라고 말할 때 공감적 대화로 옳은 것은?

① 저도 여기저기 아파요.

② 병원 가서 치료 받으세요.

③ 그 연세가 되면 다 아파요.

④ 약 잘 챙겨 드시면 좋아지실 거예요.

⑤ 건강하게 살고 싶은데 아프니까 많이 힘 드시죠.

> **해설** 공감적 대화는 상대방의 말에 충분히 귀를 기울이고 그 말을 자신의 말로 요약해서 다시 반복해 주는 것이다.

58 대상자에게 좋은 '말벗'이 되기 위한 요양보호사의 태도로 옳은 것은?

① 대상자와 의존 관계를 형성한다.

② 대상자의 삶을 옳고 그름으로 판단한다.

③ 친해지면 가끔 반말을 한다.

④ 대상자의 기분이나 감정에 주의를 기울인다.

⑤ 대상자에 대한 좋고 싫은 감정을 솔직하게 표현한다.

> **해설** 대상자의 삶을 '옳고 그름', '좋고 싫음'으로 판단하지 않고 차이와 다양성으로 이해하는 자세가 필요하다.

59 노인성 난청 대상자와 대화하는 방법으로 옳은 것은?

① 굳은 표정으로 차분하게 말한다.

② 입 모양을 작게 해서 말한다.

③ 말의 의미를 이해할 때까지 반복해서 설명한다.

④ 보청기의 입력은 낮게, 출력은 높게 한다.

⑤ 대상자의 옆에서 큰소리로 이야기한다.

> **해설**
> • 입 모양으로 이야기를 알 수 있도록 입을 크게 벌리며 정확하게 말한다.
> • 보청기의 입력은 크게 출력은 낮게 조절한다.

60 상대방의 말을 쉽게 이해하지 못하는 대상자와 대화하는 방법으로 옳은 것은?

① 긴 문장으로 설명한다.

② 실물, 그림을 이용하여 설명한다.

③ 빠르게 반복하여 말한다.

④ 작은 소리로 다정하게 말한다.

⑤ 친근감 있게 반말을 사용하여 말한다.

> **해설**
> • 어려운 표현을 사용하지 않고 짧은 문장으로 천천히 이야기한다.
> • 몸짓, 손짓을 이용해 천천히 상대의 속도에 맞추어 이야기한다.

61 치매 대상자의 식사를 돕는 방법으로 옳은 것은?

① 음식의 온도를 식사 전에 미리 확인한다.

② 소금이나 간장은 식탁위에 놓아둔다.

③ 여러 가지 음식을 내어 놓아서 골고루 먹도록 한다.

④ 그릇은 사발보다는 접시를 사용한다.

⑤ 작고 딱딱한 음식을 제공한다.

> **해설**
> • 소금이나 간장 같은 양념은 식탁 위에 두지 않는다.
> • 그릇은 접시보다는 사발을 사용한다.

62 치매 대상자가 식사를 하려고 하지 않을 때 대처 방법으로 옳은 것은?

① 식사할 때까지 식판을 치우지 않는다.

② 음식을 크게 썰어 손으로 집어 먹을 수 있도록 한다.

③ 국에 말아서 요양보호사가 직접 먹여 준다.

④ 대상자가 좋아하는 대체식품을 이용한다.

⑤ 먹고 싶어 할 때까지 기다린다.

> **해설** 체중 감소 이유를 발견하지 못한 경우 치매 대상자가 평소 좋아하는 음식이나 고열량의 액체음식을 준다.

63 치매 대상자의 배설을 돕는 방법으로 옳은 것은?

① 수분을 제한한다.

② 매 식사 전후에 배변하도록 한다.

③ 취침 전에 수분 섭취를 권장한다.

④ 취침 전에는 변의가 없어도 화장실에 가도록 한다.

⑤ 뒤처리를 할 때에는 시범을 보여 스스로 할 수 있게 한다.

> **해설**
> • 하루의 식사량과 수분 섭취량을 적당량 유지시킨다.
> • 배뇨곤란이 있는 경우 취침 전에 수분 섭취를 제한한다.

64 치매 대상자가 요실금이 나타날 때 돕는 방법으로 옳은 것은?

① 기저귀를 채운다.

② 수분 섭취를 제한한다.

③ 실금이 반복되지 않도록 주의를 준다.

④ 배뇨 스케줄에 따라 계획된 배뇨훈련을 시행해본다.

⑤ 낮에는 4시간, 밤에는 2시간 간격으로 배뇨하게 한다.

> **해설** 초기에는 2시간마다. 점차 시간을 늘려 낮에는 2시간, 밤에는 4시간 간격으로 배뇨하게 한다.

65 치매 대상자의 옷 입기를 돕는 방법으로 옳은 것은?

① 옆에서 지켜보고 앉아서 입도록 한다.

② 시간이 오래 걸리므로 직접 입혀 준다.

③ 색상이 화려하고 장식이 많은 옷을 입힌다.

④ 계절과 무관한 옷을 입힌다.

⑤ 옷 입기를 거부하면 야단쳐서 입힌다.

> **해설** 치매 대상자의 안전을 위해서 옆에서 지켜보고 앉아서 입도록 한다.

66 치매 대상자의 반복 질문과 행동에 대한 대처 방법으로 옳은 것은?

① 다독거리며 안심할 수 있도록 도와준다.

② 질문을 할 때마다 대답해 준다.

③ 주의를 주고 멈추도록 한다.

④ 복잡한 일거리를 제공한다.

⑤ 못 들은 척한다.

> **해설** 치매 대상자의 반복적인 질문이나 행동 시 대처 방법
> 크게 손뼉을 쳐서 관심을 바꾸는 소음 내기/좋아하는 음식을 제공/좋아하는 노래를 함께 부르기/과거의 경험 또는 고향과 관련된 이야기 나누기/단순하게 할 수 있는 소일거리를 제공

67 방금 점심 식사를 마친 치매 대상자가 밥을 또 달라고 할 때의 대처 방법으로 옳은 것은?

① 먹고 난 식기를 바로 치운다.

② 저녁 시간에 드릴 테니 기다리라고 한다.

③ 매 식사 후 달력에 먹었다는 것을 표시하게 한다.

④ "방금 식사를 했잖아요."라고 큰 소리로 알려 준다.

⑤ 관심을 얻기 위한 것이므로 대답하지 않는다.

해설 음식 섭취 관련 문제 행동 대처 방법
화를 내거나 대립하지 않는다.

68 다음 중 치매 대상자가 자신의 물건을 다른 사람이 훔쳐 갔다고 의심하며 화를 낼 때 대처 방법은?

① 누가 가져갔다고 생각되는지 물어본다.
② 나중에 찾아 주겠다고 설명한다.
③ 부정하거나 설득하지 말고 함께 찾아본다.
④ 아무도 가져간 사람이 없다고 단호히 말한다.
⑤ 도둑은 없다고 설득한다.

해설
• 치매 대상자의 감정을 이해하고 수용한다.
• 치매 대상자가 보고 들은 것에 대해 부정하거나 다투지 않는다.

69 치매 대상자가 식사 시간에 그릇을 던지는 등 파괴적 행동을 보일 때 돕는 방법으로 옳은 것은?

① 그대로 두고 자리를 피한다.
② 조명을 밝게 하여 분위기를 바꾼다.
③ 행동이 진정된 후 이유를 물어본다.
④ 자극을 주지 말고 조용한 곳으로 데려간다.
⑤ 신체를 제재하여 대상자를 진정시킨다.

해설
• 온화하게 이야기하고, 치매 대상자가 당황하고 흥분되어 있음을 이해한다는 표현을 한다.
• 불필요한 신체 구속은 피한다.

70 치매 대상자가 해질녘이 되면 '남편 밥 해 줘야 한다' 며 집에 간다고 밖으로 나가려고 한다 돕기 방법은?

① "남편은 돌아가셨잖아요."
② "저랑 같이 갈까요?"하며 산책을 한다.
③ "아드님이 오면 갈 수 있어요."
④ "여기가 집인데 어디로 가시려고요?"
⑤ "오늘은 안 돼요. 내일 가세요."

해설 석양 증후군 돕기 방법
• 해질녘에는 충분한 시간을 가지고 치매 대상자와 함께 있어준다.
• 좋아하는 소일거리를 주거나 반려동물과 함께 즐거운 시간을 갖게 한다.

71 치매 대상자가 사람들 앞에서 옷을 벗을 때 대처 방법으로 옳은 것은?

① 다른 방에 격리한다.
② 벗기 힘든 옷을 입힌다.
③ 가족에게 알린다.
④ 당황하지 않고 옷을 입힌다.
⑤ 옷을 벗으면 안 된다고 설득한다.

해설 부적절한 성적 행동
• 치매 대상자는 치매가 진행되면서 성에 대한 흥미를 잃어버리므로 부적절한 성행위가 드물게 나타난다.
• 일부 치매 대상자는 자위 행위, 사람들 앞에서 옷 벗기, 성기 노출 등의 성적 행동을 하기도 한다.

72 치매 어르신이 키가 작고 파마머리를 한 요양 보호사만 보면 "여보"라고 부르며 따라 다닌다. 대처 방법으로 옳은 것은?

① "할머니는 돌아가셨어요."
② "어르신, 저는 할머니가 아니에요."
③ "할머니가 보고 싶으신가 봐요."
④ "여보 불렀어요?"
⑤ "제가 할머니로 보이세요?"

해설 치매 대상자의 감정을 이해하고 수용한다.

73 치매 대상자와의 의사소통 방법으로 옳은 것은?

① '네', '아니요'로 대답할 수 있는 질문을 한다.
② 목소리 톤을 높여서 말한다.
③ 몸동작을 크게 과장해서 이야기한다.
④ 대상자 옆에서 이야기한다.
⑤ 대상자의 행동을 복잡하게 해석한다.

해설
• 정면으로 마주 보며 눈높이를 맞추고 이야기한다.
• 치매 대상자가 위협적으로 느끼는 자세를 취하지 않는다.

74 치매 중기단계에서 나타나는 의사소통 문제는?

① 자주 확인하고 설명을 요구한다.
② 대화의 주제가 자주 바뀐다.
③ 앵무새처럼 상대방의 말을 그대로 따라한다.
④ 대화 중에 말이 끊기는 횟수가 증가한다.
⑤ 무언증이 나타난다.

해설
1. 애매모호한 내용을 이야기하고 일관성이 없어지고, 혼동이 증가한다.
2. 올바른 이름을 지칭하지 못하는 '명칭 실어증'을 보인다.

75 인지기능에 문제가 없는 대상자에게 적합한 인지 자극 훈련은?

① 탬버린 흔들기
② 숫자 따라 쓰기
③ 선 따라 그리기
④ 동물 그림 찾기
⑤ 뇌 건강 일기쓰기

해설
일상적인 대화에 문제가 없고 인지기능 훈련에 관심을 보이며 참여 할 수 있는 대상자에게 적합하다.

76 자신의 근심과 슬픔을 더 이상 말로 표현하지 않고 조용히 있거나 울음을 보이기도 하는 임종 적응 단계는?

① 부정   ② 분노
③ 타협   ④ 우울
⑤ 수용

해설 임종 적응 단계
부정 → 분노 → 타협 → 우울 → 수용

77 응급 처치 시 대상자를 돕는 방법으로 옳은 것은?

① 연장자의 지시에 따른다.

② 응급 처치 교육을 받은 사람의 지시에 따른다.

③ 전문 의료인이 올 때까지 기다린다.

④ 대상자의 구토물은 깨끗이 치운다.

⑤ 보호자가 오면 응급 처치를 중단한다.

해설
• 긴급을 요하는 대상자 순으로 처치한다.
• 대상자를 가급적 옮기지 않는다.

78 대상자가 넘어져서 오른쪽 손목에 골절이 발생했을 경우의 응급 처치로 옳은 것은?

① 파스를 붙인다.

② 냉찜질을 해 준다.

③ 어긋난 팔목을 맞춘다.

④ 튀어나온 뼈를 압박한다.

⑤ 오른쪽 손목을 움직여 보도록 한다.

해설 골절(뼈가 부러지거나 금이 간 상태)
• 손상 부위에 장신구를 제거한다.
• 어긋난 팔목을 맞추거나 직접 압박하지 않는다.

79 대상자가 갑자기 침을 흘리고 몸이 뻣뻣해지며 경련을 일으켰을 때 응급 처치로 옳은 것은?

① 입에 거즈를 물린다.

② 즉시 일으켜 침대로 옮긴다.

③ 팔다리를 주물러 준다.

④ 고개를 옆으로 돌려 준다.

⑤ 팔다리를 붙잡아 준다.

해설 경련
뇌전증, 중독, 저혈당, 알코올 금단 증상, 뇌졸중, 열사병 등의 상황에서 나타날 수 있다.

80 자동 심장 충격기의 사용 방법으로 옳은 것은?

① 심장 리듬을 분석한 후 전극패드를 붙인다.

② 반응과 정상적인 호흡이 없는 심정지 대상자에게만 사용한다.

③ 분석 중이라는 음성 지시가 나오면 심폐소생술을 시행한다.

④ 제세동 실시 직후 가슴 압박과 인공호흡의 비율은 30:1로 한다.

⑤ 2개의 패드는 왼쪽 빗장뼈와 오른쪽 젖꼭지 아래에 붙인다.

해설
• 전원을 켜고 전극패드를 붙이면 심장 리듬을 분석한다.
• 제세동 실시 직후 가슴 압박과 인공호흡의 비율은 30:2로 한다.

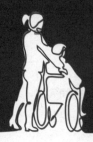

1 교시
필기시험

01 장기요양신청을 하여 최초로 등급을 받았을 때, 장기요양 인정 유효기간은?

① 6개월　　　　② 1년
③ 2년　　　　　④ 3년
⑤ 4년

> **해설** 장기요양 인정 유효기간은 최소 2년 이상으로 한다(최초 인정되거나 다른 등급으로 판정될 때).

02 요양 보호 서비스를 제공할 때 가장 먼저 충족 시켜야 할 욕구는?

① 생리적 욕구
② 안전의 욕구
③ 사랑과 소속의 욕구
④ 존경의 욕구
⑤ 자아실현 욕구

> **해설** 매슬로는 인간의 욕구를 5단계로 분류하고 기본적인 욕구는 음식, 물, 안전, 사랑과 같이 생존과 건강에 필수적인 것이라고 하였다.

03 다음 중 요양보호사가 할 수 없는 업무는?

① 신체 활동 지원 서비스

② 일상생활 지원 서비스
③ 개인 활동 지원 서비스
④ 방문 간호 서비스
⑤ 정서 지원 서비스

> **해설** 장기 요양 급여 중 재가 급여인 방문 간호는 간호사 등이 방문 간호 지시서에 따라 수급자의 가정 등을 방문하여 간호, 진료의 보조, 요양에 관한 상담 또는 구강 위생 등을 제공하는 장기 요양 급여이다.

04 다음 중 장기 요양보험 제도에 대한 설명으로 옳은 것은?

① 주 · 야간보호는 시설 급여이다.
② 특례 요양비는 재가 급여이다.
③ 등급 판정은 방문 간호사가 한다.
④ 등급인정 유효기간은 최소 1년이다.
⑤ 등급 판정은 신청일로부터 30일 이내에 한다.

> **해설** 장기 요양 급여
> 재가 급여, 시설 급여, 특별 현금 급여

05 서비스 제공 중 대상자가 아들과 며느리 이야기, 집안 사람들에 대한 험담을 한다. 이때 대처 방법으로 옳은 것은?

① 험담하지 않도록 주의시킨다.
② 이야기를 잘 듣고 상황 판단을 해 준다.

③ 이야기를 들어 주되 옳고 그름에 대해 판단하지 않는다.

④ 상대방 입장을 이해시킨다.

⑤ 못 들은 척한다.

> **해설** 요양보호사는 대상자의 이야기는 들어 주되 옳고 그름에 대해서 이야기하지 않는다.

06 다음 사례에서 시설 생활 노인의 권리 침해에 해당하는 것은 무엇인가?

> 홍씨 할아버지가 시설 내에서 동료 노인을 꼬집고, 발로 차고, 때리며 괴롭히는 것을 요양보호사들이 알면서 홍씨 할아버지의 오래된 습성이라 고치기 힘들다고 생각하여 모르는 체하고 있다.

① 개별화된 서비스를 제공받고 선택할 권리

② 안락하고 안전한 생활 환경을 제공받을 권리

③ 사생활과 비밀 보장에 관한 권리

④ 존엄한 존재로 대우받을 권리

⑤ 질 높은 서비스를 받을 권리

> **해설** 노인의 권리가 침해될 우려가 있거나, 침해받은 경우 회복과 구제에 적극적 조치를 강구해야 한다는 존엄한 존재로 대우받을 권리에 대한 설명이다.

07 요양보호사의 올바른 윤리적 태도는?

① 대상자에게 복지 용구 구매를 알선한다.

② 방문 시 대상자가 없으면 바로 귀가한다.

③ 사정이 어려운 대상자의 본인 부담금을 할인해 준다.

④ 추가 서비스를 요구할 때는 요양보호사가 임의대로 들어 준다.

⑤ 방문 일정 변경 시 사전에 대상자에게 양해를 구한다.

> **해설**
> • 본인 부담금을 할인하거나 추가로 부담하게 하는 행위를 하지 않는다.
> • 대상자와 개인적으로 별도의 서비스를 계약하지 않는다.

08 요양보호사가 안전하게 스트레칭 하는 방법으로 옳은 것은?

① 상하좌우 균형 있게 교대로 한다.

② 동작을 빠르게 반복해서 실시한다.

③ 통증이 느껴질 정도의 강도로 한다.

④ 스트레칭 된 자세로 30초 이상 유지한다.

⑤ 동작과 동작 사이에 60초 동안 휴식한다.

> **해설** 스트레칭 된 자세로 10~15초 정도 유지하고 동작과 동작 사이에 5~10초 정도 쉰다.

09 다음 중 노인 부양 문제의 해결 방안에 대한 설명으로 옳은 것은?

① 형편 되는대로 한다.

② 노인 스스로 모두 책임져야 한다.

③ 공적부양으로 모두 책임져야 한다.

④ 사적부양으로 해결해야 한다.

⑤ 공적부양과 사적부양을 협력적으로 병행해야 한다.

> **해설** 국가 및 사회보험의 공적 부양 서비스가 보완적으로 필요하며, 가족의 협력이 필요하다.

10 서비스 제공 중 부축하여 동행하다가 넘어져서 대상자가 부상을 입은 경우 대처 방법으로 옳은 것은?

① 온찜질을 한다.

② 얼음찜질을 한다.

③ 부상 부위를 마사지한다.

④ 가정에 비치된 진통제를 준다.

⑤ 소속된 시설장이나 간호사에게 신속히 보고한다.

11 다음 중 대장암 환자의 식이 요법으로 옳은 것은?

① 간식으로 튀김류를 자주 먹는다.

② 흰죽으로 야식을 먹는다.

③ 통곡식, 생채소, 생과일을 충분히 먹는다.

④ 육류는 훈연하여 섭취한다.

⑤ 차가운 아이스크림으로 식욕을 돋운다.

12 다음 중 노화에 따른 심혈관계 특성은?

① 심박출량 증가

② 심장의 정맥 귀환 증가

③ 말초 혈관으로부터 심장으로 혈액 순환 감소

④ 심장의 탄력성 증가

⑤ 혈압 조절 능력 증가

13 다음 중 퇴행성관절염이 있는 대상자에게 적절한 운동은?

① 줄넘기　　　　② 등산

③ 수영　　　　　④ 계단 오르내리기

⑤ 달리기

14 다음 중 전립선 비대 증상으로 옳은 것은?

① 요도가 넓어져 소변을 자주 본다.

② 소변 줄기가 굵다.

③ 배뇨 후 잔뇨감이 없다.

④ 소변이 마려울 때 참기 힘들다.

⑤ 소변을 보는 횟수가 줄어든다.

15 다음 중 욕창을 예방하는 방법으로 옳은 것은?

① 뜨거운 물주머니를 대 준다.

② 1~2시간마다 체위 변경을 한다.

③ 특정 부위에 압력이 가도록 눕힌다.

④ 피부 접히는 부위에 파우더를 사용한다.

⑤ 무릎 사이에 베개는 대 주지 않는다.

- 파우더는 화학 물질이 피부를 자극하거나 땀구멍을 막으므로 사용을 금해야 한다.
- 무릎 사이에 베개를 대 주어 마찰을 방지한다.

16 다음 중 대상포진에 대한 설명으로 옳은 것은?

① 1~2주면 통증이 없어진다.
② 병소가 퍼지지 않도록 긁지 않는다.
③ 가려움증이 없는 수포가 발생한다.
④ 과거에 풍진을 앓은 사람에게 발생한다.
⑤ 세균성 피부 질환이다.

해설
- 발생 후 신경통은 수개월에서 1년 이상 지속된다.
- 과거에 수두를 앓은 사람에게 주로 발생하는 바이러스성 피부 질환이다.

17 노인에게 나타나는 통증에 대한 설명으로 옳은 것은?

① 노인 스스로 통증 부위와 상태를 정확히 설명할 수 있다.
② 만성적인 통증보다 급성 통증이 대부분이다.
③ 통증은 객관적인 도구로 정확히 알 수 있다.
④ '통증'이라는 단어를 사용하여 직접적으로 표현한다.
⑤ 통증으로 인해 우울증이 나타날 수 있다.

해설
- 노인은 스스로 통증 부위와 상태를 정확히 설명하지 못하는 경우가 많다.
- '통증'이라는 단어를 사용하여 직접적으로 표현하기 어려워한다.

18 노인의 운동 관리 방법으로 옳은 것은?

① 빠르게 방향을 바꾸어야 하는 운동으로 민첩성을 기른다.
② 고강도로 시작하여 저강도 운동으로 마무리한다.
③ 마무리 운동은 안정 시 심박동수로 돌아올 때까지 한다.
④ 휴식 시간은 운동을 모두 마친 후에 갖는다.
⑤ 운동의 강도, 기간, 빈도를 빠르게 증가 시키도록 한다.

해설
- 빠르게 방향을 바꾸어야 하는 운동이나 동작은 금한다.
- 운동의 강도, 기간, 빈도를 서서히 증가시킨다.

19 노인의 성 기능을 감소시키는 요인과 관계가 없는 대상자는?

① 이뇨제를 복용하는 대상자
② 고혈압 약을 복용 중인 대상자
③ 당뇨병이 있는 대상자
④ 전립선 절제술을 받은 대상자
⑤ 관절염을 치료 중인 대상자

해설
- 전립선 절제술은 발기하는 데 문제를 유발하지 않는다.
- 관절염 대상자의 통증은 성적 활동에 방해가 된다.

20 노인의 흡연에 대한 설명으로 옳은 것은?

① 오랫동안 흡연해도 금연하면 건강 개선 및 증진될 수 있다.
② 흡연은 체중 감소 효과가 있다.

③ 흡연은 우울증, 불면증을 개선한다.

④ 흡연과 골다공증은 관계가 없다.

⑤ 하루 1~2개가 적정 흡연량이다.

해설
- 담배를 끊는 것은 언제라도 늦은 것이 아니다.
- 현재 건강상에 문제가 있는 노인은 특히 금연해야 한다.

21 겨울철 대상자의 골절 예방을 위한 안전 수칙으로 옳은 것은?

① 운동 시간은 낮보다 새벽 시간을 이용한다.

② 두꺼운 옷을 여러 겹으로 입게 한다.

③ 실외 운동 대신 실내 운동을 권장한다.

④ 외출 시 방한모를 쓰고 손을 주머니에 넣고 걷게 한다.

⑤ 가급적 평소에 운동을 피한다.

해설
- 움직임이 둔한 옷은 피하고 외출 시 방한모를 쓰고 손을 주머니에 넣고 걷지 않는다.
- 평소에 근력 강화 운동을 한다.

22 노인의 영양 문제 설명으로 옳은 것은?

① 갈증의 대한 반응이 저하되어 탈수가 발생하기 쉽다.

② 인지 기능 증가로 음식을 적절이 섭취하기 어렵다.

③ 심리적인 이유는 영양 문제와 관련 없다.

④ 치아 소실, 의치는 영양 문제를 일으키지 않는다.

⑤ 신체의 수분량이 늘어나므로 탈수가 일어난다.

해설
- 인지 기능의 저하나 심리적 이유로 음식을 적절이 섭취하기 어렵다.
- 치아 소실, 의치가 맞지 않으면 음식 섭취에 어려움이 생겨 영양 부족이 올수 있다.

23 시설에서 화재 발생 시 요양보호사의 대처 방법으로 옳은 것은?

① 화재가 발생한 쪽의 창문을 연다.

② 119가 올 때까지 기다린다.

③ 큰불은 소화기로 진압한다.

④ 바닥에 엎드려 기어 나온다.

⑤ 엘리베이터를 이용하여 신속히 대피한다.

해설
- 계단을 이용하여 신속히 대피한다. (엘리베이터 사용 금지)
- 자세를 낮추고 연기가 방 안에 들어오지 못하도록 문틈을 막는다.

24 휠체어를 관리하는 방법으로 옳은 것은?

① 사용하지 않을 때는 잠금장치를 열어 둔다.

② 뒷바퀴 공기압이 낮을수록 잠금장치가 기능을 잘한다.

③ 뒷바퀴 공기압이 높으면 진동을 흡수하지 못한다.

④ 적정 공기압은 엄지로 눌렀을 때 눌리지 않아야 한다.

⑤ 휠체어를 편 상태에서 보관한다.

해설
- 뒷바퀴 공기압이 낮으면 잘 굴러가지 않고 잠금장치 기능이 약해진다.
- 적정 공기압은 엄지로 힘껏 눌렀을 때 0.5cm 정도 들어가는 상태이다.

25 다음 중 압력을 분산하고 통풍을 원활하게 하여 욕창을 예방하기 위해 사용하는 복지 용구는?

① 전동 침대
② 자세 변환 용구
③ 미끄럼 방지 매트
④ 욕창 예방 매트리스
⑤ 경사로

해설 욕창 예방 매트리스
• 매트리스의 교대 부양을 통해 압력을 분산하여 욕창을 예방한다.
• 보온성, 통기성, 탄력성, 흡습성 등이 뛰어나야 한다.

26 다음 중 식중독이 발생할 가능성이 높은 경우는?

① 생선과 조개류는 냉동 보관한다.
② 달걀은 비벼 씻어서 보관한다.
③ 먹고 남은 음식은 즉시 버린다.
④ 두부는 냉장 보관한다.
⑤ 육류는 냉장실에서 해동하거나 전자레인지를 이용한다.

해설 달걀은 물로 비벼 씻으면 표면에 보호막이 제거되어 변질되기 쉬우므로 비비면서 씻지 않는다.

27 재가 대상자와 병원 방문 동행 시 돕는 방법으로 옳은 것은?

① 외출 장소 및 시간을 요양보호사가 정한다.
② 동행 전에 외출에 필요한 준비물과 개인소지품을 확인한다.
③ 요양보호사가 아는 병원으로 모시고 간다.

④ 사용하던 이동 보조 기구는 가져가지 않는다.
⑤ 동행 중에 요양보호사의 사적인 업무를 함께 본다.

해설
• 병원 진료 시 항상 다니는 병원과 대상자의 건강 상태, 복약 상태를 보호자에게 확인한다.
• 대상자의 신체 상태를 고려하여 이동 보조 기구와 장비를 점검한다.

28 대상자와 대화 시 비언어적 의사소통의 기법으로 옳은 것은?

① 입을 꼭 다문다.
② 들뜬 듯한 목소리로 말한다.
③ 간간히 온화한 미소를 짓는다.
④ 대상자보다 눈높이를 낮게 한다.
⑤ 팔짱을 끼고 앉는 자세를 취한다.

해설
• 자연스럽고 여유 있는 입 모양
• 팔과 손을 자연스럽게 놓고 상황에 따라 적절한 자세를 취한다.

29 노인의 여가 활동 중 사교 오락 활동에 해당하는 것은?

① TV보기　② 책 읽기
③ 음악회　④ 텃밭 가꾸기
⑤ 악기 연주

해설 사교 오락 활동
영화, 연극, 음악회, 전시회, 노래 교실

30 요양보호사가 대상자에게 제공한 서비스의 내용과 시간, 특이 사항을 기록하는 것은?

① 장기 요양 급여 제공기록지
② 업무일지
③ 상태기록지
④ 인수인계서
⑤ 상담일지

> **해설** 장기 요양 급여 제공기록지
> 요양보호사가 대상자에게 제공한 서비스의 내용과 시간, 특이 사항을 기입한 것이다.

31 다음과 같은 경우에 해당하는 업무 보고 형식은?

> • 정확성을 필요로 할 때
> • 자료를 보존할 필요가 있을 때
> • 정기 보고

① 구두 보고   ② 서면 보고
③ 전산망 보고 ④ 수시 보고
⑤ 사전 보고

> **해설** 서면 보고
> 정확성을 필요로 할 때, 자료를 보존할 필요가 있을 때, 정기 보고 시에 주로 한다.

32 경증 인지 기능 장애 대상자가 다음과 같은 활동으로 도움이 될 수 있는 것은?

> • 학용품 이름 말하기
> • 생선가게에서 살 수 있는 것들 말하기
> • ㄱ으로 시작하는 단어 말하기

① 창의적 사고력
② 언어의 유창성
③ 감성적 표현 능력
④ 다양한 억양 조절 능력
⑤ 주의력 및 기억력 향상

> **해설** 여러 가지 단어 말하기로 언어의 유창성과 자발성을 높이기 위한 프로그램으로 활동할 수 있다.

33 사전연명의료의향서에 대한 설명으로 옳은 것은?

① 말기 환자 또는 19세 이상 성인 본인이 스스로 작성한다.
② 연명 의료의 중단은 안락사와 같은 의미이다.
③ 사전연명의료의향서를 등록 기관에 등록하지 않아도 바로 효력을 가진다.
④ 사전연명의료의향서를 작성해서 등록하면 변경과 철회는 할 수 없다.
⑤ 연명 의료 중단은 영양 공급, 물과 산소의 공급을 중단할 수 있다.

> **해설** 사전연명의료의향서 작성
> '임종 과정에 있는 환자에게 심폐 소생술, 혈액 투석, 항암제 투여, 인공호흡기 착용 등 치료 효과 없이 임종 과정의 기간만을 연장하는 의학적 시술'에 대한 의향을 작성한다.

34 다음과 같이 말하는 위암 말기 대상자의 임종 적응 단계는?

> "난 이제 지쳤어. 나 때문에 가족들이 고생하는 것도 그렇고, 아이들도 시집, 장가 다 보냈으니 78세면 살만큼 살았어."

① 부정　　　　② 분노
③ 타협　　　　④ 우울
⑤ 수용

해설 임종 적응 단계
부정 → 분노 → 타협 → 우울 → 수용

35 임종 대상자 가족을 돕는 방법으로 옳은 것은?

① 장례식에 참석하여 가족을 돕는다.
② 조용히 혼자 있게 해 준다.
③ 가족이 슬픔을 표현할 수 있도록 돕는다.
④ 가족과 의사소통을 자제한다.
⑤ 가족의 태도와 행동을 판단한다.

해설
•장례식이나 장지에 가는 일에는 참석하지 않는다.
•가족을 지지하고 가족이 자신의 감정을 표현할 수 있도록 돕는다.

2교시
실기시험

36 입맛이 없다며 식사를 거부하는 대상자의 식욕을 증진하는 방법은?

① 간식을 수시로 제공한다.
② 국에 밥을 말아 제공한다.
③ 국을 미지근하게 제공한다.
④ 색깔이 다양한 반찬을 제공한다.
⑤ 큰 그릇에 음식을 가득 담아 제공한다.

해설 입맛이 없는 경우에는 다양한 음식을 조금씩 준비하여 반찬의 색깔을 보기 좋게 담아내 식욕을 돋운다.

37 목욕 서비스를 제공하던 중 대상자가 요양보호사의 엉덩이를 만질 때 대처 방법은?

① 화를 내고 항의한다.
② 혼자만 알고 참고 견딘다.
③ 대상자에게 보상을 요구한다.
④ 단호히 거부하는 의사를 밝힌다.
⑤ 대상자의 행동을 이해하고 가볍게 넘긴다.

해설
•감정적인 대응은 삼간다.
•가족에게 사정을 말하고 시정해 줄 것을 요구한다.

38 요양보호사가 서비스 제공 중 대상자가 아들로부터 학대를 받아 몸에 멍이 들어 있는 것을 발견하였을 때 법적으로 신고하여야 할 기관은?

① 의료 기관
② 주민자치센터
③ 노인사회종합복지관
④ 노인보호전문기관
⑤ 재가 노인복지센터

> **해설** 노인보호전문기관은 노인 학대 사례의 신고 접수, 신고된 시설 학대 사례에 대한 개입, 시설의 학대 사례 판정에 대한 자문, 학대 사례에 대한 사례 관리 절차를 지원하는 기관이다.

39 만성 기관지염으로 기도가 좁아져 숨쉬기 힘든 대상자의 치료 및 예방으로 옳은 것은?

① 심호흡과 기침을 하도록 한다.
② 찬 공기에 노출한다.
③ 차가운 음식을 섭취한다.
④ 흡연하도록 한다.
⑤ 뜨거운 음식을 섭취한다.

> **해설**
> • 갑작스런 온도 변화, 차가운 기후, 습기가 많은 기후에 노출을 피한다.
> • 금연을 한다.

40 욕창 증상 초기 대처법으로 옳은 것은?

① 약간 미지근한 물수건으로 찜질해 준다.
② 젖은 수건으로 물기를 닦아 준다.
③ 피부를 주무르며 마사지한다.
④ 뜨거운 바람으로 건조시킨다.
⑤ 햇볕은 피한다.

> **해설**
> • 피부를 주무르는 것은 삼간다.
> • 30분 정도 햇볕을 쪼인다.

41 섬망이 있는 대상자의 증상을 치료하기 위한 비약물 요법으로 옳은 것은?

① 가족 사진, 시계, 달력을 가까이 둔다.
② 많은 사람들을 접촉하게 한다.
③ 가족 구성원의 방문을 제한한다.
④ 항상 강하고 큰 목소리로 말한다.
⑤ 밤에는 주변을 어둡게 한다.

> **해설**
> • 가족 구성원이 자주 방문하도록 격려하여 정체성을 유지시킨다.
> • 밤에는 창문을 닫고 커튼을 치고 불을 켜 두어 혼돈을 방지한다.

42 노인의 숙면을 돕는 방법으로 옳은 것은?

① 기상 시간과 취침 시간을 일정하게 유지한다.
② 저녁 식사 후 따뜻한 녹차를 마시게 한다.
③ 잠들기 전 공복감 있을 때 많은 음식을 먹도록 한다.
④ 취침 전 집중할 수 있는 일거리를 제공한다.
⑤ 수면제를 규칙적으로 복용한다.

> **해설**
> • 잠들기 전 공복감 있을 때는 따뜻한 우유를 먹도록 한다.
> • 취침 전 지나치게 집중하는 일을 하지 않는다.

43 왼쪽 편마비 대상자의 식사를 돕는 방법으로 옳은 것은?

① 오른쪽을 밑으로 하여 약간 옆으로 누운 자세로 한다.

② 대상자의 오른쪽에 베개나 쿠션을 넣어 지지해 준다.

③ 반듯이 누운 상태에서 천천히 음식을 제공한다.

④ 식사 도중 사레가 들리면 물을 마시도록 한다.

⑤ 식사 후 오른쪽 뺨 부위에 음식물이 남았는지 확인한다.

해설
- 약간 옆으로 누운 자세에서 천천히 음식을 제공한다.
- 식사 후 왼쪽 뺨 부위에 음식물이 남았는지 확인한다.

44 의식이 없는 대상자의 경관 영양을 돕는 방법으로 옳은 것은?

① 청색증이 나타나면 천천히 주입한다.

② 영양액 주입 후 알코올 솜으로 입안을 닦아 준다.

③ 영양액 보충을 위해 진한 농축액을 제공한다.

④ 식사의 시작과 끝을 알려 준다.

⑤ 영양액이 역류하면 영양 주머니를 높여 준다.

해설
- 진한 농도의 영양을 주입하거나 너무 빠르게 주입하면, 설사나 탈수를 유발할 수 있다.
- 영양액이 역류하면 즉시 비위관을 잠근 후 즉시 간호사에게 알려야 한다.

45 침상 배설 돕기에 대한 설명 중 알맞은 것은?

① 냄새를 없애기 위해 문을 열어 놓는다.

② 배에 힘을 주기 쉽도록 침대를 올려 준다.

③ 변기는 차게 해서 사용한다.

④ 배변 시 TV나 음악은 꺼 둔다.

⑤ 배변 후 뒤에서 앞쪽으로 닦아 준다.

해설
- TV나 음악을 틀어 놓아 안정된 상태에서 용변을 보게 한다.
- 배변 후 항문 앞에서 뒤로 닦아야 요로 감염을 예방할 수 있다.

46 혼자서 걸을 수 있는 대상자가 화장실을 이용할 때 낙상 위험을 줄이는 방법으로 옳은 것은?

① 화장실의 문턱을 낮추어 준다.

② 처음부터 끝까지 돕는다.

③ 화장실 바닥에 작은 깔개를 깔아 둔다.

④ 변기 옆에 손잡이를 설치하여 잡도록 한다.

⑤ 이동 변기를 가져다준다.

해설
- 화장실의 문턱은 없어야 한다.
- 발에 걸려 넘어질 우려가 있는 물건을 치워 넘어지지 않게 한다.

47 서거나 앉는 것은 가능하나 화장실까지는 걷기 어려운 대상자의 배설을 돕는 방법은?

① 화장실 사용   ② 침상 배설

③ 기저귀 사용   ④ 도뇨관 사용

⑤ 이동 변기

48 대상자가 변의가 있음에도 도움을 요청하지 않고 침상에서 실수를 하였다. 대처 방법은?

① 변의를 숨기지 않도록 주의를 준다.
② 배변간격을 파악하여 변기를 대 준다.
③ 기저귀를 채워 준다.
④ 음식 섭취를 줄인다.
⑤ 실수 하지 않도록 수시로 변기를 대 준다.

해설 대상자가 도움을 꺼리거나 스스로 몸을 움직이는 것이 어려워 요의나 변의를 참고 있을 수 있으므로 배변 시간 간격을 가늠해서 변기를 대어 준다.

49 유치 도뇨관을 삽입하고 있는 대상자가 아랫배가 불편하다고 할 때 우선적으로 해야 할 일은?

① 소변의 색깔을 확인한다.
② 연결관이 막히거나 꺾여 있는지 확인한다.
③ 유치 도뇨관을 제거한다.
④ 소변 주머니를 비워 준다.
⑤ 더운물 주머니를 대 준다.

해설
• 유치 도뇨관을 삽입한 대상자는 감염 예방에 주의해야 함.
• 소변 주머니는 반드시 방광위보다 낮게 두어 감염을 예방한다.

50 침대에 누워 있는 대상자의 입안 닦아 내기 방법으로 옳은 것은?

① 똑바로 눕히고 상반신을 낮춘다.
② 마른 스펀지 브러시로 닦아 준다.
③ 혀 안쪽과 목젖 안까지 깊숙이 닦는다.
④ 건조해지지 않도록 입 주변의 물기는 닦지 않는다.
⑤ 입안을 닦아 내는 동안 치아, 잇몸 등을 세심하게 관찰한다.

해설
• 스펀지 브러시를 물에 적셔 닦아 준다.
• 건조해지지 않도록 입 주변의 물기는 닦아 내고 입술보호제를 발라 준다.

51 상반신 마비 대상자를 침상에서 머리 감기기 방법으로 옳은 것은?

① 베개를 치우고 침대 모서리에 어깨가 오도록 한다.
② 목욕 담요를 덮고, 이불을 허리까지 접어 내린다.
③ 샴푸를 묻혀 손톱으로 마사지한다.
④ 린스를 한 후 찬물로 마무리한다.
⑤ 마른 수건으로 물기를 제거 후 자연건조 시킨다.

해설
• 베개를 치우고 침대 모서리에 머리가 오도록 한다.
• 샴푸를 묻혀 손가락 끝으로 마사지한다.

52 대상자의 손발 청결을 돕는 방법으로 옳은 것은?

① 손톱과 발톱은 모두 일자로 자른다.

② 손톱과 발톱은 모두 둥근 모양으로 자른다.

③ 발톱 주위에 염증이 있을 경우 연고를 바른다.

④ 따뜻한 물에 손과 발을 10~15분간 담근 후 씻는다.

⑤ 무좀 예방을 위해 보습제는 바르지 않는다.

> **해설**
> • 손톱은 둥글게 발톱은 일자로 자른다.
> • 노인 피부는 건조하여 각질이 생기기 쉬우므로 보습제를 발라 주어야 한다.

53 침상에 누워 있는 대상자의 세수를 돕는 방법으로 옳은 것은?

① 수건의 한 면을 사용하여 양쪽 눈을 닦아 준다.

② 눈곱이 있는 눈부터 닦는다.

③ 면봉으로 귀 안쪽의 귀지를 제거한다.

④ 코 밖으로 나와 있는 코털은 깎아 준다.

⑤ 뺨, 눈, 코, 입 순으로 닦는다.

> **해설**
> • 한 번 사용한 수건의 면은 사용하지 않는다.
> • 눈, 코, 뺨, 입, 이마, 귀, 목 순으로 닦는다.

54 편마비 대상자의 통 목욕을 돕는 방법으로 옳은 것은?

① 회음부, 팔, 다리 순서로 씻은 후 욕조에 들어가게 한다.

② 욕조 턱의 높이보다 욕조 의자 높이를 높게 조절해서 앉게 한다.

③ 건강한 다리부터 욕조에 들어가게 한다.

④ 욕조에 있는 시간은 20~30분 정도로 한다.

⑤ 심장 가까운 곳부터 닦는다.

> **해설**
> • 다리, 팔, 몸통의 순서로 물로 헹구고 회음부를 씻은 후 욕조에 들어가게 한다.
> • 욕조에 있는 시간은 5분 정도로 하며 말초에서 중심으로 닦는다.

55 왼쪽 편마비 대상자가 그림과 같이 침대의 오른쪽으로 쏠려 있을 때, 중앙으로 이동시키는 방법은?

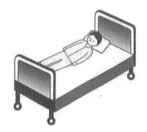

① 침대의 오른쪽에 서서 이동시킨다.

② 대상자의 두 팔을 몸통 옆에 가지런히 붙인다.

③ 몸통 밑을 받쳐 한 번에 당겨 이동시킨다.

④ 상반신을 먼저 이동시킨 후 하반신을 이동시킨다.

⑤ 상반신은 두 손으로 머리와 목을 바쳐서 이동시킨다.

> **해설** 침대 오른쪽 또는 왼쪽으로 이동하기
> ① 상반신과 하반신을 나누어서 이동시킨다.
> ② 한 손은 목에서 겨드랑이 쪽과 다른 한 손은 허리 아래에 손을 넣어서 상반신을 이동시킨다.
> ③ 하반신은 허리와 엉덩이 밑을 받쳐서 이동시킨다.

56 요양보호사의 허리 손상을 예방하면서 휠체어에 앉아 있는 대상자를 일으키는 방법은?

①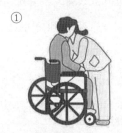

②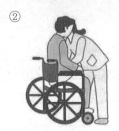

③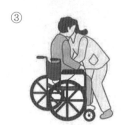

④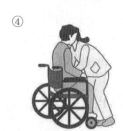

⑤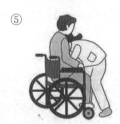

대상자를 앞에서 보조하여 일으켜 세우기

① 대상자는 걸터앉아 발을 무릎보다 살짝 안쪽으로 옮겨 준다.
② 요양보호사의 무릎을 대상자의 마비된 쪽 앞쪽에 댄다.
③ 양손은 대상자의 허리를 잡아 지지하고 상체를 앞으로 숙이며 천천히 일으켜 세운다.

57 지팡이 끝(ㅣ)을 놓는 위치로 옳은 것은?

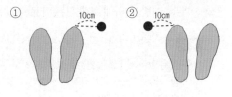

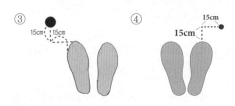

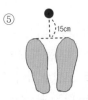

• 대상자의 건강한 쪽 손으로 지팡이를 잡고 선다.
• 지팡이를 사용하는 쪽의 새끼발가락으로부터 앞 15cm, 옆 15cm 지점에 지팡이 끝을 놓는다.

58 대상자를 휠체어에 태우고 이동하는 방법으로 옳은 것은?

①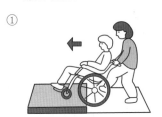

②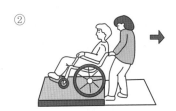

③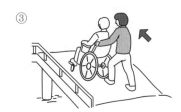

④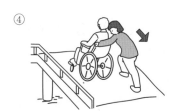

⑤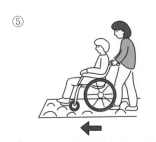

> **해설** 휠체어 이동 시 문턱을 오를 때 뒤쪽으로 기울이고 앞바퀴를 들고 문턱을 오른다.

59 욕실에서 낙상한 대상자를 발견했을 때 가장 먼저 해야 할 일은?

① 바닥에서 물기를 바로 닦는다.
② 즉시 침대로 이동시킨다.
③ 몸을 움직이지 못하게 한다.
④ 푹신하고 편안한 의자에 앉힌다.
⑤ 차가운 물을 먹인다.

> **해설** 욕실에서 낙상한 대상자를 발견했을 때는 움직이지 못하게 하고 보고한다.

60 야간 외출 시 대상자의 복장으로 바람직한 것은?

① 단추가 많은 하의를 입힌다.
② 장식이 많은 상의를 입힌다.
③ 몸에 꽉 끼는 옷을 입힌다.
④ 밝은 색의 겉옷을 입힌다.
⑤ 신고 벗기 쉬운 슬리퍼를 신긴다.

> **해설** 저녁 외출 시에는 교통사고를 방지하기 위해 부분적이라도 밝은 색이 들어간 옷이 좋다.

61 대상자의 청결한 주거 환경을 위하여 청소하기 방법으로 옳은 것은?

① 주변 정돈 시 요양보호사가 알아서 정리한다.
② 쓰레기가 많을 경우 빗자루로 쓸어낸다.
③ 화장실 배수구는 소독제 원액을 부어 준다.
④ 실내를 청소할 때는 젖은 걸레로 먼지를 제거한다.
⑤ 음식쓰레기는 모아 두었다가 일주일에 한 번 버린다.

62 다음 중 요양보호사의 공감적 대화로 옳은 것은?

> 대상자 : 전의 요양보호사는 일 그만두었어요? 그분이 일을 참 잘했었는데….
> 요양보호사 :(   )

① 그런 식으로 말씀하지 마세요. 부탁드립니다.
② 전에 계시던 분이 참 잘하셨나 봐요. 저도 열심히 할게요.
③ 제가 마음에 안 드시면 다른 분 소개시켜 드릴까요?
④ 그렇게 말씀하시니 기분이 안 좋네요. 서로 적응하면 나아질 거예요.
⑤ 일 그만둔 사람을 왜 찾으세요? 섭섭하네요.

63 노인성 난청 대상자와 대화하는 방법으로 옳은 것은?

① 굳은 표정으로 차분하게 말한다.
② 입 모양을 작게 해서 말한다.
③ 말의 의미를 이해할 때까지 반복해서 설명한다.
④ 보청기의 입력은 낮게 출력은 높게 한다.

⑤ 대상자의 옆에서 큰 소리로 이야기한다.

64 주의력 장애가 있는 대상자와 의사소통하는 방법으로 옳은 것은?

① 긴 문장으로 천천히 말한다.
② 한 번에 여러 가지 내용을 말한다.
③ 빠르게 여러 번 반복해서 말한다.
④ 환경적 자극을 증가시킨다.
⑤ 구체적이고 익숙한 사물에 대하여 말한다.

65 다음의 여가 활동 유형 중 소일 활동에 해당하는 것은?

① TV보기   ② 가벼운 산책
③ 음악회   ④ 그림그리기
⑤ 가족소풍

66 다음 중 요양보호사가 제공할 수 있는 일상생활 대행서비스는?

① 대상자를 대신해 텃밭에 물을 준다.

② 대상자 손녀에게 간식을 챙겨준다.

③ 대상자가 먹을 식재료를 사다 준다.

④ 대상자의 배우자의 약을 타다 준다.

⑤ 대상자 자녀의 공과금을 납부해 준다.

> **해설**
>
> 일상 업무 대행 : 물품구매, 약 타기, 은행, 관공서 가기 등을 대신 해주는 것이다.

67 치매 대상자의 식사 돕기 방법으로 옳은 것은?

① 색깔이 있는 유리그릇에 담아 제공한다.

② 손잡이가 약간 무거운 숟가락을 준다.

③ 음식은 한꺼번에 갈아서 제공한다.

④ 사레가 자주 걸리면 수분이 없는 음식을 제공한다.

⑤ 졸려 하더라도 규칙적으로 식사를 하도록 한다.

> **해설**
>
> • 색깔이 있는 플라스틱제품을 사용하는 것이 좋다.
> • 사레가 자주 걸리면 좀 더 걸쭉한 액체 음식을 제공한다.

68 치매 대상자가 실금을 하여 옷이 젖은 것을 발견했을 때 올바른 대처 방법은?

① 즉시 기저귀를 채운다.

② 더러워진 옷을 갈아입히고 안정시킨다.

③ 수분 섭취를 제한한다.

④ 실금이 반복되지 않도록 주의를 준다.

⑤ 당황하지 않게 그대로 둔다.

> **해설**
>
> • 민감하게 반응하지 않고 비난하거나 화를 내지 않는다.
> • 가능한 한 빨리 더러워진 옷을 갈아입힌다.

69 치매 대상자의 목욕 돕기의 방법으로 옳은 것은?

① 목욕을 강요하지 말고 목욕 과정을 단순화한다.

② 대상자를 욕조에 앉힌 후 물을 채운다.

③ 목욕물의 온도는 대상자가 확인하게 한다.

④ 사생활보호를 위해 욕실에 혼자 둔다.

⑤ 물에 대한 거부 반응이 있더라도 목욕을 시킨다.

> **해설** 물에 대한 거부 반응을 보일 경우 작은 그릇에 물을 떠서 장난하게 할 수 있다.

70 3년 전 딸을 잃은 치매 대상자가 "딸이 왜 이렇게 안 오지?"라고 반복적으로 물어볼 때 대처 방법은?

① 3년 전 딸이 사망했다고 알려 준다.

② "내일은 올 거예요."라고 말한다.

③ 면회 오지 않을 거라고 말한다.

④ 딸과의 행복했던 일들을 이야기한다.

⑤ 모른 척하며 다른 일을 한다.

> **해설** 치매 대상자의 반복적인 질문이나 행동 시 대처 방법
>
> • 크게 손뼉을 쳐서 관심을 바꾸는 소음 내기
> • 좋아하는 음식을 제공
> • 좋아하는 노래를 함께 부르기
> • 과거의 경험 또는 고향과 관련된 이야기 나누기
> • 단순하게 할 수 있는 소일거리를 제공

71 치매 대상자가 초조한 표정으로 집안을 배회할 때 돕는 방법은?

① 현관문을 열어 둔다.

② 주위에 위험한 물건을 치운다.

③ 집안의 조명을 어둡게 한다.

④ TV를 크게 틀어 놓는다.

⑤ 방안에 혼자 있게 한다.

> **해설**
> • 배회로 인하여 낙상이나 신체적 손상이 있을 수 있으므로 주의 깊은 관찰과 관리가 필요하다.
> • 대상자와 함께 하는 시간을 갖는다.

72 치매 대상자가 창 밖에 지나가는 사람을 아들로 착각하여 나가려고 할 때 대처 방법으로 옳은 것은?

① 밖으로 나가지 못하게 방에 가둔다.

② 다른 사람이라고 단호하게 말한다.

③ 밖을 보지 못하도록 단호하게 말한다.

④ 귓속말로 아들이 아니라고 말한다.

⑤ 대상자가 좋아하는 노래를 함께 부른다.

> **해설**
> • 치매 대상자의 감정을 이해하고 수용한다.
> • 치매 대상자가 좋아하는 노래를 함께 부르거나 좋아하는 음악을 틀어 놓는다.

73 치매 대상자가 놀이 치료 중 다른 대상자에게 욕설을 하거나 소리를 지를 때 대처 방법으로 옳은 것은?

① 단호한 어조로 제지한다.

② 다른 곳으로 이동한다.

③ 스스로 화가 풀릴 때까지 기다린다.

④ 빠르게 관심을 다른 곳으로 유도한다.

⑤ 온화하고 부드럽게 진정시킨다.

> **해설** 자극을 주지 말고 조용한 장소에서 쉬게 한다.

74 치매 대상자와의 의사소통의 기본 원칙은?

① 고음으로 대화한다.

② 어린아이 대하듯 한다.

③ 반응하지 않으면 즉시 대화를 중단한다.

④ 이해하기 쉬운 단어를 사용한다.

⑤ '왜'라는 이유를 묻는 질문을 한다.

> **해설**
> • 대상자의 속도에 맞추어 천천히 대화하고 대상자가 반응할 때까지 기다린다.
> • '네', '아니오'로 간단히 답할 수 있는 질문을 한다.

75 임종 대상자가 불규칙한 호흡과 무호흡이 나타날 때 돕는 방법으로 옳은 것은?

① 고개를 옆으로 돌려준다.

② 상체와 머리를 높여준다.

③ 반응하지 않으면 이야기하지 않는다.

④ 잠이 들면 자주 흔들어 깨운다.

⑤ 침상머리를 낮추고 편안하게 해준다.

> **해설**
> 임종대상자는 호흡 양상의 변화가 나타난다.
> (호흡수와 깊이가 불규칙하고 무호흡과 깊고 빠른 호흡이 교대로 나타난다.)

76 사전 연명 의료 의향서에 연명의료를 중단한다는 의향을 명시해도 중단할 수 없는 것은?

① 임종 과정에 있는 환자에게 심폐 소생술 시행
② 임종 과정에 있는 환자에게 혈액 투석시행
③ 임종 과정에 있는 환자에게 항암제 투여
④ 임종 과정에 있는 환자에게 인공호흡기 착용
⑤ 임종 과정에 있는 환자에게 통증완화를 위한 의료 행위

해설 연명의료 중단을 명시해도임종 과정에 있는 환자에게 통증완화를 위한 의료 행위와 영양 공급, 물과 산소의 공급은 보류하거나 중단할 수 없다.

77 대상자가 음식을 먹는 도중에 갑자기 숨이 막힌다고 호소를 하여 목 안을 보니 이물질이 걸려 육안으로 보인다. 올바른 응급 처치는?

① 큰 기침을 하게 하여 뱉어 내게 한다.
② 손을 넣어 빼낸다.
③ 의자에 앉히고 등을 두드린다.
④ 인공호흡을 한다.
⑤ 물과 함께 삼키도록 한다.

해설 이물이 육안으로 보이면 큰기침을 하여서 뱉어 내게 한다.

78 화재 예방을 위한 방법으로 주의해야 하는 것은?

① 소화기가 비치된 장소를 알아둔다.
② 하나의 콘센트에 여러 개의 플러그를 꽂지 않는다.
③ 난로 곁에는 세탁물을 널어놓는다.
④ 음식을 조리하는 중에는 가급적 주방을 떠나지 않는다.
⑤ 성냥이나 라이터 등은 노인과 어린이들의 손이 닿지 않는 곳에 보관한다.

해설 난로 곁에는 불이 붙는 물건을 치우고 세탁물 등을 널어놓지 않는다.

79 대상자의 손목에 상처로 인한 출혈이 있을 때 응급 처치로 옳은 것은?

① 손목을 심장 높이보다 낮게 위치하도록 한다.
② 멸균 거즈를 이용하여 손목을 직접 압박한다.
③ 맨손으로 출혈 부위를 압박한다.
④ 손목을 흐르는 물에 깨끗이 씻는다.
⑤ 압박붕대로 손목을 꽉 조이게 감는다.

해설 손목을 심장 높이보다 높게 위치하도록 한다.

80 자동 심장 충격기의 사용 시 심장 충격이 전달된 즉시 해야 하는 것은?

① 인공호흡을 한다.
② 가슴 압박을 한다.
③ 대상자에게서 손을 뗀다.
④ 턱을 위로 당겨 기도를 열어준다.
⑤ 심장 리듬 분석을 다시 한다.

해설
• 자동 심장 충격기의 심장 충격이 전달된 즉시 가슴 압박을 시작한다.
• 30:2의 비율로 가슴 압박과 인공호흡을 반복한다.

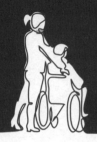

필기시험

01 다음 중 노인장기요양보험 급여를 받을 수 있는 대상자는?

① 일상생활이 어려운 40세 남성

② 혈관성 치매를 앓고 있는 55세 여성

③ 혼자서 생활하는 60세 여성

④ 당뇨병이 있는 일상생활 가능한 70세 남성

⑤ 뇌출혈로 쓰러져 병원에 치료 중인 80세 남성

> **해설** 노인장기요양보험 급여 대상자는 '65세 이상인 자' 또는 '65세 미만이지만 노인성 질병을 가진 자'로 거동이 불편하거나 치매 등으로 인지가 저하되어 6개월 이상의 기간 동안 혼자서 일상생활을 수행하기 어려운 사람이다.

02 노인장기요양보험 표준 서비스 중 신체 활동 지원 서비스에 해당하는 것은?

① 방문 목욕　　② 외출 시 동행

③ 주변 정돈　　④ 말벗하기

⑤ 체위 변경

> **해설** 신체 활동 지원 서비스
> 세면 도움, 구강 관리, 머리 감기기, 몸단장, 옷 갈아입히기, 목욕 도움, 식사 도움, 체위 변경, 이동 도움, 신체 기능의 유지·증진, 화장실 이용 돕기

03 의사소통을 하는 데 영향을 미치는 요소 중 가장 중요한 것은?

① 얼굴 표정　　② 말의 속도

③ 목소리의 크기　　④ 말의 내용

⑤ 신체적 거리

> **해설** 의사소통에 영향을 미치는 요소 순서
> 1. 비언어적 요소(시각요소-얼굴표정) → 2. 청각적 요소(음성) → 3.언어적 요소(말의내용)

04 요양보호사의 업무 기록 방법으로 옳은 것은?

① 기록은 길고 자세하게 한다.

② 기록은 모아서 한꺼번에 한다.

③ 요양보호사의 판단 기준으로 작성한다.

④ 요양 보호 서비스의 내용을 정확히 기록한다.

⑤ 주관적 판단에 근거하여 작성한다.

> **해설**
> •기록은 미루지 않고 그때그때 신속하게 작성한다.
> •사실을 있는 그대로 기록한다.

05 대상자가 능력을 최대한 발휘하도록 동기를 유발하며 지지하는 요양보호사 역할을 설명한 것은?

① 말벗과 상담자 역할
② 정보 전달자 역할
③ 관찰자 역할
④ 동기 유발자 역할
⑤ 옹호자 역할

> **해설** 요양보호사의 역할
> 숙련된 수발자, 정보 전달자, 관찰자, 말벗과 상담자, 동기 유발자, 옹호자

06 요양보호사의 업무 시 법적·윤리적 지켜야 할 행동으로 옳은 것은?

① 대상자의 본인 부담금을 할인해 준다.
② 대상자의 등급을 상향 조정 하도록 유도한다.
③ 대상자의 관련 기록을 임의로 수정한다.
④ 대상자의 가족과 금전적 거래를 하지 않는다.
⑤ 필요한 복지 용구를 대상자에게 알선해 준다.

> **해설**
> • 대상자의 등급 판정을 유도하는 행위를 하지 않는다.
> • 복지 용구를 구매, 알선하는 행위를 삼간다.

07 서비스 제공 중 대상자가 아들과 며느리 이야기, 집안 사람들에 대한 험담을 한다. 이때 대처 방법으로 옳은 것은?

① 험담하지 않도록 주의시킨다.
② 이야기를 잘 듣고 상황 판단을 해 준다.
③ 이야기를 들어 주되 옳고 그름에 대해 판단하지 않는다.
④ 상대방 입장을 이해시킨다.
⑤ 못 들은 척한다.

> **해설** 요양보호사는 대상자의 이야기를 들어 주되 옳고 그름에 대해서 이야기하지 않는다.

08 다음 중 요양보호사의 윤리적 태도를 바르게 설명한 것은?

① 요양 보호 서비스 제공 시 정해진 원칙과 절차에 따른다.
② 대상자의 상태는 중요한 것만 기록한다.
③ 서비스 방법이 확실하지 않을 때는 동료와 의논하여 해결한다.
④ 장기 요양등급을 받을 수 있도록 유도한다.
⑤ 가족 문제인 노인 학대에 대하여 함구한다.

> **해설**
> • 서비스 방법 및 내용이 확실하지 않을 때는 도움을 청한다.
> • 학대받는다고 의심되는 경우 보고하거나 신고한다.

09 다음 설명에서 시설 생활 노인에게 보장되는 권리로 옳은 것은?

> • 자립생활능력 향상을 위한 프로그램을 제공한다.
> • 상담을 통한 개별화된 서비스를 이행한다.

① 질 높은 서비스를 받을 권리
② 신체적 제한을 받지 않을 권리

③ 사생활 및 비밀 보장에 대한 권리
④ 불평의 표현과 해결을 요구할 권리
⑤ 정보 접근과 자기 결정권 행사의 권리

해설 노인의 개별적 욕구와 선호, 기능을 고려하여 개별화된 서비스와 수발 계획을 수립하고 이행한다.

10 다음에서 파악되는 노인 학대의 유형으로 옳은 것은?

> • 의도적으로 약을 복용하지 않아 건강이 악화되었다.
> • 물과 식사를 섭취하지 않는다.

① 유기　　　　　　② 방임
③ 자기 방임　　　　④ 경제적 학대
⑤ 신체적 학대

해설 노인 학대의 종류
신체적, 정서적, 성적, 경제적 학대, 방임, 자기 방임, 유기 등

11 요양보호사가 안전하게 스트레칭 하는 방법으로 옳은 것은?

① 상하좌우 균형 있게 교대로 한다.
② 동작을 빠르게 반복해서 실시한다.
③ 통증이 느껴질 정도의 강도로 한다.
④ 스트레칭된 자세로 30초 이상 유지한다.
⑤ 동작과 동작 사이에 60초 동안 휴식한다.

해설
• 통증이 느끼지 않는 범위에서 스트레칭 한다.
• 스트레칭된 자세로 10~15초 정도 유지하고 동작과 동작 사이에 5~10초 정도 쉰다.

12 배우자 사별에 대한 적응단계 중 노인이 처음으로 경험하는 정서적 반응은?

① 소외감　　　　　② 고독감
③ 상실감　　　　　④ 정체감
⑤ 불안감

해설
• 1단계 : 상실감
• 2단계 : 정체감
• 3단계 : 혼자 사는 삶 개척

13 노화에 따른 소화기계 특성은?

① 타액과 위액 분비 증가
② 후각과 미각 기능 증가
③ 간의 대사 능력 저하
④ 지방 흡수력 증가
⑤ 직장벽의 탄력성 증가

해설
• 타액과 위액 분비가 감소하고 후각과 미각 기능이 둔감해진다.
• 지방 흡수력이 감소한다.

14 심장에 수축력이 저하되어 신체 조직에 필요한 만큼의 충분한 혈액을 내보내지 못해서 호흡 곤란, 피로 등이 나타나는 질환은?

① 동맥 경화증　　　② 고지혈증
③ 뇌졸중　　　　　④ 고혈압
⑤ 심부전

해설 심부전
심장의 수축력이 저하되어 신체 조직의 대사 요구에 필요한 혈액을 심장이 충분히 내보내지 못하는 상태

15 관상 동맥이 동맥 경화로 좁아져 심장에 산소가 공급되지 못하였을 때 나타나는 증상은?

① 복통　　　　② 흉통

③ 두통　　　　④ 요통

⑤ 신경통

> **해설** 협심증
>
> 관상 동맥이 동맥 경화로 좁아져 심장에 산소가 공급되지 못하여서 흉통, 압박감, 조이는 듯한 느낌이 나타난다.

16 심부전의 치료 및 예방으로 옳지 않은 것은?

① 수분 섭취를 제한한다.

② 고혈압과 고지혈증을 치료한다.

③ 저염 식이와 저지방 식이를 섭취한다.

④ 금연한다.

⑤ 독감이나 폐렴 예방과는 관련 없다.

> **해설** 독감이나 폐렴을 예방한다.

17 여성 노인의 생식기 변화로 옳은 것은?

① 성 호르몬 증가

② 성적 욕구 감소

③ 질 분비물 저하

④ 방광의 저장 능력 증가

⑤ 골반 근육 조절 능력 증가

> **해설** 여성 노인은 여성 호르몬 감소, 성적 욕구는 유지, 유방 위축, 질의 수축과 분비물 저하로 질염 발생 증가, 빈뇨증, 요실금, 야뇨증이 생긴다.

18 대상자의 질환이 성생활에 미치는 영향으로 올바르게 연결된 것은?

① 자궁 적출술 – 성 기능 감소

② 유방 절제술 – 성 기능 감소

③ 당뇨병 – 발기 부전

④ 전립선 절제술 – 성 욕구 감소

⑤ 알코올 중독 – 성 기능 증가

> **해설**
> •자궁 적출술 – 성 기능이 변화되지 않는다.
> •유방 절제술 – 성 기능이 변화되지 않는다.
> •전립선 절제술 – 발기하는 데 문제를 유발하지 않는다.

19 노인 대상자에게 권장되는 예방 접종에 대한 설명으로 옳은 것은?

① 폐렴 구균 – 연 1회

② 인플루엔자 – 연 1회

③ 파상풍 – 5년마다 1회

④ 대상포진 – 10년마다 1회

⑤ 결핵 – 10년마다 1회

> **해설** 노인의 예방 접종
> •인플루엔자 : 매년1회 접종
> •파상풍과 디프테리아 : 매10년마다 접종
> •폐렴 구균, 대상포진 : 65세 성인 1회 접종

20 대상자의 안전한 주거 환경으로 옳은 것은?

① 현관 입구를 좁게 만든다.

② 자주 사용하는 물품을 바닥에 내려놓는다.

③ 대상자 방에 비상벨을 설치한다.

④ 화장실은 사용하지 않을 때는 문이나 창문을 닫아 둔다.

⑤ 계단은 일직선이 좋다.

21 여름 폭염 시 대처해야 할 안전 수칙으로 옳은 것은?

① 꽉 끼는 옷을 입는다.
② 외출할 때는 챙이 넓은 모자와 물통을 휴대한다.
③ 야외 활동을 권장한다.
④ 평소보다 물을 적게 마신다.
⑤ 두통이 있을 때는 가볍게 운동을 한다.

22 지진 발생 시 집안에서 취해야 할 행동 요령으로 옳은 것은?

① 욕조 안으로 들어가 머리를 숙이고 앉는다.
② 침대 위에 편안한 자세로 누워있도록 한다.
③ 식탁 밑으로 들어가 식탁 다리를 잡고 웅크린다.
④ 부엌 찬장 밑으로 들어가 손으로 머리를 감싼다.
⑤ 휠체어 옆에서 손잡이를 꼭 잡고 기다린다.

23 노인 장기 요양급여로 구입할 수 있는 복지 용구는?

① 이동 욕조
② 이동 변기
③ 수동 침대
④ 수동 휠체어
⑤ 배회 감지기

24 거동이 불편한 대상자의 안전을 위해 적절한 목욕 의자는?

① 팔걸이가 없는 의자
② 등받이가 낮은 의자
③ 앉는 자리가 미끄럽지 않은 의자
④ 구멍이나 홈이 없는 의자
⑤ 두 발이 바닥에 닿지 않는 높이의 의자

25 당뇨병이 있는 대상자에게 식사 관리 시 옳은 것은?

① 지방이 많은 육류를 섭취한다.
② 흰밥보다는 잡곡밥을 섭취한다.
③ 저혈당 대비 열량을 많이 섭취한다.
④ 구이나 찌는 요리보다는 튀김이나 볶음요리를 이용한다.

⑤ 설탕, 꿀 등을 함유한 식품을 섭취한다.

> **해설**
> • 튀김이나 볶음요리보다 구이나 찌는 요리를 이용한다.
> • 단순 당질인 설탕, 꿀 등을 피하고 복합 당질 식품을 선택한다.

26 대상자의 일상 업무 대행 시 올바른 것은?

① 대행 전에 해당 업무의 대행이 가능한지 확인한다.

② 대행 중에 해당 업무의 진행 과정에 대한 설명은 생략한다.

③ 대행 중에 대상자가 요구해도 업무담당자는 연계시키지 않는다.

④ 대행 후에 처리 결과만 전달한다.

⑤ 대행 후에 불만족하여 재요청 시는 정중히 거절한다.

> **해설**
> • 대행 후에 진행 과정과 처리 결과를 알기 쉽게 전달한다.
> • 대행 후에 불만족하여 재요청시는 충분히 상의하여 진행한다.

27 쾌적한 침상 환경을 유지하는 방법으로 옳은 것은?

① 복도, 화장실, 계단의 조명은 어둡게 한다.

② 복도, 화장실, 계단에는 미끄럼 방지 매트, 안전 손잡이를 설치한다.

③ 시끄러운 환경을 만든다.

④ 휠체어, 보행기, 지팡이 사용 시 공간은 필요치 않다.

⑤ 바닥, 벽, 마루, 문, 선반은 무채색이 좋다.

> **해설**
> • 복도, 화장실, 계단의 밝은 조명을 사용하여 사고를 예방한다.
> • 넘어지지 않게 바닥, 벽, 마루, 문, 선반은 색깔을 칠해 구분한다.

28 시각 장애 대상자와 대화하는 방법으로 옳은 것은?

① 대상자 뒤에서 이야기한다.

② 몸짓, 얼굴 표정 등으로 내용을 전달한다.

③ 좀 빠르게 이야기한다.

④ 대상자를 만나면 신체 접촉 전에 먼저 말을 건네어 알게 한다.

⑤ 이미지 전달하기 어려운 형태나 사물은 촉각보다는 말을 사용하여 이해시킨다.

> **해설**
> • 대상자를 만나면 먼저 말을 건네고 악수를 청하고 헤어질 때도 먼저 말을 건넨다.
> • 이미지 전달하기 어려운 형태나 사물은 촉각으로 이해시킨다.

29 알아듣기는 해도 말로 표현이 어려운 대상자와 의사소통 하는 방법은?

① 귀에 대고 천천히 또박또박 말한다.

② 몸짓, 얼굴 표정 등으로 이야기 전달을 돕는다.

③ 그림판, 문자판을 이용하여 표현하게 한다.

④ 날짜, 달력, 시계 등을 자주 인식시킨다.

⑤ 말이 끝나기 전에 짐작하여 답변한다.

> **해설** 대상자의 말이 확실히 끝날 때까지 기다리며 고개를 끄덕여 듣고 있음을 알린다.

30 지남력 장애가 있는 대상자와 의사소통하는 방법으로 옳은 것은?

① 질문할 내용에 대해 다양한 정보를 준다.
② 대상자의 이름과 존칭을 함께 사용한다.
③ 대상자를 일관성 없이 대한다.
④ 사람, 시간, 장소를 자주 바꾼다.
⑤ 모든 물품을 색상으로 구분시킨다.

> **해설**
> • 시간, 장소, 사람, 날짜, 달력, 시계 등을 자주 인식 시킨다.
> • 모든 이름에 이름표를 붙이고 주의 사항을 문서 화 시킨다.

31 요양보호사가 근무 중 대상자와 관련하여 상황이 급하거나 사안이 가벼울 때 적절한 업무 보고는?

① 구두 보고　　　② 서면 보고
③ 전산망 보고　　④ 주간 보고
⑤ 월간 보고

> **해설** 업무 보고
> • 일상적인 담당 업무나 특별히 지시받은 업무에 대해 상사에게 그 경과나 결과를 알리는 것이다.
> • 업무 보고 형식으로 구두 보고, 서면 보고, 전산 망 보고가 있다.

32 치매 대상자가 실변 시 바로 기저귀를 사용하지 않는 이유는?

① 수치심을 느낄 수 있다.
② 기저귀 비용이 많이 든다.
③ 기저귀발진이 발생한다.
④ 냄새가 많이 난다.
⑤ 기저귀에 의존성이 높아진다.

> **해설** 기저귀를 쓰게 되면 기저귀에 의존하게 되어 스스로 배설하던 습관이 사라지고 치매 증상 및 와상 상태가 더욱 심해질 수 있다.

33 치매 대상자와의 의사소통하는 방법으로 적절한 것은?

① 유행어, 명령어, 전문적인 용어를 사용하여 말한다.
② 낮은 톤의 목소리로 대상자와 대화 속도를 맞춘다.
③ 대상자의 행동을 해석하여 의미를 파악한다.
④ 대상자가 반응이 없을 경우에 바로 다른 질문을 한다.
⑤ 비언어적 의사소통은 자제한다.

> **해설**
> • 일상적인 언어를 사용한다.
> • 대상자의 행동을 복잡하게 해석하지 않는다.

34 응급 처치 시 대상자를 돕는 방법으로 옳은 것은?

① 연장자의 지시에 따른다.

② 응급 처치 교육을 받은 사람의 지시에 따른다.

③ 전문 의료인이 올 때까지 기다린다.

④ 대상의 구토물은 깨끗이 치운다.

⑤ 보호자가 오면 응급 처치를 중단한다.

> **해설**
> • 긴급을 요하는 대상자 순으로 처치한다.
> • 대상자를 가급적 옮기지 않는다.

35 심정지 대상자에게 4~6분 이내에 심폐 소생술을 실시해야 하는 이유는?

① 뇌 손상을 방지하기 위해서

② 폐 손상을 방지하기 위해서

③ 심장 손상을 을 방지하기 위해서

④ 간 기능을 회복하기 위해서

⑤ 말초신경 손상을 방지하기 위해서

> **해설** 폐와 혈관 내에는 심폐 기능이 멈춘 후 약 6분 장도까지는 산소의 여분이 있으나 4~6분 이상 혈액 순환이 되지 않는 경우 뇌손상이 온다.

2 교시
실기시험

36 대상자와 효과적인 의사소통을 위한 경청의 방법으로 옳은 것은?

① 듣고 싶지 않은 말은 걸러서 듣는다.

② 대상자의 말을 나의 경험에 맞춘다.

③ 이해하기 어려울 때에는 대충 짐작하여 듣는다.

④ 상대방에게 잘 듣고 있음을 표현한다.

⑤ 대상자의 표정을 보고 의미를 짐작한다.

> **해설** 경청-다른 사람의 말을 주의 깊게 들으며 공감하는 능력이다.

37 장기요양급여 제공기록지에 기재되지 않는 것은?

① 장기요양 유효기간

② 장기요양등급

③ 서비스 시작 시간 및 종료 시간

④ 장기 요양 인정 번호

⑤ 장기 요양 기관명

> **해설** 장기요양 급여제공기록지 - 요양보호사가 대상자에게 제공한 서비스의 내용과 시간, 특이사항을 기입한 것이다. 장기요양 유효기간은 기재되어 있지 않다.

38 치매 대상자가 속옷을 갈아입으려고 하지 않을 때 올바른 대처 방법은?

① 갈아입지 않으려는 이유를 알아본다.

② 목욕을 한다며 강제로 갈아입힌다.

③ 갈아입지 않으면 밥을 주지 않는다고 말한다.

④ 속옷을 사다 주고 혼자 갈아입으라고 한다.

⑤ 자녀에게 갈아입히라고 말한다.

> **해설**
> • 갈아입지 않으려는 이유를 알아본다.
> • 야단치거나 강제로 갈아입히지 않는다.

39 치매 대상자가 혈압이 높은데도 목욕을 하겠다고 하는 경우 대처 방법은?

① 혈압약을 복용한 후 바로 목욕을 한다.

② 대상자의 가족에게 허락받고 목욕을 시킨다.

③ 샤워보다는 통 목욕으로 한다.

④ 목욕 시간은 1시간 이내로 한다.

⑤ 혈압이 높을 때 목욕을 하면 위험함을 알린다.

> **해설**
> • 치매 대상자의 감정을 이해하고 수용한다.
> • 치매 대상자가 보고 들은 것에 대해 부정하거나 다투지 않는다.

40 방문 요양 시 대상자가 매번 목욕을 시켜달라고 옷을 벗고 알몸으로 기다릴 때 요양보호사의 대처 방법은?

① 서비스 제공을 중단한다.

② 이웃에게 알려 도움을 청한다.

③ 같이 TV를 보자고 한다.

④ 임의로 목욕 서비스를 실시한다.

⑤ 목욕 서비스는 없다고 차분하게 설명하고 옷을 입도록 설득한다.

> **해설**
> • 치매 대상자의 감정을 이해하고 수용한다.
> • 치매 대상자를 비난하거나 훈계하지 않는다.

41 대상자가 서비스 시간 이외에 자주 전화하여 이런저런 푸념을 할 때 요양보호사의 대처 방법은?

① 업무 시간 외에는 전화를 받지 않는다.

② 대상자를 이해하며 전화를 받아 끝까지 들어 준다.

③ 상황을 파악한 후 개인적으로 해결해 준다.

④ 이야기를 들어 주고 추가 서비스료를 받는다.

⑤ 서비스 제공 시간 외에는 통화가 어려움을 이해시킨다.

> **해설** 우선 상황을 파악한 후 특별한 문제가 없으면 서비스 시간 이외에는 통화가 어려움을 대상자에게 이해시킨다.

42 골다공증이 있는 대상자를 돕는 방법으로 옳은 것은?

① 자외선 차단제를 바른다.

② 체중 부하 운동을 한다.

③ 체중을 줄인다.

④ 비타민 C를 섭취한다.

⑤ 카페인을 섭취한다.

> **해설** 골다공증에 좋은 체중 부하 운동
> - 산보, 걷기, 가벼운 조깅

43 요양보호사가 옴에 감염된 대상자에게 서비스를 실행한 후 겨드랑이에 물집이 생기고 가려움증이 있을 때 치료 방법으로 옳은 것은?

① 24시간 이내에 예방 접종을 한다.

② 얼굴을 포함한 전신에 옴 치료 연고를 바른다.

③ 엑스레이를 찍어 감염여부를 확인한다.

④ 자연 치유되므로 그냥 놔둔다.

⑤ 요양보호사와 동거하는 가족까지 동시에 치료를 받는다.

> **해설** 옴은 옴벌레라는 작은 진드기가 피부 속에 기생하여 발생하는 병이다.
> • 가려움증이 있고, 감염력이 강하여 접촉한 사람도 함께 치료한다.
> • 내의 및 침구류를 뜨거운 물로 10~20분간 세탁한 후 건조하고 3일 이상 사용하지 않는다.

44 당뇨병 대상자를 돕는 방법으로 옳은 것은?

① 공복에 운동을 하게 한다.

② 인슐린은 경구로 투약한다.

③ 고콜레스테롤 식이를 제공한다.

④ 발의 상처 유무를 자주 확인한다.

⑤ 소금량을 점차 늘려 반찬을 제공한다.

> **해설**
> • 인슐린을 입으로 복용하면 위장관에서 파괴되므로 반드시 주사로 주입한다.
> • 저콜레스테롤 식이를 제공한다.

45 섬망이 있는 대상자의 증상을 치료하기 위한 비약물 요법으로 옳은 것은?

① 가족 사진, 시계, 달력을 가까이 둔다.

② 많은 사람들을 접촉하게 한다.

③ 가족 구성원의 방문을 제한한다.

④ 항상 강하고 큰 목소리로 말한다.

⑤ 밤에는 주변을 어둡게 한다.

> **해설**
> • 가족 구성원이 자주 방문하도록 격려하여 정체성을 유지시킨다.
> • 밤에는 창문을 닫고 커튼을 치고 불을 켜두어 혼돈을 방지한다.

46 오른쪽 편마비가 있는 대상자가 누워 있는 상태에서 식사할 때 돕기 방법은?

① 침대에 똑바로 누운 상태에서 천천히 음식을 제공한다.

② 왼쪽을 밑으로 하여 약간 옆으로 누운 자세에서 음식을 제공한다.

③ 오른쪽을 밑으로 하여 약간 옆으로 누운 자세에서 음식을 제공한다.

④ 왼쪽을 베개나 쿠션으로 지지하여 안정감을 준다.

⑤ 식사 도중 사레가 들리면 물을 마시도록 한다.

47 음식물을 삼키기 힘들어 하는 대상자를 돕는 방법으로 옳은 것은?

① 음식을 먹을 때 삼키기 쉽도록 턱을 들고 식사를 제공한다.
② 대상자가 원하는 만큼의 양을 입에 넣어 준다.
③ 완전히 삼켰는지 확인한 후 음식을 제공한다.
④ 천천히 식사하도록 자주 질문을 한다.
⑤ 신맛이 있는 음식을 제공한다.

48 경관 영양을 하는 대상자를 돕는 방법으로 옳은 것은?

① 의식이 없는 경우에만 비위관을 통해 영양을 공급한다.
② 고농도의 진한 영양액을 준비 한다.
③ 비위관이 막히거나 혼탁할 경우 세척을 위해 빼낸다.
④ 비위관이 빠지면 즉시 밀어 넣는다.
⑤ 새거나 역류하면 비위관이 열려있는지 확인한다.

49 침상 배설 돕기에 대한 설명 중 알맞은 것은?

① 냄새를 없애기 위해 문을 열어 놓는다.
② 배에 힘을 주기 쉽도록 침대를 올려 준다.
③ 변기는 차게 해서 사용한다.
④ 편안하게 배변할 수 있도록 TV나 음악은 꺼 둔다.
⑤ 배변 후 뒤에서 앞쪽으로 닦아 준다.

50 오른쪽 편마비 대상자를 이동 변기로 옮겨 앉힐 때 휠체어 위치로 옳은 것은?

①
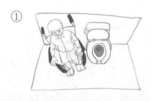

②
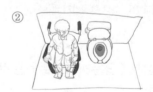

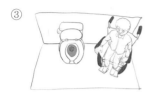

③

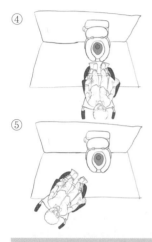

④

⑤

> **해설** 이동 변기는 대상자의 건강한 쪽에 난간에 빈틈없이 붙이거나 30~45° 비스듬히 붙인다.

51 대상자의 기저귀를 교환하는 방법으로 옳은 것은?

① 오염을 방지하기 위하여 상하의를 모두 벗긴다.
② 바지를 벗긴 후 면덮개로 하체를 덮는다.
③ 사용한 기저귀는 바깥으로 말아서 처리한다.
④ 회음부를 닦을 때 뒤에서 앞으로 닦는다.
⑤ 둔부와 회음부를 따뜻한 물티슈로 닦는다.

> **해설**
> • 면 덮개를 덮은 후 면 덮개의 밑에서 윗옷을 허리까지 올리고 바지를 내린다.
> • 사용한 기저귀는 바깥면(깨끗한 면)이 보이도록 말아 넣는다.

52 대상자가 유치 도뇨관을 사용할 때 간호사에게 보고하지 않아도 되는 경우는?

① 소변색이 이상한 경우
② 소변색이 탁해진 경우
③ 소변 량이 적어진 경우
④ 소변이 도뇨관 밖으로 새는 경우
⑤ 소변이 잘 나오는 경우

> **해설** 소변색이 이상해지거나 탁해진 경우, 소변량이 적어진 경우, 소변이 도뇨관 밖으로 새는 경우에는 시설장이나 간호사에게 보고한다.

53 대상자의 면도를 돕는 방법으로 옳은 것은?

① 턱에서 귀밑 방향으로 면도한다.
② 주름진 피부는 위로 잡아당겨 면도한다.
③ 면도 전에 따뜻한 물수건을 얼굴에 대어 준다.
④ 면도날은 얼굴 피부와 90° 정도의 각도를 유지하며 면도한다.
⑤ 전기면도기는 사용하지 않는다.

> **해설**
> • 귀밑에서 턱 쪽으로 주름진 피부는 아래 방향으로 잡아당겨 면도한다.
> • 면도날은 얼굴 피부와 45도 정도의 각도를 유지하며 면도한다.
> • 전기면도기는 사용하는 것이 안전하다.

54 목욕 돕기 중 대상자에게 자주 따뜻한 물을 뿌려 주는 이유는?

① 몸이 젖어 있도록 하기 위해
② 냄새를 없애기 위해
③ 안정감을 위해

④ 물 부족을 예방하기 위해

⑤ 체온이 떨어지는 것을 막기 위해

해설 체온이 떨어지지 않도록 목욕 중에는 자주 따뜻한 물을 뿌려 준다.

55 왼쪽 편마비 대상자가 침대 발쪽으로 미끄러져 내려가 있을 때, 대상자의 협조를 이동시키는 방법으로 옳은 것은?

① 대상자가 양손으로 침대 머리 쪽 난간을 잡고 올라간다.

② 배와 허리에 힘을 주고 양쪽 다리로 밀며 올라간다.

③ 대상자의 오른손으로 침대 머리 쪽 난간을 잡고 당기게 한다.

④ 대상자의 오른손으로 요양보호사 목을 잡고 신호에 맞춰 올라간다.

⑤ 요양보호사가 침대 발쪽에서 대상자의 두 다리를 밀며 올라간다.

해설 침대 머리 쪽으로 옮기기(대상자가 협조 할 수 있는 경우)
침대 머리 쪽 난관을 잡게 한 후 요양보호사는 대퇴 아래에 한쪽 팔을 넣고 나머지 한 팔은 침상면을 밀며 신호를 하여 움직인다.

56 침상 안정 중인 대상자가 숨이 차다고 할 때 취하게 해야 할 자세는?

①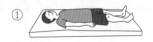

②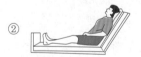

③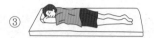

④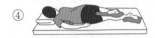

⑤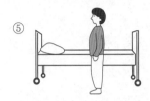

해설
• 바로 누운 자세(앙와위) - 휴식하거나 잠을 잘 때 자세
• 반 앉은 자세(반좌위) - 숨이 차거나 얼굴을 씻을 때, 식사 시나 위관 영양을 할 때 자세
• 엎드린 자세(복위) - 등에 상처가 있거나 등 근육을 쉬게 해줄 때 자세
• 옆으로 누운 자세(측위) - 둔부에 압력을 피하고 관장할 때 자세

57 휠체어로 이동 시 엘리베이터를 타고 내릴 때 방법으로 옳은 것은?

① 앞으로 들어가서 뒤로 나온다.

② 뒤로 들어가서 앞으로 나온다.

③ 앞으로 들어가서 돌려서 앞으로 나온다.

④ 뒤로 들어가서 돌려서 뒤로 나온다.

⑤ 대상자가 원하는 대로 한다.

해설 휠체어 이동 시 엘리베이터를 타고 내리기 방법
뒤로 들어가서 앞으로 나온다.

58 대상자를 휠체어로 이동 시 휠체어 앞바퀴를 들어 올려 뒤로 젖힌 상태에서 이동해야 하는 경우는?

① 오르막길을 올라갈 때
② 내리막길을 내려갈 때
③ 울퉁불퉁한 길을 갈 때
④ 평지를 이동할 때
⑤ 엘리베이터를 타고 내릴 때

> **해설** 휠체어를 이용하여 울퉁불퉁한 길을 갈 때 휠체어 앞바퀴를 들어 올려 뒤로 젖힌 상태에서 이동한다.

59 왼쪽 편마비 대상자를 침대에서 휠체어로 이동 시킬 때 휠체어의 위치와 각도가 옳은 것은?

①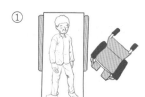

②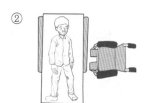

③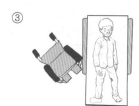

④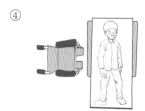

⑤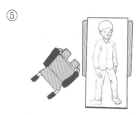

> **해설** 대상자의 건강한 쪽의 침대 난간에 휠체어를 30~45° 비스듬히 놓은 다음 반드시 잠금장치를 잠근다.

60 왼쪽 편마비 대상자가 이동할 때 보행 벨트를 묶는 위치(A)와 요양보호사가 서 있는 위치(B)로 옳은 것은?

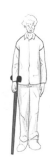

	A	B
①	가슴	오른쪽 뒤
②	엉덩이	오른쪽 뒤
③	허리	왼쪽 뒤
④	엉덩이	왼쪽 앞
⑤	허리	오른쪽 앞

해설 보행 벨트 사용하기

- 대상자의 허리부분에 맞춰 벨트를 묶는다.
- 대상자의 불편한쪽 뒤에 서서 벨트 손잡이를 잡는다.

61 왼쪽 편마비 대상자가 지팡이를 이용하여 버스를 탈 때 순서로 옳은 것은?

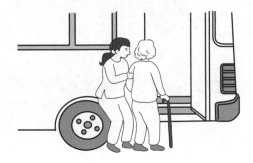

① 지팡이–오른발–왼발
② 지팡이–왼발–오른발
③ 왼발–지팡이–오른발
④ 오른발–지팡이–왼발
⑤ 왼발–오른발–지팡이

해설 지팡이 보행 돕기

- 평지 이동 : 지팡이 → 마비된 다리 → 건강한 다리
- 계단 올라갈 때 : 지팡이 → 건강한 다리 → 마비된 다리
- 계단 내려올 때 : 지팡이 → 마비된 다리 → 건강한 다리

62 일상생활 지원의 중요성으로 옳은 것은?

① 신체활동 지원과 전혀 무관하다.
② 신체활동 지원에 필요한 간접적인 서비스 활동이다.
③ 일상생활 지원은 요양보호사의 전문성을 저하시킨다.
④ 신체활동 지원은 일상생활지원을 필요로 하지 않는다.
⑤ 신체활동 지원이 적절히 이루어져야만 일상생활지원이 안정적으로 유지된다.

해설

1. 일상생활지원이 적절히 이루어져야만 신체활동 지원이 안정적으로 유지될 수 있다.
2. 일상생활 지원이야 말로 대상자가 자립적으로 생활하는데 중요한 역할을 한다.

63 대상자의 침구류 관리 방법으로 옳은 것은?

① 두껍고 무거운 이불을 사용한다.
② 매트리스는 푹신한 것이 좋다.
③ 베개는 척추와 머리가 수평이 되는 높이가 좋다.
④ 시트는 두꺼운 소재로 풀을 먹여 사용한다.
⑤ 베개는 습기와 열을 흡수하는 것이 좋다.

해설

- 매트리스는 단단하고 탄력성 과 지지력이 뛰어나며 습기를 배출할 수 있는 것이 좋다.
- 베개는 습기와 열을 흡수하지 않고, 열에 강하며 촉감이 좋은 재질을 사용한다.

64 다음 중 욕창을 예방하는 방법으로 옳은 것은?

① 뜨거운 물주머니를 대 준다.

② 1~2시간마다 체위 변경을 한다.

③ 특정 부위에 압력이 가도록 눕힌다.

④ 피부 접히는 부위에 파우더를 사용한다.

⑤ 무릎 사이에 베개는 대 주지 않는다.

해설
• 파우더는 화학 물질이 피부를 자극하거나 땀구멍을 막으므로 사용을 금해야 한다.
• 무릎 사이에 베개를 대어 주어 마찰을 방지한다.

65 치매 대상자의 구강 위생을 돕는 방법으로 옳은 것은?

① 의치는 항상 착용하도록 한다.

② 칫솔모가 단단한 칫솔을 사용하도록 한다.

③ 치아가 없는 대상자는 식후에 물이나 차를 마시게 한다.

④ 치석 제거를 위해 소금물로 입안을 헹군다.

⑤ 칫솔질은 치아에서 잇몸 방향으로 한다.

해설
• 양치를 거부할 경우 거즈로 감은 물 치약이나 2% 생리식염수를 묻혀서 닦는다.
• 칫솔질은 잇몸에서 치아 방향으로 한다.

66 치매 대상자가 입맛이 없다면서 식사를 거부할 때 대처 방법으로 옳은 것은?

① 식욕촉진제를 준다.

② 음식을 먹을 때까지 치우지 않는다.

③ 평소 좋아하는 음식을 제공한다.

④ 식사할 때까지 옆에서 기다린다.

⑤ 음식을 강제로 떠먹인다.

해설 체중 감소 이유를 발견하지 못한 경우 치매 대상자가 평소 좋아하는 음식이나 고열량의 액체 음식을 준다.

67 식사를 방금 마친 치매 대상자와 요양보호사의 대화로 옳은 것은?

치매 대상자 : 배고파 죽겠어. 나를 굶길 생각이야?
요양보호사 :(   )

① 방금 드셨어요.

② 저녁 시간까지 기다리셔요.

③ 어르신이 그러시면 제가 힘들어요.

④ 준비하고 있으니까 조금만 기다리세요.

⑤ 어르신이 다 드셔서 없어요.

해설 음식 섭취 관련 문제 행동 대처 방법
화를 내거나 대립하지 않는다.

68 치매 대상자가 낮에는 주로 잠을 자고 밤에 돌아다니는 경우 대처 방법으로 옳은 것은?

① 낮에 같이 산책을 한다.

② 수면제를 복용하도록 한다.

③ 밤에 조용히 혼자 있도록 한다.

④ 밤에 따뜻한 물을 충분히 먹도록 한다.

⑤ 낮에 졸고 있으면 낮잠을 자게 한다.

해설
• 치매 대상자가 나가려고 하면 요양보호사가 함께 걷는다.
• 밤에는 수분을 제한한다.

69 집안에서 배회하는 치매 대상자를 돕는 방법은?

① 침실에 머물게 하여 수면을 유도한다.
② 그만하라고 단호히 말한다.
③ 배회동선을 차단하여 위험을 막는다.
④ 대상자의 가족 앨범을 보며 대화한다.
⑤ 배회할 때마다 새로운 일거리를 제공한다.

해설
- 정서적인 불안, 배고픔, 화장실을 찾지 못해 안절부절못하는 것 등이 배회의 원인이 될 수 있다.
- 대상자와 함께 하는 시간을 갖고 좋아하는 대화를 한다.

70 치매 대상자가 집에 언제 갈 수 있는지 반복 질문 할 때 대처 방법은?

① 그만 물어보라고 한다.
② 집에 갈 때쯤 알려 준다고 한다.
③ 좋아하는 활동을 하면서 주의를 환기시킨다.
④ 집에 아무도 없다고 반복하여 말한다.
⑤ 관심을 얻기 위한 행동이니 대답하지 않는다.

해설 치매 대상자의 반복적인 질문이나 행동 시 대처 방법
크게 손뼉을 쳐서 관심을 바꾸는 소음 내기/좋아하는 음식을 제공/좋아하는 노래를 함께 부르기/과거의 경험 또는 고향과 관련된 이야기 나누기/단순하게 할 수 있는 소일거리를 제공

71 치매 대상자에게 나타나는 파괴적 행동의 일반적 특징은?

① 모든 치매 대상자에게 나타난다.
② 질병 초기에 주로 나타난다.
③ 오랜 기간 동안 지속된다.
④ 질병 말기에 나타난다.
⑤ 매일 반복적으로 나타난다.

해설 난폭한 행동이 자주 일어나지 않고 오래 지속되지 않는다.

72 치매 대상자에게 발생하는 석양 증후군의 문제 행동 유형으로 옳은 것은?

① 낮에는 유순하지만 저녁이 되면 방을 왔다 갔다 하며 불안해한다.
② 짐을 싸다가 다시 풀어놓는 행동을 반복한다.
③ 손에 만져지는 것은 무엇이든 먹으려고 한다.
④ 아무런 목적지도 없이 돌아다닌다.
⑤ 다른 사람이 자신의 물건을 훔쳐 갔다고 의심하며 화를 낸다.

해설 석양 증후군
해질녘이 되면 더욱 혼란해지고 불안정하게 의심 및 우울 증상을 보이는 것이다.

73 딸이 면회를 하고 돌아갔는데 이를 기억하지 못하고 또 기다리며 배회할 때 요양보호사의 적절한 대처 방법은?

① "또 시작하셨어요?"라고 지적한다.
② "따님이 또 올 거예요."라고 말한다.
③ "오늘 보셨는데 잊으셨어요?"라고 설명한다.
④ "따님이 왔다 갔는데 모르세요?"라고 말한다.
⑤ "따님 사진 보러 방에 가실래요?"라고 말하며 방으로 들어간다.

> **해설** 상실감이나 욕구에 관련된 배회일 때는 치매 대상자의 주변을 친숙한 것으로 채워 주고 가족과 다과 등을 함께하는 시간을 갖는다.

74 치매 대상자가 해질녘이 되면 '남편 밥 해줘야 한다'며 집에 간다고 밖으로 나가려고 한다 돕기 방법은?

① "남편은 돌아가셨잖아요."
② "저랑 같이 갈까요?"하며 산책을 한다.
③ "아드님이 오면 갈 수 있어요."
④ "여기가 집인데 어디로 가시려고요?"
⑤ "오늘은 안 돼요. 내일 가세요."

> **해설** 석양 증후군 돕기 방법
> • 해질녘에는 충분한 시간을 가지고 치매 대상자와 함께 있는다.
> • 좋아하는 소일거리를 주거나 반려동물과 함께 즐거운 시간을 갖게 한다.

75 임종이 임박한 대상자를 돕는 방법으로 옳은 것은?

① 실금하면 침상변기를 대어 준다.
② 가래 끓는 소리가 들리면 고개를 옆으로 돌려 준다.
③ 대상자가 불안정한 동작을 보이면 억제한다.
④ 억지로라도 먹인다.
⑤ 대상자 혼자 있게 한다.

> **해설**
> • 침상에는 홑이불 밑에 방수포를 깔고, 대상자에게는 기저귀를 채워 준다.
> • 대상자가 불안정한 동작을 보이면 이마를 가볍게 문질러 주거나 진정될 수 있는 음악을 들려준다.

76 임종한 대상자의 임종 후 요양 보호로 옳은 것은?

① 튜브나 장치를 즉시 제거한다.
② 사후강직이 시작되기 전에 바른 자세를 취하게 한다.
③ 눈이 감기지 않으면 그대로 둔다.
④ 의치를 즉시 빼서 보관한다.
⑤ 방을 깨끗하게 정리하고 조명을 밝게 조절한다.

> **해설**
> • 튜브나 장치가 부착된 경우 의료인에게 제거해줄 것을 의뢰한다.
> • 눈이 감기지 않으면 솜이나 거즈를 적셔 양쪽 눈 위에 올려놓는다.
> • 의치를 그대로 둘지 빼내어 의치 용기에 보관할 것인지를 대상자의 가족에게 확인한다.

77 화재 발생 시 연기와 열로 인하여, 호흡은 있으나 의식이 없는 대상자에게 1차적으로 취해야 할 것은?

① 반응 확인   ② 119에 신고

③ 기도 확보   ④ 의식 확인

⑤ 인공호흡

> **해설** 얼굴이나 입술에 화상을 입었을 때 손상된 조직이 부어서 기도를 막아 호흡 곤란이 오므로 즉시 병원 치료를 받아야 한다.

78 경련 환자가 경련을 일으키며 쓰러졌을 때 응급 처치로 옳은 것은?

① 대상자를 조용한 곳으로 옮긴다.

② 꽉 잡고 경련이 멈출 때까지 기다린다.

③ 대상자를 억제한다.

④ 억지로라도 입에 거즈감은 압설자를 넣어 준다.

⑤ 주변에 위험한 물건을 신속히 치운다.

> **해설** 경련
> • 뇌세포가 비정상적으로 자극되어 나타나는 의식 장애 및 신체적 증상
> • 몸에 꽉 끼는 것을 풀고, 얼굴을 옆으로 돌리거나 돌려 눕혀 기도를 유지한다.

79 안전한 약 사용 방법으로 옳은 것은?

① 진료 후 이전 처방약을 이어서 복용한다.

② 우유와 함께 약을 복용한다.

③ 같은 질환인 경우 다른 사람의 약물을 대체해서 복용한다.

④ 건강기능 식품은 많이 복용해도 된다.

⑤ 약을 보관할 때는 정해진 보관방법에 따른다.

> **해설**
> 1. 녹차, 커피, 우유는 약의 흡수를 방해한다.
> 2. 건강기능식품도 복용 전 의사, 약사와 충분히 상의한다.

80 쓰러져 있는 대상자가 반응이 없고 호흡이 없거나 비정상적일 때 먼저 시작해야 하는 것은?

① 반응 확인   ② 인공호흡

③ 기도 개방   ④ 가슴 압박

⑤ 의식 확인

> **해설** 심폐 소생술 순서
> 반응 확인 → 도움 요청 → 가슴 압박 → 기도 유지 → 인공호흡 → 상태 확인
> ※ 대상자가 반응이 없으면서 정상적인 호흡이 없으면 곧바로 가슴 압박을 시작한다.

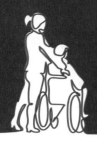

실전 체크테스트 4회(제한 시간 90분)

1 교시

필기시험

01 다음 중 노인의 심리적 특성에 대한 설명으로 옳은 것은?

① 새로운 일에 적응이 빠르다.

② 변화에 적응이 빠르다.

③ 결단력이 빠르다.

④ 자신감과 자립심이 강해진다.

⑤ 자신이 세상에 다녀갔다는 흔적을 남기려 한다.

> **해설** 우울 경향의 증가/내향성의 증가/조심성의 증가/경직성의 증가/생에 대한 회고 경향/친근한 사물에 대한 애착심/유산을 남기려는 경향/의존성의 증가를 보인다.

02 국제연합이 채택한 노인을 위한유엔의 원칙 중 '독립의 원칙'에 해당하는 것은?

① 경제적 기여도에 따라 노인을 평가한다.

② 교육 훈련프로그램의 참여를 제한한다.

③ 지식과 기술을 젊은이와 분리한다.

④ 가능한 한 오랫동안 가정에서 생활할 수 있어야 한다.

⑤ 노인의 건강 유지를 위한 비용은 전적으로 국가가 부담한다.

> **해설** 노인을 위한 유엔의 원칙 5가지
> 독립의 원칙, 참여의 원칙, 보호의 원칙, 자아실현의 원칙, 존엄의 원칙

03 등급을 판정받은 대상자가 장기 요양 서비스를 받으려고 할 때 기관에 제출해야 하는 것은?

① 방문일지

② 욕구사정지

③ 인수인계서

④ 장기 요양 인정서

⑤ 급여제공계획서

> **해설** 국민건강보험공단은 등급 판정을 받은 대상자에게 장기 요양 인정서를 발급한다.

04 대상자를 정하는 범위 안에서 일정 기간 동안 장기 요양 기관에 보호하여 신체 활동 지원 등을 제공하는 장기 요양 급여는?

① 주 · 야간 보호   ② 단기 보호

③ 방문 간호   ④ 방문 요양

⑤ 특례요양급여

> **해설** 장기 요양 급여
> 재가 급여, 시설 급여, 특별 현금 급여

05 다음 중 요양보호사의 업무로 옳은 것은?

① 흡인
② 관장
③ 위관 영양
④ 욕창 관리
⑤ 신체 기능의 유지 · 증진

> **해설** 요양보호사의 업무가 아닌 것
> 맥박, 호흡, 체온, 혈압 측정, 흡인, 비위관 삽입, 관장, 도뇨, 욕창 관리, 투약 등의 모든 의료 행위

06 다음에 해당하는 요양보호사 역할을 설명한 것은?

> 대상자의 신체·심리에 관한 정보를 가족, 시설장, 의료진에게 전달하고 필요시 지시사항을 대상자와 가족에게 전달한다.

① 숙련된 수발자 역할
② 정보 전달자 역할
③ 관찰자 역할
④ 동기 유발자 역할
⑤ 옹호자 역할

> **해설** 요양보호사의 역할
> 숙련된 수발자, 정보 전달자, 관찰자, 말벗과 상담자, 동기 유발자, 옹호자

07 다음 사례에서 나씨 할머니가 침해받은 권리는 무엇인가?

> 나씨 할머니는 외부에서 시설 방문 왔다면서 마음대로 사진을 찍거나 방에 불쑥불쑥 들어와 구경하고 나가면 매우 불쾌하다고 한다.

① 개별화된 서비스를 제공받고 선택할 권리
② 안락하고 안전한 생활 환경을 제공받을 권리
③ 사생활과 비밀 보장에 관한 권리
④ 존엄한 존재로 대우받을 권리
⑤ 질 높은 서비스를 받을 권리

> **해설** 개인 정보를 수집하고 활용하기 전에 설명하고 동의를 구하며 사전 동의 없이 정보를 공개해서는 안 된다.

08 재가방문 시 대상자의 피부와 머리에 상처가나고 출혈흔적이 있는 경우 요양보호사의 대처 방법으로 옳은 것은?

① 시설에 보고한다.
② 방문 간호사에게 보고한다.
③ 동료 요양보호사에게 의논한다.
④ 노인보호전문기관에 신고한다.
⑤ 대상자의 보호자에게 말한다.

> **해설** 노인보호전문기관
> 노인 학대에 대해 노인의 권익을 보호하고 노인 학대 예방 및 노인인식 개선 등을 지원하는 기관이다.

09 다음내용에서 파악할 수 있는 요양보호사의 노인 학대 유형은?

> • 대상자만 혼자 따로 식사하게 한다.
> • 대상자의 이성교제를 방해한다.
> • 대상자의 말과 행동에 무반응이다.

① 신체적 학대
② 정서적 학대
③ 경제적 학대
④ 성적 학대
⑤ 방임

해설 노인 학대는 노인에 대하여 신체적, 정서적, 성적 폭력 및 경제적 착취 또는 가혹 행위를 하거나 유기 또는 방임을 하는 것을 말한다.

10 요양보호사가 대상자로부터 성희롱을 당했을 때 시설에서의 대처 방법은?

① 2년마다 대상자에게 성폭력 예방교육을 한다.

② 피해 요양보호사의 업무를 주방보조로 변경한다.

③ 대상자 가족에게 전화하여 즉시 퇴소시킨다.

④ 상습적인 경우에는 몰래 녹취를 하여 피해 보상을 청구한다.

⑤ 피해 요양보호사에게 외부전문기관의 도움을 받도록 한다.

해설
• 요양보호사들에게 성희롱 예방교육을 1년에 1회 이상 해야 한다.
• 피해자에게 원하지 않는 업무배치 등의 불이익한 조치를 해서는 안 된다.

11 다음 중 요양보호사의 윤리적 태도로 옳은 것은?

① 요양보호사의 판단만으로 서비스를 제공한다.

② 요양보호사의 종교를 대상자에게 선교하며 강요한다.

③ 업무와 관련하여 대상자의 가족, 시설장, 간호사와 협력한다.

④ 대상자와 친근감을 위해 반말 및 농담을 한다.

⑤ 대상자의 요구 시 별도의 서비스 계약을 한다.

해설
• 대상자에게 유아어, 명령어, 반말을 사용하지 않는다.
• 개인적으로 별도의 서비스를 계약하거나 타 기관에 의뢰하여서는 안 된다.

12 대상자로부터 본인 부담금 면제를 요구 받은 경우 대처 방법은?

① 면제받을 수 있는 방법을 알려 준다.

② 불법임을 설명하고 안 된다고 말한다.

③ 시간을 연장해서 서비스를 해 준다.

④ 장기 이용 조건으로 본인 부담금을 면제해 준다.

⑤ 형편이 어려우면 요양보호사가 대신 납부한다.

해설 장기 요양 서비스 제공에 따른 본인 부담금을 할인하거나 추가로 부담하게 하는 행위를 해서는 안 된다.

13 결핵이 의심되는 대상자와 접촉했을 때 대처 방법으로 옳은 것은?

① 119에 신고한다.

② 소독 가운을 입는다.

③ 사용한 휴지를 땅에 묻는다.

④ 요양 보호 업무를 중단한다.

⑤ 병원 검진을 받아 감염여부를 확인한다.

해설 결핵이 의심되는 대상자와 접촉했을 때는 병원 또는 보건소를 방문하여 결핵 감염에 대한 검사를 받는다.

14 노화에 따른 호흡기계의 변화로 옳은 것은?

① 폐활량증가

② 기침 반사 증가

③ 섬모운동 감소

④ 기관지 내 분비물 감소

⑤ 폐포의 탄력성 증가

> **해설**
> • 폐활량이 감소하고 기침 반사가 감소된다.
> • 폐포의 탄력성이 감소하고 기관지 내 분비물이 증가한다.

15 다음의 증상과 관련이 깊은 질환은?

> • 신체가 적절한 산소와 영양분을 공급받지 못하여 피로, 호흡 곤란을 느끼게 된다.
> • 운동 시 심한 호흡 곤란, 의존성부종이 나타난다.

① 동맥 경화증　　② 고지혈증

③ 뇌졸중　　　　④ 고혈압

⑤ 심부전

> **해설** 심부전의 증상
> 호흡 곤란, 현기증, 의식 혼돈, 식욕 상실, 지속적인 기침과 객담배출, 의존성부종

16 대상자가 호흡 곤란, 가슴 주변의 통증을 호소하는 경우 의심되는 질환은?

① 고혈압　　　　② 심근경색증

③ 뇌졸중　　　　④ 욕창

⑤ 천식

> **해설** 협심증, 심근경색증은 관상 동맥 질환으로 흉통, 압박감, 조이는 듯한 느낌이 주 증상이다.

17 다음 중 골다공증에 미치는 요인으로 옳은 것은?

① 뼈세포의 증가로 골밀도가 높아진다.

② 술, 카페인이 많이 든 음료를 섭취한다.

③ 근육과 뼈에 힘을 주는 체중 부하 운동은 피한다.

④ 햇볕에 노출을 피하도록 한다.

⑤ 골절이 잘 일어나므로 낙상과 안전사고에 유의하여야 한다.

> **해설**
> • 뼈세포가 상실되어 골밀도가 낮아진다.
> • 체중 부하 운동을 하고 카페인음료를 가급적 피한다.

18 다음 중 욕창이 발생할 가능성이 가장 높은 대상자는?

① 취침 시 자주 뒤척인다.

② 정상체중을 유지하고 있다.

③ 수면 시간이 점차 줄고 있다.

④ 변비로 수분을 많이 섭취하고 있다.

⑤ 영양 부족으로 근육이 위축되어 있다.

> **해설** 욕창 발생 원인
> 장기간의 와상 상태/체위 변경의 어려움/특정 부위의 지속적인 압력/부적절한 영양/요실금 및 변실금/부적절한 체위 변경

19 노화에 따른 시각의 특성으로 옳은 것은?

① 눈물양이 증가한다.

② 동공의 크기가 증가한다.

③ 각막 반사가 증가된다.

④ 눈부심이 감소된다.

⑤ 색을 식별하는 능력이 감소한다.

20 당뇨병 대상자가 땀을 흘리며 두통, 어지러움을 호소할 때 대처 방법으로 옳은 것은?

① 물을 마시게 한다.
② 휴식을 취하게 한다.
③ 심호흡을 하게 한다.
④ 오렌지 주스나 사탕을 먹인다.
⑤ 인슐린을 주사한다.

해설 당뇨 환자는 저혈당에 대비하여야 하며 주스나 사탕을 항상 휴대한다.

21 대상포진에 대한 설명으로 옳은 것은?

① 세균성 질환이다.
② 항생제를 복용해야 한다.
③ 예방 접종은 하지 않는다.
④ 작열감을 동반한 수포가 띠 모양으로 나타난다.
⑤ 과거에 홍역을 앓은 사람에게 발생한다.

해설 대상포진
수두를 일으키는 바이러스에 의해 피부와 신경에 염증이 생기는 질환

22 신경 세포가 파괴되어 무표정하고 안정 시에 떨림이 있으며 자세 반사의 소실로 자꾸 넘어지는 질환은?

① 혈관성 치매   ② 관절염
③ 파킨슨 질환   ④ 뇌졸중
⑤ 섬망

해설 파킨슨 질환
중추 신경계에 서서히 진행되는 퇴행성 변화로 원인은 불명확하나 신경 전달 물질인 도파민을 만들어 내는 신경 세포가 파괴되는 질환

23 다음 중 대상자가 말을 어눌하게 하고 한쪽 팔다리 감각에 이상이 있을 때 의심할 수 있는 질환은?

① 치매   ② 우울증
③ 파킨슨 질환   ④ 뇌졸중
⑤ 섬망

해설 뇌에 혈액을 공급하는 혈관이 막히거나 터져서 뇌 손상이 오고 신체 장애가 나타나는 뇌혈관 질환이다.

24 노인이 운동하기를 꺼려하는 가장 주된 이유는?

① 폐활량 감소
② 심장 수축력 증가
③ 관절 운동 범위 증가
④ 균형 감각 증가
⑤ 자극에 대한 민감성 증가

해설
• 심장 수축력이 감소하여 쉽게 피곤해 진다.
• 관절 운동 범위가 줄어들어 관절 움직임에 제한이 생긴다.

25 요양보호사가 대상자를 위해 편의점에서 구입할 수 있는 의약품은?

① 수면제　　　　② 항생제
③ 혈압약　　　　④ 해열진통제
⑤ 신경안정제

> **해설** 편의점에서 구입 가능한 비상약
> 해열진통제, 감기약, 소화제, 파스

26 다음 중 노인 대상자에게 10년에 1회 접종해야 하는 예방 접종은?

① 폐렴　　　　　② 대상포진
③ 파상풍　　　　④ 간염
⑤ 인플루엔자

> **해설** 노인의 예방 접종
> • 인플루엔자 : 매년 1회 접종
> • 파상풍과 디프테리아 : 매 10년마다 접종
> • 폐렴 구균과 대상포진 : 65세 이상 성인 1회 접종

27 요양보호사의 감염 예 방법으로 옳은 것은?

① 가능하면 손톱을 길게 유지한다.
② 분비물 접촉 후에는 휴지로 손을 닦는다.
③ 주기적으로 항생제를 복용한다.
④ 감염 질환이 의심될 때에만 건강검진을 받는다.
⑤ 임신 중인 요양보호사는 풍진이 있는 대상자와 접촉하지 않는다.

> **해설** 평상시 건강검진을 주기적으로 잘 받는다.

28 복압성 요실금 증상을 완화할 수 있는 방법은?

① 수분 섭취를 제한한다.
② 복부 내 압력을 증가시킨다.
③ 골반 근육 강화 운동을 하게한다.
④ 수시로 변기를 대어 준다.
⑤ 예방적으로 유치 도뇨관을 삽입한다.

> **해설** 충분한 수분 섭취로 방광 기능을 유지한다.

29 욕창 예방을 위해 노인 장기 요양 급여로 대여할 수 있는 복지 용구는?

① 자세 변환 용구　　② 목욕 의자
③ 탄력 스타킹　　　④ 욕창 예방 방석
⑤ 욕창 예방 매트리스

> **해설** 노인 장기 요양급여로 대여할 수 있는 복지 용구
> • 수동 휠체어, 전동 침대, 수동 침대, 이동 욕조, 목욕 리프트, 배회 감지기, 경사로(실내, 실외), 욕창 예방 매트리스
> • 경사로(실내)와 욕창 예방 메트리스는 구입과 대여가 동시에 가능

30 지진 발생 시 안전하게 대피하는 방법으로 옳은 것은?

① 방에 들어가 문을 잠근다.
② 높은 건물 근처로 대피한다.
③ 식탁 아래로 대피하여 몸을 웅크린다.
④ 의자 옆에 서서 등받이를 잡는다.
⑤ 엘리베이터를 타고 신속히 외부로 대피한다.

> **해설** 엘리베이터를 사용하지 않고 건물 밖으로 나갈 때는 계단을 이용하여 신속하게 대피한다.

31 대상자의 상태에 따라 권장할 수 있는 여가 활동으로 옳은 것은?

① 거동이 불편한 대상자에게 그림을 그리게 한다.

② 우울증 대상자에게 조용히 책을 읽도록 한다.

③ 섬망 대상자에게 영화를 보게 한다.

④ 치매 대상자에게 처음 가보는 길을 산책하게 한다.

⑤ 신체 기능 저하 대상자에게 등산을 하게 한다.

> **해설** 대상자의 신체적 기능이나 상태에 맞는 개별적인 프로그램을 지원한다.

32 요양보호사가 기록하는 장기 요양 급여 제공 기록지의 내용으로 옳은 것은?

① 대상자의 상담내용

② 대상자 욕구평가

③ 섭취 배설 및 목욕 등 상태

④ 서비스의 제공내용 및 시간

⑤ 인수인계업무 내용

> **해설** 요양보호사가 기록하는 기록
> 장기 요양 급여제공 기록지, 상태 기록지, 사고 보고서, 인수인계서

33 쾌적하고 안전한 주거 환경을 위한 관리 방법으로 옳은 것은?

① 실내 습도를 20% 이하로 유지한다.

② 야간에는 화장실에 조명을 켜 둔다.

③ 계단에는 눈높이에 맞는 보조 등을 설치한다.

④ 겨울에는 국소난방을 한다.

⑤ 환기 시 창문을 열어 바람이 대상자에게 직접 가도록한다.

> **해설** 계단을 내려갈 때 그림자가 생기지 않게 발밑에 조명을 설치한다.

34 임종의 적응단계 중 타협에 해당하는 것은?

① 아니야, 나는 믿을 수 없어.

② 왜 지금이야.

③ 우리 아이 결혼할 때까지만 살게 해 주세요.

④ 내가 죽다니 나는 너무 슬퍼.

⑤ 나는 지쳤어.

> **해설** 임종 적응 단계
> 부정 → 분노 → 타협 → 우울 → 수용

35 임종 대상자의 존엄성을 지켜 주기 위한 요양보호로 옳은 것은?

① 대상자 혼자 생각을 정리하도록 해 준다.

② 대상자의 의사결정을 배제한다.

③ 임종장소를 본인이 결정하도록 돕는다.

④ 병원에서 추천하는 종교 의식을 따르게 한다.

⑤ 끝까지 회복할 수 있다는 희망을 준다.

> **해설**
> • 대상자가 의사결정에 참여하게 한다.
> • 대상자가 임종하기 원했던 장소나 장소, 희망하는 종교 의식을 알아본다.

36 대상자와 의사소통 시 효과적인 방법으로 옳은 것은?

① 듣기 전에 대답할 말을 미리 준비한다.
② 다른 사람과 비교하면서 설득한다.
③ 듣는 중간에 계속해서 조언한다.
④ 요양보호사의 경험을 근거로 대답한다.
⑤ 대상자의 말과 표정이 일치하는지 확인한다.

> **해설**
> • 듣기 전에 대답할 말을 미리 준비하는 것은 효과적인 듣기를 방해한다.
> • 충분히 듣지 않은 상태에서 조언하는 것은 효과적인 듣기를 방해한다.

37 난청 대상자와 의사소통하는 방법으로 옳은 것은?

① 대상자 옆에서 말한다.
② 대상자에게 큰소리로 말한다.
③ 무표정한 얼굴로 말한다.
④ 알아들을 때까지 반복적으로 이해시킨다.
⑤ 보청기의 입력은 낮게 출력은 크게 조절한다.

> **해설** 보청기의 입력은 크게 출력은 낮게 조절한다.

38 다음 중 나–전달법 의사소통으로 옳은 것은?

> 대상자와 관련된 중요한 전화를 기다리고 있는데 동료 요양보호사가 사적인 전화 통화를 계속하고 있다.

① 언제까지 기다려야 하나요?
② 사적인 전화는 본인 휴대폰으로 해 주세요.
③ 중요한 전화를 받아야하니 빨리 끊어 주세요.
④ 중요한 전화를 받지 못할까 조바심도 나고 걱정이 되네요.
⑤ 사적인 통화는 용건만 간단히 하세요.

> **해설** '나' 전달법
> 상대방을 비난하지 않고 상대방의 행동이 나에게 미친 영향에 초점을 맞추어 이야기하는 표현법이다.

39 대상자에게 좋은 '말벗'이 되기 위한 요양보호사의 태도로 옳은 것은?

① 대상자와 의존관계를 형성한다.
② 대상자의 삶을 옳고 그름으로 판단한다.
③ 친해지면 가끔 반말을 한다.
④ 대상자의 기분이나 감정에 주의를 기울인다.
⑤ 대상자에 대한 좋고 싫은 감정을 솔직하게 표현한다.

> **해설** 대상자의 삶을 '옳고 그름', '좋고 싫음'으로 판단하지 않고 차이와 다양성으로 이해하는 자세가 필요하다.

40 요양보호사가 관찰한 내용을 기록한 방법으로 옳은 것은?

① 대상자가 식사를 많이 했다.
② 대상자가 오전11시, 오후1시 묽은 변을 2회 보았다.
③ 대상자가 오랜만에 산책을 했다.
④ 대상자가 며칠 전부터 기침을 한다.
⑤ 대상자 엉덩이에 욕창이 많이 발생하였다.

해설
사실을 있는 그대로 기록한다.
육하원칙을 바탕으로 기록한다.
서비스의 과정과 결과를 정확하게 기록한다.
기록은 미루지 않고 그때그때 신속하게 작성한다.
공식화된 용어를 사용한다.
간단명료하게 기록한다.
기록자를 명확하게 한다.
애매한 표현을 피하고 구체적으로 기록한다.

실기시험

41 대상자가 식탁에 앉아 식사를 할 때 올바른 자세는?

① 식탁의 높이는 의자에 앉았을 때 가슴의 높이로 한다.
② 의자의 높이는 발바닥이 바닥에 닿지 않는 것이 좋다.
③ 의자에 앉을 때는 걸터앉은 자세가 좋다.
④ 팔 받침이 없는 의자가 좋다.
⑤ 휠체어에 앉을 때는 식탁 가까이 붙이고 앉게 한다.

해설
• 식탁의 높이는 의자에 앉았을 때 배꼽의 높이로 한다.
• 의자의 높이는 발바닥이 바닥에 닿을 수 있는 것이 좋다.

42 음식물을 삼키기 힘들어 하는 대상자를 돕는 방법으로 옳은 것은?

① 음식을 먹을 때 삼키기 쉽도록 턱을 들고 식사를 제공한다.
② 대상자가 원하는 만큼의 양을 입에 넣어 준다.
③ 완전히 삼켰는지 확인한 후 음식을 제공한다.
④ 천천히 식사하도록 자주 질문을 한다.
⑤ 신맛이 있는 음식을 제공한다.

해설 편마비가 있는 대상자는 음식을 삼키기 어려워하므로 식사하는 동안 더욱 주의한다.

43 편마비 대상자가 침대에서 식사를 할 때 올바른 자세는?

① 건강한 쪽을 위로 하여 약간 옆으로 누운 자세로 한다.

② 건강한 쪽에 베개나 쿠션을 넣어 지지해 준다.

③ 의자에 앉을 수 없는 대상자는 가능한 한 침대 머리를 낮춘다.

④ 건강한 쪽을 밑으로 하여 약간 옆으로 누운 자세로 한다.

⑤ 음식을 먹을 때 삼키기 쉽도록 머리를 들고 턱을 들어 준다.

> **해설**
> • 건강한 쪽을 밑으로 하여 약간 옆으로 누운 자세로 한다.
> • 음식을 먹을 때 삼키기 쉽도록 머리를 숙이고 턱을 당기는 자세 들어 준다.

44 경관 영양을 주입하던 중 대상자가 구토할 때 우선적으로 해야 할 행동은?

① 비위관을 잠근다.

② 대상자의 침상 머리를 올린다.

③ 영양액을 따뜻하게 해서 다시 준다.

④ 영양액 주입 속도를 늦춘다.

⑤ 비위관을 즉시 제거한다.

> **해설** 구토하거나 영양액이 역류하면 즉시 비위관을 잠근 후 즉시 간호사에게 알려야 한다.

45 대상자의 침상 배설을 돕는 방법으로 옳은 것은?

① 차가운 변기를 대주어 변의를 자극한다.

② 편안한 배설을 위해 최대한 노출을 한다.

③ 다리를 똑바로 편 상태에서 둔부를 들어 방수포를 깔아 준다.

④ 대상자의 무릎 밑에 한 손을 넣고 변기를 둔부로 밀어 넣는다.

⑤ 침대 머리를 올려 배에 힘이 들어가도록 한다.

> **해설**
> • 무릎을 세운 상태에서 둔부를 들어 방수포를 깔아 준다.
> • 대상자의 허리 밑에 한 손을 넣고 변기를 둔부로 밀어 넣는다.

46 오른쪽 편마비 대상자의 이동 변기 사용을 돕는 방법으로 옳은 것은?

① 이동 변기 높이는 침대보다 낮게 한다.

② 이동 변기는 대상자의 오른쪽에 놓는다.

③ 이동 변기는 침대와 90도 각도로 놓는다.

④ 변기 높이를 조절하여 발바닥이 바닥에 닿게 한다.

⑤ 배설하는 동안 환기를 위해 창문을 열어 둔다.

> **해설**
> • 이동 변기 높이와 침대 높이가 같도록 맞춘다.
> • 이동 변기는 대상자의 왼쪽에 침대와 30~45° 비스듬히 붙인다.

47 의치 보관 및 관리 방법으로 옳은 것은?

① 의치를 끼고 자도록 한다.

② 흐르는 미온수에 의치를 헹군다.

③ 의치를 뜨거운 물을 이용하여 소독한다.

④ 의치를 뺄 때에는 아래쪽 먼저 뺀다.

⑤ 의치를 건조하게 보관한다.

> **해설** 잇몸 압박 자극을 해소하기 위해 자기 전에는 의치를 빼고 물 안에 담가 놓는다.

48 소변 주머니를 방광의 위치보다 아래에 두어야 하는 이유는?

① 역류성 감염을 예방하기 위해

② 냄새 유출를 방지하기 위해

③ 보행이 편하도록 하기 위해

④ 도뇨관이 빠지는 것을 예방하기 위해

⑤ 요의를 느끼기 위해

> **해설** 소변 주머니는 반드시 방광위보다 높게 두지 않는다.
> - 소변이 역류하여 감염에 원인이 된다.

49 침대에 누워 있는 대상자의 입안 닦아 내기 방법으로 옳은 것은?

① 똑바로 눕히고 상반신을 낮춘다.

② 마른 스펀지 브러시로 닦아 준다.

③ 혀 안쪽과 목젖 안까지 깊숙이 닦는다.

④ 건조해지지 않도록 입 주변의 물기는 닦지 않는다.

⑤ 입안을 닦아 내는 동안 치아, 잇몸 등을 세심하게 관찰한다.

> **해설**
> • 구토나 질식 일으킬 수 있으므로 너무 깊숙이 닦지 않는다.
> • 건조해지지 않도록 입 주변의 물기는 닦아 내고 입술보호제를 발라 준다.

50 침상에서 머리 감기기 돕는 방법으로 옳은 것은?

① 침대 모서리에 어깨가 오게 한다.

② 솜으로 귀를 막고, 눈에 수건을 올린다.

③ 린스 후 찬물로 헹군다.

④ 두피를 손톱 끝으로 마사지한다.

⑤ 머리의 장신구는 그대로 둔다.

> **해설** 머리의 장신구를 제거하고, 두피를 손톱이 아닌 손가락 끝으로 마사지한다.

51 대상자의 손발 관리 방법으로 옳은 것은?

① 가능한 비누사용은 하지 않는다.

② 손톱은 일자로 자른다.

③ 보습을 위해 로션이나 오일을 발라 준다.

④ 발톱이 살 안쪽으로 파고 들어갈 경우 짧게 자른다.

⑤ 찬물을 사용한다.

> **해설**
> • 손톱은 둥글게 발톱은 일자로 자른다.
> • 발톱이 살 안쪽으로 파고 들어갈 경우 시설장이나 간호사 등에 보고한다.

52 대상자의 침상 목욕을 돕는 방법으로 옳은 것은?

① 얼굴은 이마를 먼저 닦는다.
② 팔은 팔에서 손목 쪽으로 닦는다.
③ 다리는 허벅지에서 발끝 방향으로 닦는다.
④ 유방은 위에서 아래로 닦는다.
⑤ 복부는 배꼽을 중심으로 시계 방향으로 닦는다.

> **해설**
> • 얼굴은 눈, 코, 뺨, 입, 이마, 귀, 목 순으로 닦는다.
> • 유방은 원을 그리듯이 닦는다.

53 왼쪽 편마비 대상자에게 단추 없는 티셔츠를 입히는 방법으로 옳은 것은?

① 머리 → 오른쪽 팔 → 왼쪽 팔
② 왼쪽 팔 → 머리 → 오른쪽 팔
③ 왼쪽 팔 → 오른쪽 팔 → 머리
④ 오른쪽 팔 → 왼쪽 팔 → 머리
⑤ 오른쪽 팔 → 머리 → 왼쪽 팔

> **해설** 윗옷 입기 순서
> 마비된 쪽 팔 → 머리 → 건강한 쪽 팔

54 대상자를 이동 시킬 때 요양보호사의 부상을 예방하는 방법으로 옳은 것은?

① 두발을 모으고 서서 균형성을 높인다.
② 대상자와 거리를 충분히 두어 요통을 예방한다.
③ 허리와 무릎을 펴고 몸의 무게 중심을 높인다.
④ 다리와 몸통의 큰 근육을 사용하여 척추의 안정성을 높인다.
⑤ 방향 전환 시 다리는 고정하고 몸통을 돌린다.

> **해설**
> • 두발을 벌리고 무릎을 굽히고 무게 중심을 낮게 한다.
> • 방향 전환 시 다리를 돌려서고 몸통을 돌린다.

55 그림과 같이 대상자가 침대 아래쪽으로 미끄러져 내려가 있을 때 위쪽으로 이동시키는 순서는?

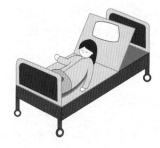

> 가. 베개를 머리 쪽에 옮긴다.
> 나. 침대 매트를 수평으로 눕힌다.
> 다. 침대 커버와 구겨진 옷을 잘 펼쳐 준다.
> 라. 침상 양편에 한 사람씩 마주 서서 한쪽 팔은 어깨와 등 밑을, 다른 팔은 둔부와 대퇴를 지지하여 옮긴다.

① 가 – 나 – 다 – 라
② 가 – 다 – 나 – 라
③ 나 – 다 – 라 – 가
④ 나 – 가 – 라 – 다
⑤ 다 – 나 – 가 – 라

> **해설** 침대 머리 쪽으로 옮기기(대상자가 협조 할 수 없는 경우)
>
> 침상양면에 한 사람씩 마주 서서 한쪽 팔은 머리 밑으로 넣어 어깨와 등 밑을, 다른 팔은 둔부와 대퇴를 지지하여 신호에 맞춰 두 사람이 동시에 대상자를 침대 머리 쪽으로 옮긴다.

56 오른쪽 편마비 대상자를 침대에서 일으켜 세울 때 돕는 방법으로 옳은 것은?

① 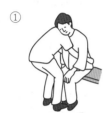   ②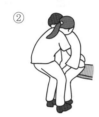

③ 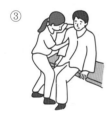   ④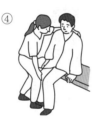

⑤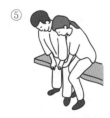

> **해설**
>
> ① 앞에서 보조하여 일으켜 세우기
> - 요양보호사 무릎으로 대상자의 마비된 쪽 무릎 앞쪽에 대고 지지하여 준다.
> - 양손은 허리를 잡아 지지하고 일으켜 세운다.
> - 대상자의 상체를 앞으로 숙이며 천천히 일으켜 세운다.
> ② 대상자를 옆에서 보조하여 일으켜 세우기
> - 대상자를 양발을 무릎보다 조금 뒤쪽에 놓고 상체를 약간 숙이게 한다.
> - 요양보호사는 마비된 쪽 가까이 서고 발을 대상자의 마비된 발 바로 뒤에 놓는다.
> - 마비된 대퇴부와 반대쪽 허리를 부축하여 일으켜 세운다.

57 둔부의 압력을 줄이고 관장하는 자세로 옳은 것은?

① 엎드린 자세   ② 옆으로 누운 자세
③ 바로 누운 자세   ④ 반 앉은 자세
⑤ 서 있는 자세

> **해설**
> - 바로 누운 자세 - 휴식하거나 잠을 잘 때 자세
> - 반 앉은 자세 - 숨이 차거나 얼굴을 씻을 때, 식사 시나 위관 영양을 할 때 자세
> - 엎드린 자세 - 등에 상처가 있거나 등 근육을 쉽게 해줄 때 자세

58 오른쪽 편마비 대상자의 이동을 돕는 방법으로 옳은 것은?

①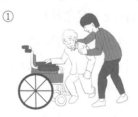

②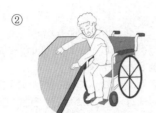

③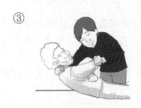

④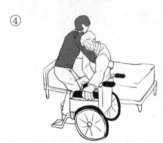

⑤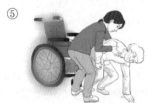

해설 건강한 쪽에 휠체어를 놓고 건강한 손으로 휠체어를 잡고 대상자 뒤에서 허리와 어깨를 지지하여 준다.

59 편마비 대상자가 선 자세에서 균형 잡는 훈련을 할 때 방법으로 옳은 것은?

① 대상자의 건강한 쪽을 받쳐 준다.
② 약 20분 서 있을 수 있도록 연습시킨다.
③ 전후좌우로 빠르게 움직이게 한다.
④ 서 있는 동작이 가능하면 큰 걸음 연습을 한다.
⑤ 안전 손잡이를 잡고 균형을 잡게 한다.

해설
• 대상자의 불편한 쪽을 받쳐 주며 약 3분간 서있을 수 있도록 연습시킨다.
• 서 있는 동작이 가능하면 가볍게 제자리 걸음을 해서 균형 잡는 연습을 한다.

60 오른쪽 편마비 대상자가 지팡이를 이용하여 계단을 내려갈 때 순서로 옳은 것은?

① 지팡이 – 왼쪽 다리– 오른쪽 다리
② 지팡이 – 오른쪽 다리 – 왼쪽 다리
③ 왼쪽 다리 – 오른쪽 다리 – 지팡이
④ 왼쪽 다리 – 지팡이 – 오른쪽 다리
⑤ 오른쪽 다리 – 지팡이 – 왼쪽 다리

해설
• 평지 이동 : 지팡이 → 마비된 다리 → 건강한 다리
• 계단 올라갈 때 : 지팡이 → 건강한 다리 → 마비된 다리
• 계단 내려올 때 : 지팡이 → 마비된 다리 → 건강한 다리

61 이동 욕조를 사용하는 대상자를 위해 주의할 점으로 옳은 것은?

① 욕조 안이 미끄러워야 한다.
② 공기 주입과 조립이 복잡해야 한다.
③ 팽창된 상태에서 변형이 가능해야 한다.
④ 모서리가 각이 잡혀있는 사각이어야 한다.
⑤ 바닥이 평평하고 이물질이 없는 곳에 설치해야 한다.

해설
• 욕조 안에 미끄럼 방지가 되어 있어야 한다.
• 공기 주입과 조립이 간단해야 한다.

62 고혈압이 있는 대상자에게 식사 제공 시 적절한 식단은?

① 쌀밥, 육개장, 어리굴젓

② 콩밥, 김치찌개, 오징어튀김

③ 보리밥, 깻잎장아찌, 삼겹살구이

④ 현미밥, 시금치된장국, 삼치구이

⑤ 잡곡밥, 고구마튀김, 부대찌개

> **해설**
> • 젓갈류, 장아찌, 소금에 절인 생선, 햄, 소시지 등을 적게 섭취한다.
> • 소금과 동물성 지방 섭취를 줄인다.

63 대상자의 세탁물 처리의 기본 원칙으로 옳은 것은?

① 오염이 심할 때는 불리거나 부분 세탁을 병용한다.

② 새로 구입한 옷은 한 번 입고 세탁한다.

③ 수선이 필요한 옷은 세탁 후 수선한다.

④ 옷에 얼룩이 묻어 있으면 비벼서 세탁한다.

⑤ 혈액이 묻은 옷은 뜨거운 물로 세탁한다.

> **해설**
> • 비벼서 세탁하면 얼룩의 범위를 넓게 퍼지게 하고 손상을 일으킬 수 있다.
> • 혈액이 묻은 옷은 찬 물로 세탁한다.

64 요양보호사가 당뇨 대상자와 외출하는 방법으로 옳은 것은?

① 함께 걸을 때 보폭을 크게 한다.

② 자동차에 오를 때 요양보호사가 먼저 탄다.

③ 반드시 보호자도 동행한다.

④ 대상자가 복용 중인 약과 사탕을 지참한다.

⑤ 외출 시 요양보호사의 사적인 일을 처리한다.

> **해설**
> • 함께 걸을 때 보폭을 작게 한다.
> • 자동차에 오를 때 대상자의 몸을 요양보호사와 밀착시켜 안전하게 오르내리게 한다.

65 치매 대상자에게 나타나는 수면 장애의 특징은?

① 자다가 한두 번 깬다.

② 30분 이상 뒤척이다가 잠든다.

③ 일찍 자고 새벽에 일어난다.

④ 낮에 돌아다니고 저녁에 잔다.

⑤ 2~3일간 잠을 안 자다가 몰아서 잔다.

> **해설** 치매 대상자는 잠을 몰아서 자며 주로 저녁에 돌아다니고 낮에 잔다.

66 치매 대상자의 옷 갈아입기를 돕는 방법으로 옳은 것은?

① 단추가 많은 옷을 제공한다.

② 속옷부터 입는 순서대로 놓아 준다.

③ 대상자가 좋아하는 옷을 입게 한다.

④ 수치심을 느끼지 않도록 혼자 입게 둔다.

⑤ 옷 입기를 거부하면 입히지 않는다.

> **해설** 치매 대상자가 옷을 순서대로 입지 못할 경우 속옷부터 차례로 옷을 정리해 놓아둔다.

67 음식을 지나치게 많이 먹는 치매 대상자를 돕는 방법은?

① 원할 때마다 음식을 제공한다.

② 작은 그릇에 음식을 담아 준다.

③ 많이 먹었음을 큰 소리로 알려 준다.

④ 향신료가 들어간 음식을 제공한다.

⑤ 과식하면 건강에 해롭다고 설명한다.

> **해설** 그릇의 크기를 조정하여 식사량을 조절한다.

68 치매 대상자가 기저귀를 뜯어먹을 때 요양 보호사의 대처 방법은?

① 더러워서 못 먹는다고 거절한다.

② '기저귀는 먹는 것이 아니어요!'라며 뺏는다.

③ '많이 먹으면 밥맛이 없어요.'라고 말한다.

④ '그렇게 맛있어요?' 하면서 먹는 시늉을 한다.

⑤ 바꿔 먹자고 하면서 대상자가 좋아하는 음식과 교환한다.

> **해설** 치매로 인한 판단력 장애와 기억 장애 때문에 치매 대상자는 불안 및 혼란을 경험하며, 이는 문제 행동을 유발할 수 있다.

69 치매 대상자가 방에서 뛰어나와 "엄마, 어디 가?"라며 환각 증상을 보일 때 대처 방법으로 옳은 것은?

① 엄마를 같이 찾으러 가자고 한다.

② 환각 증상이 진정될 때 까지 기다린다.

③ 대상자가 보고 들은 것에 대해 수용한다.

④ 대처 방법에 대해 동료 요양보호사와 귓속말로 이야기한다.

⑤ 병세가 심해서 환각이 보이는 것이라고 설명한다.

> **해설**
> •치매 대상자의 감정을 이해하고 수용한다.
> •치매 대상자가 보고 들은 것에 대해 부정하거나 다투지 않는다.

70 치매 대상자가 다음과 같은 행동을 할 때 대처 방법으로 옳은 것은?

> 휠체어가 고장 나서 고쳐야 한다며 부품을 뜯어내려 한다.

① 함께 윷놀이를 하자고 한다.

② 억제대 장갑을 사용하여 제지한다.

③ 물건을 파손하면 변상해야 된다고 한다.

④ 휠체어를 안 보이는 곳으로 치운다.

⑤ 고장 난 휠체어를 가져다준다.

> **해설** 치매 대상자의 이상행동 시 대처 방법
> 크게 손뼉을 쳐서 관심을 바꾸는 소음 내기/좋아하는 음식을 제공/좋아하는 노래를 함께 부르기/과거의 경험 또는 고향과 관련된 이야기 나누기/단순하게 할 수 있는 소일거리를 제공

71 치매 대상자가 시설에서 같은 방을 쓰는 동료 노인과 마주칠 때마다 욕하고 화를 내며 매일 말싸움을 할 때 돕는 방법은?

① 단호한 어조로 제지한다.

② 싸울 때마다 사과하게 한다.

③ 왜 그러는지 이유를 물어 본다.

④ 방을 바꾸어 서로 마주치지 않게 한다.

⑤ 퇴소할 수 있다고 경고한다.

> **해설** 자극을 주지 말고 조용한 장소에서 쉬게 한다.

72 치매 대상자가 석양 증후군으로 밤에 잠을 못자고 서성거리며 초조해할 때 돕기 방법으로 옳은 것은?

① 혼자 있도록 한다.

② 실내조명을 어둡게 한다.

③ 대상자가 좋아하는 놀이를 함께한다.

④ TV를 끄고 조용하게 한다.

⑤ 복잡한 일거리를 주어 집중하게 한다.

> **해설**
> • 해질녘에는 충분한 시간을 가지고 치매 대상자와 함께 있어 준다.
> • 좋아하는 소일거리를 주거나 반려동물과 함께 즐거운 시간을 갖게 한다.

73 치매 대상자가 성기를 노출하고 있을 때 대처 방법으로 옳은 것은?

① 멈추지 않으면 대상자가 좋아하는 것을 가져간다고 경고한다.

② 즉각 경찰서에 신고한다.

③ 옷을 입으라고 큰소리로 야단친다.

④ 여러 사람 앞에서 망신을 준다.

⑤ 좋아하는 물건을 준다.

> **해설**
> • 치매 환자는 보통 성 자체에는 관심이 없다는 것을 인식한다.
> • 노출증을 감소시키기 위해 벌과 보상을 적절히 사용한다.

74 다음상황에서 말기 치매가 보일 수 있는 반응으로 옳은 것은?

> 요양보호사 : "오늘 아침은 드셨어요?"
> 대상자 :(   )

① "안 먹었어. 배고파."

② "우리 며느리가 나를 굶기고 있어."

③ "오늘 아침은 드셨어요?"

④ "아침 먹을 시간이 되었어?"

⑤ "내가 아침을 먹었던가?"

> **해설** 말기 치매 환자는 말이 없어지거나 상대방의 말을 그대로 따라 한다.

75 치매 대상자와의 의사소통으로 옳은 것은?

① 다리가 많이 아프세요?

② 10시가 되면 약 드세요.

③ 할머니 왜 말씀을 안 하세요?

④ 간식 드셔도 되지만 커피는 안 돼요.

⑤ 할머니 오늘은 기분이 좋아?

> **해설**
> 1. '10시에요 약 드세요.' 라고 말한다.
> 2. '네', '아니오'로 간단히 답할 수 있는 질문을 한다.
> 3. 긍정적인 문장을 사용한다
> 4. 반드시 존칭어를 사용한다.

76 임종대상자의 심리변화에 대한 요양보호로 옳은 것은?

① 대상자 혼자 생각을 정리하도록 해준다.

② 대상자의 의사결정을 배제한다.

③ 만나고 싶어 하는 사람을 만나게 해준다.

④ 임종장소나 장례식은 가족과 상의 한다.

⑤ 끝까지 회복할 수 있다는 희망을 준다.

> **해설**
> 1. 대상자가 의사결정에 참여 하게한다.
> 2. 대상자가 임종하기 원했던 장소나 장소 희망하는 종교의식을 알아본다.

77 대상자가 뜨거운 물에 화상을 입었을 때, 응급 처치로 옳은 것은?

① 수포가 생겼으면 터뜨린다.

② 환부를 미지근한 물에 씻는다.

③ 깨끗한 물수건으로 감싸준다.

④ 화상 부위에 화상연고를 발라 준다.

⑤ 환부의 악세서리는 그대로 둔다.

> **해설** 찬물에 담그거나 화상 부위를 깨끗한 물수건으로 감싸 세균의 감염을 예방한다.

78 음식을 급히 먹은 대상자가 목에 이물질이 걸려 갑작스런 기침과 호흡 곤란을 보이고 있다. 대처 방법으로 옳은 것은?

①

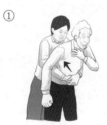

②

③

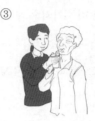

④

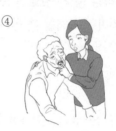

⑤

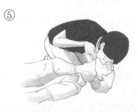

> **해설** 의식이 있는 경우
> • 가장 먼저 스스로 기침을 하게한다.
> • 대상자 등 뒤에서 주먹은 쥔 손을 감싸서 배꼽과 명치끝 중간을 후상방으로 밀쳐 올린다(하임리히 법).

79 대상자가 갑자기 침을 흘리고 몸이 뻣뻣해지며 경련을 일으켰을 때 응급 처치로 옳은 것은?

① 입에 거즈를 물린다.
② 즉시 일으켜 침대로 옮긴다.
③ 팔다리를 주물러 준다.
④ 고개를 옆으로 돌려 준다.
⑤ 팔다리를 붙잡아 준다.

해설
- 얼굴을 옆으로 돌리거나 돌려 눕혀 기도를 유지한다.
- 몸에 꽉 끼는 옷의 단추나 넥타이를 풀고, 편하게 호흡하게 한다.

80 심폐 소생술 후 환자가 반응은 있으나 정상적인 호흡과 순환을 보일 때 도움이 되는 회복 자세는?

①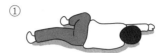

②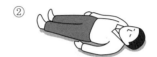

③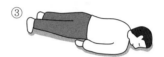

④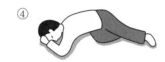

⑤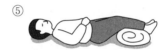

해설 회복 자세
혀나 구토물로 인해 기도가 막히는 것을 예방하고 흡인의 위험성을 줄이기 위한 방법이다.

정답
79 ④ 80 ①

기발한
요양보호사 필기·실기문제

발 행 일	2025년 1월 5일 개정5판 1쇄 인쇄
	2025년 1월 10일 개정5판 1쇄 발행
저　　자	권향숙
발 행 처	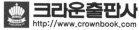 크라운출판사
	http://www.crownbook.com
발 행 인	李尙原
신고번호	제 300-2007-143호
주　　소	서울시 종로구 율곡로13길 21
공 급 처	(02) 765-4787, 1566-5937
전　　화	(02) 745-0311~3
팩　　스	(02) 743-2688
홈페이지	www.crownbook.co.kr
I S B N	978-89-406-4879-7 / 13510

특별판매정가　18,000원